Mobilitätserhalt
im hohen Lebensalter

Verkehrspsychologische und -medizinische Grundlagen.
Verkehrspädagogische Möglichkeiten.
Rückmeldefahrt.

Mobilitätserhalt im hohen Lebensalter

Verkehrspsychologische und -medizinische Grundlagen.
Verkehrspädagogische Möglichkeiten.
Rückmeldefahrt.

Thomas Wagner

Hartmut Fischer

Claudia Maria Ewers-Lauer

Stefan Arend

Volkmar Bertke

Ulrike Dronkovic

Katja Schleinitz

Oliver Urban

Maria Winkler

KIRSCHBAUM VERLAG BONN

PAKT FÜR VERKEHRS-SICHERHEIT

ISBN 978-3-7812-**2169**-7

Ihr Fachverlag für Verkehr und Technik
Siegfriedstr. 28, 53179 Bonn
Telefon 0228 95453-0, E-Mail info@kirschbaum.de
www.kirschbaum.de

Lektorat: Dr. Dorothea Kirschbaum
Satz: Karina Waedt – karinawaedt.com, Nümbrecht
Druck: Kern GmbH, 66450 Bexbach
Mai 2026 · Bestell-Nr. 2169

Geleitwort der DGVM

Der demografische Wandel stellt unsere Gesellschaft vor tiefgreifende Herausforderungen – und zugleich vor die Aufgabe, Mobilität, Teilhabe und Sicherheit im hohen Lebensalter in Einklang zu bringen. Das vorliegende Werk „Mobilitätserhalt im hohen Lebensalter" leistet hierzu einen wichtigen und zunehmend relevanter werdenden Beitrag. Es verbindet psychologische, medizinische, pädagogische und juristische Perspektiven auf allgemeinverständliche Weise in einer Gesamtschau, wie sie in dieser Breite in Deutschland bislang kaum zu finden ist.

Dieses Buch beschäftigt sich mit unbequemen Fragen, z. B.: Wie sichern wir Mobilität und wahren die Verkehrssicherheit, ohne zu diskriminieren? Und: Wie schaffen wir eine Kultur des selbstbestimmten, aber verantwortlichen Fahrens im höheren Lebensalter?

Besonders hervorzuheben ist, dass die Autoren und Autorinnen eine differenzierte Betrachtung des Alter(n)s wagen: nicht defizit-, sondern ressourcenorientiert, empirisch fundiert und mit Respekt vor der Lebensleistung älterer Menschen. Anstelle pauschaler Forderungen treten fachliche Einschätzungen – und die Botschaft, dass Fahrsicherheit im Alter in erster Linie eine Frage der individuellen Voraussetzungen ist.

Die Rückmeldefahrt als zentrales Instrument der freiwilligen Hinzuziehung eines neutralen Experten wird prominent und praxisnah dargestellt. Sie entspricht in idealer Weise dem, was in der Verkehrsmedizin seit Jahren betont wird: Wir brauchen Wege, die sowohl sicherheitsrelevant als auch akzeptiert, niedrigschwellig und lebensnah sind. Dies wird nicht zuletzt mit dem Ampelsystem grün-gelb-rot als Form der vertraulichen Ergebnisdarstellung eingelöst.

Gut verständlich, faktenbasiert und zugleich anwendungsorientiert bietet dieses Buch eine alltagsnahe Handreichung in der Praxis. Es ist ein Gewinn vor allem für diejenigen, die selbst oder deren Angehörige betroffen sind; für alle, die in Senioreneinrichtungen aufkommende Fragen zur Verkehrsteilnahme beantworten müssen; für die Institutionen, die Rückmeldefahrten anbieten, und natürlich für die Fahrschulen, die Trainings zum Mobilitätserhalt durchführen.

Prof. Dr. med. Benno Hartung
Präsident der DGVM

Geleitwort der DGVP

Bereits in den 1980er-Jahren des vergangenen Jahrhunderts konnte man Diskussionen zum Thema „Der ältere Fahrer: Das Problem der Zukunft?" verfolgen, inklusive der Vorschläge zu entsprechenden Selektions- und Ausgrenzungsmaßnahmen. Nun liegt diese vielbeschworene Zukunft auch schon hinter uns und von der „Problemgruppe" ist objektiv wenig zu entdecken – abgesehen vom Medienhype zum Thema sowie in den Augen derer, denen subjektive Überzeugungen näher liegen als wissenschaftlicher Diskurs.

Zwar lässt sich eine Reihe von „Negativargumenten" gegen ältere Fahrer anführen, nach wie vor ist aber vor einer unkritischen Übertragung allgemeiner Erkenntnisse über die Leistungsfähigkeit im Alter auf das tatsächliche oder lediglich vermutete Fahrverhalten älterer Fahrer zu warnen. Gerne wird auch die polizeilich vermerkte „Unfallverursachung", in der die Älteren auffällig erscheinen (obwohl diese Kategorie der „Unfallverursachung" ohnehin fragwürdig und wissenschaftlich kaum verwertbar ist, da immens mit der Schuldfrage – also den versicherungs- und strafrechtlichen Folgen eines Unfalls – verknüpft), mit den tatsächlichen Unfallbeteiligungen älterer Fahrer verwechselt, um daraus Selektionsmaßnahmen abzuleiten.

Potenzielle Auswirkungen demographischer Veränderungen und der Druck der öffentlichen und veröffentlichten Meinung auf politische Entscheidungsträger haben denn in der Tat seit den 1990er-Jahren in einer Reihe von Ländern zu altersbezogenen Pflichtuntersuchungen von Autofahrern geführt – und werden auch hierzulande immer wieder aufs Neue gefordert. Und dies, obwohl die internationalen Evaluationen altersbezogener Pflichtuntersuchungen einmütig zu eindeutigen Schlussfolgerungen führen:

Der enorme gesellschaftliche und volkswirtschaftliche Aufwand dieser Untersuchungen steht in keinem Verhältnis zu den negativen Folgen für die Mobilität Älterer. Altersbezogene Überprüfungen verbessern weder die Sicherheit der Auto fahrenden Senioren noch die allgemeine Verkehrssicherheit. Vielmehr ergeben sich negative Effekte für die Senioren: Sie entwickeln Versagensängste vor der Überprüfung und geben verfrüht ihre Fahrerlaubnis zurück. Dadurch verlieren sie an autonomer Mobilität und damit Lebensqualität und setzen sich den viel größeren Gefährdungen als Fußgänger oder Radfahrer aus.

Es ist lohnender, spezifische Probleme und Defizite älterer Fahrer durch Aufklärung, Beratungs- und Trainingsangebote sowie Fahrzeug- und Verkehrsraumgestaltung anzugehen. Hier kommt insbesondere die sogenannte „Rückmeldefahrt" ins Spiel, die auf dem Leitsatz „Mobilität erhalten statt selektieren" fußt. Die Basis für Rückmeldefahrten bilden Erfahrungen aus Psychologischen Fahrverhaltensbeobachtungen, die genau das Verhalten beobachten und bewerten, um das es geht: Fahrverhalten im realen Verkehr. Deshalb hat die Methode eine hohe Akzeptanz und Augenscheinvalidität.

Zudem zeichnet sie sich durch Fairness aus: Zumindest auf der Bahnführungsebene der Fahraufgabe kann der Proband kompensieren. Das bei Älteren vorhandene psychomentale Kompensationspotenzial kann genutzt werden, um gegebenenfalls vorhandene leistungsfunktionale Schwierigkeiten bewusst zu machen und die spezifischen Risiken gezielt anzugehen. Die motivationale Grundlage liegt dann in dem Wunsch der älteren Fahrer, sich weiterhin verantwortungsvoll und sicher im Straßenverkehr zu bewegen – ohne behördlichen Selektionsdruck im Hintergrund.

Eine Rückmeldefahrt besteht aus einer von geschulten Fahrtbeobachtern begleiteten Fahrt im Realverkehr mit anschließender qualifizierter Rückmeldung. Die Rückmeldung zum Fahrverhalten zielt darauf ab, eine kritische Selbstreflexion des eigenen Fahrverhaltens und gegebenenfalls Verhaltensänderungen anzuregen.

Dazu müssen nach der Fahrt Vorsätze formuliert und deren Umsetzbarkeit besprochen werden. Manchmal kann es darüber hinaus sinnvoll sein, auf weitere Übungs- und Informationsangebote sowie gegebenenfalls auf eine weitere diagnostische Abklärung von Eignungsvoraussetzungen zu verweisen. Rückmeldefahrten folgen Standards hinsichtlich der Bedingungen während einer Fahrt (Fahrstrecke, Fahrtzeiten, Instruktionen), des Beobachterverhaltens und des Rückmeldegesprächs. Darin unterscheiden sie sich auch von anderen Ansätzen mit verschiedenen z. T. ähnlichen Bezeichnungen.

Den Beschlüssen des Verkehrsgerichtstages 2017 folgende praxistaugliche, standardisierte und evaluierte Verfahren zu Rückmeldefahrten für Senioren liegen vor und sind im Buch entsprechend im Sinne eines „best practice" aufgeführt. Hervorgehoben sind hier zum einen das in der Umsetzung für unterschiedliche Berufsgruppen offene UDV-Konzept (Fastenmeier, Plewka, Gstalter, Gaster & Gehlert, 2023), zum anderen das Konzept seitens der argeTP21, das vor allem auf amtlich anerkannte Sachverständige oder Prüfer (aaSoP) als Durchführende einer „Fahrkompetenz-Rückmeldefahrt" zugeschnitten ist (Schleinitz, Pils & Bräutigam, 2023).

Das vorliegende Buch zeigt die Voraussetzungen und Möglichkeiten von qualifizierten Rückmeldefahrten auf. Betroffene, Familienangehörige oder auch Senioreneinrichtungen und Fahrlehrer als eigentliche Zielgruppe des Buches bekommen einen umfangreichen Überblick, wie Mobilität im Alter erhalten bleiben kann. Für Verkehrspsychologen und

Verkehrsmediziner bietet es einen guten Einstieg in die Thematik. Nicht zuletzt soll das Buch dazu beitragen, das gegenseitige Verständnis der verschiedenen am „Seniorenthema" beteiligten Disziplinen und Berufsgruppen zu fördern.

Prof. Dr. Wolfgang Fastenmeier
Präsident der DGVP

Geleitwort der Bundesvereinigung der Fahrlehrerverbände

In unserer Gesellschaft des langen Lebens gewinnt die individuelle Mobilität im hohen Lebensalter immer größere Bedeutung. Sie zu erhalten und damit auch die autonome Bewältigung des täglichen Lebens zu ermöglichen, handelt es sich dabei um Besorgungen, Verpflichtungen oder auch die aktive Freizeitgestaltung, bedeutet Lebensqualität.

Es ist sehr zu begrüßen, dass mit diesem Buch nun ein Werk vorliegt, das diese Thematik umfassend diskutiert und Lösungsmöglichkeiten vorstellt. Dabei werden die verschiedenen beteiligten Disziplinen und fachlichen Aspekte zum Erhalt der individuellen Mobilität zusammengeführt und aufeinander abgestimmt. Mehr noch: Die Beiträge der verschiedenen Fachrichtungen machen deutlich, wie wichtig die Zusammenarbeit der Verkehrspädagogen, Verkehrspsychologen und Verkehrsmediziner ist.

In diesem Zusammenhang ist der Praxisbezug dieses Buchs auch für Verkehrspädagogen hervorzuheben. Die Fahrschule vor Ort ist oft die erste Anlaufstelle für ältere Menschen oder auch Angehörige, die aktiv Unterstützung zum Mobilitätserhalt suchen. Eine fachlich fundierte Erstberatung kann entscheidende Impulse setzen, um die richtigen Schritte in Richtung eines verkehrssicheren und möglichst langfristigen Mobilitätserhalts einzuleiten. Für die Ansprechpartner in den Fahrschulen hält dieses Werk wertvolle und hilfreiche Informationen bereit.

Besonderes Augenmerk verdient dabei das in diesem Buch vorgestellte Konzept der Rückmeldefahrt, das auch für die Fahrschulen von besonderem Interesse ist. Denn wieder sind hier die geeigneten Ansprechpartner zu finden, wenn den Teilnehmerinnen und Teilnehmern einer Rückmeldefahrt im qualifizierten Rückmeldegespräch empfohlen wird, Trainings- und Übungsmaßnahmen zum Erhalt oder zur Wiedererlangung verkehrssicherer Mobilität in Anspruch zu nehmen.

Die Bundesvereinigung der Fahrlehrerverbände mit ihren angeschlossenen Landesverbänden begrüßt ausdrücklich, dass sich kompetente Fachleute dieses gesellschaftlich wichtigen Themas angenommen haben. Die Prämisse dieser Verbände ist es in erster Linie, Verkehrssicherheit zu erzeugen oder zu erhalten. Daher ist das fundierte Hintergrundwissen, dass in diesem Buch vermittelt wird, für alle Fahrlehrer und Fahrlehrerinnen von unermesslichem Nutzen.

Kurt Bartels

Kurt Bartels
Vorsitzender des Fahrlehrerverbandes Nordrhein e. V.

Inhaltsverzeichnis

Geleitwort der DGVM 5

Geleitwort der DGVP 7

Geleitwort der Bundesvereinigung der Fahrlehrerverbände 11

Einleitung 19

TEIL I

Sicherung von Selbständigkeit und Teilhabe – Fragen der Mobilität in einer Gesellschaft des langen Lebens

Kapitel 1
Eine Einführung 32

Kapitel 2
Daten, Zahlen, Fakten – Demografie und demografischer Wandel in Deutschland 40

Kapitel 3
Das Alter(n) – eine Annäherung 48

3.1 Formen des Alter(n)s 48

3.2 Ältere, Alte, Hochbetagte – Bilder vom Alter und Altersmodelle 51

3.3 Pflegebedürftigkeit, Demenz und sorgende Gesellschaft 54

Kapitel 4
Formen der Mobilität hochbetagter Personen 57

4.1 Besitz und Nutzung eines Pkw 57

4.2 ÖPNV und andere öffentliche Verkehrsmittel 63

4.3 Zufußgehen, Fahrrad und Pedelec 66

4.4 Risiko – Unfälle mit Senioren 68

4.5 Maßnahmen zu Mobilitätserhalt und -förderung 69

Kapitel 5
Zusammenfassung und Ausblick 73

TEIL II
Der interdisziplinäre Ansatz zum Erhalt der Mobilität

Kapitel 1
Grundlagen und Überblick 76

1.1 Einleitung 76
1.1.1 Demografischer Wandel 76
1.1.2 Mobilität und Alterungsprozesse 78
1.1.3 Altersbezogene Pflichtuntersuchungen 80
1.1.4 Übersicht zu Regelungen und Methoden altersbezogener Pflichtuntersuchungen 82

1.2 Gesetzliche Grundlagen der Verkehrsteilnahme 84

1.3 Interdisziplinarität von Psychologie, Medizin und Pädagogik als Schlüssel für Mobilitätserhalt und zur Identifikation auffälliger Fahrer 87
1.3.1 Medizinische Aspekte – Physische und kognitive Gesundheit 88
1.3.2 Psychologische Aspekte – Kognitive und emotionale Faktoren 88
1.3.3 Pädagogische Aspekte – Perspektiven des Mobilitätserhalts durch Training 89
1.3.4 Interdisziplinäre Zusammenarbeit – Ganzheitliche Beurteilung der Fahrfähigkeit 90

1.4 Einzelfallgerechte Ansätze zur Einschätzung der Fahrkompetenz 91

Kapitel 2
Juristische Grundlagen und Fragestellungen 94

2.1 Juristische Grundlagen 94
2.1.1 Eignung zum Führen von Kraftfahrzeugen 94
2.1.2 Eignungszweifel 95
2.1.3 Maßnahmenkatalog der Fahrerlaubnisbehörde bei Eignungszweifeln 96

2.2 Verwaltungsverfahren 96
2.2.1 Kenntniserlangung der Behörde 96
2.2.2 Überprüfungsverfahren der Behörde 97
2.2.3 Überprüfungsanordnung 97

2.3 Meldung durch den behandelnden Arzt 99
2.3.1 Meldepflicht vs. Verschwiegenheitspflicht 99
2.3.2 Verwaltungsrechtliche Konsequenz 99

2.4 Freiwillige Maßnahmen 100
2.4.1 Modul bei einer Begutachtungsstelle für Fahreignung 100
2.4.2 Rückmeldefahrt 100

2.5 Zivilrechtliche Konsequenzen 101
2.5.1 Selbstprüfungspflicht des Fahrerlaubnisinhabers 101
2.5.2 Regress des Haftpflichtversicherers 102
2.5.3 Beweislast des Haftpflichtversicherers 102

Kapitel 3
Verkehrspsychologische Grundlagen 103

3.1 Typische Defizite älterer Kraftfahrer 103
3.1.1 Einführende Bemerkungen zur Fahrkompetenz 103
3.1.2 Verkehrsverhalten älterer Kraftfahrer 105
3.1.3 Kognitive Veränderungen und der Einfluss auf die Fahreignung 109
3.1.4 Krankhafte Alterungsprozesse und der Einfluss auf die Fahreignung 110

3.2 Funktionen sicherer Verkehrsteilnahme – ein Überblick 111
3.2.1 Compliance und Delinquenz 114
3.2.2 „Better-than-average-effect" 116
3.2.3 Persönlichkeitsfaktoren und Verkehrsteilnahme 117
3.2.4 Anforderungen an die psychische Leistungsfähigkeit 119

3.3 Diagnostik und Messung 124
3.3.1 Methoden der Diagnostik 124
3.3.2 Psychologische Fahrverhaltensbeobachtung 125
3.3.3 Rückmeldefahrt 130
3.3.4 Gold-Standard 132
3.3.5 Diagnostik anhand des Fragebogens „SAFE-R" 133

3.4 Kompensation, Training und Assistenz – Strategien für sicheres Fahren im Alter 133
3.4.1 Einschränkungen und Kompensationsmaßnahmen 133
3.4.2 Modell der Kompensationsmöglichkeiten 135
3.4.3 Fahrerassistenzsysteme – geeignete Hilfsmittel? 136
3.4.4 Fahrtraining und Fahrkompetenz 137

3.5 Fazit 139

Kapitel 4
Fahreignung im Alter – medizinische Aspekte 140

4.1 Einleitung 140

4.2 Physiologische Veränderungen im Alter und ihre Auswirkungen auf die Fahreignung ... 141

4.2.1 Sensorische Veränderungen ... 141
4.2.2 Kognitive Veränderungen ... 142
4.2.3 Motorische Veränderungen ... 143
4.2.4 Allgemeine körperliche Veränderungen ... 143
4.2.5 Zusammenfassung ... 144

4.3 Krankhafte Prozesse ... 144

4.3.1 Kardiovaskuläre Erkrankungen ... 144
4.3.2 Schlaf-Apnoe-Syndrom ... 146
4.3.3 Diabetes mellitus ... 149
4.3.4 Parkinson ... 150
4.3.5 Sehstörungen im Alter ... 152
4.3.6 Hörstörungen im Alter ... 156
4.3.7 Orthopädische Erkrankungen im Alter ... 158
4.3.8 Psychische Erkrankungen im höheren Lebensalter ... 161
4.3.9 Medikamentöse Behandlungen im höheren Lebensalter ... 173
4.3.10 Wechselwirkungen von Medikamenten und Alkohol ... 177

4.4 Quintessenz ... 178

Kapitel 5
Rückmeldefahrt als Grundbaustein der Bestandsaufnahme ... 180

5.1 Zielstellung der Rückmeldefahrt ... 180

5.1.1 Abgrenzung zu anderen Verfahren zur Überprüfung der Fahrkompetenz ... 181
5.1.2 Beobachtung kompensatorischen Verhaltens ... 182
5.1.3 Vertraulichkeit der Ergebnisse ... 183

5.2 Umsetzung einer Rückmeldefahrt ... 184

5.2.1 Zielgruppe und freiwillige Teilnahme ... 184
5.2.2 Theoretische Grundlagen der Rückmeldefahrt ... 185
5.2.3 Ablauf der Rückmeldefahrt ... 187
5.2.4 Nach der Rückmeldefahrt ... 190

5.3 Praktische Voraussetzung für die Durchführung einer Rückmeldefahrt ... 191

5.3.1 Voraussetzungen der Institutionen und der qualifizierten Expertinnen und Experten ... 191
5.3.2 Evaluation der Rückmeldefahrt ... 192

TEIL III
Verkehrspädagogische Praxis

Kapitel 1
Die Fahrschule als Ort der Mobilitätsberatung 196

Kapitel 2
Verkehrspädagogische Einführung und Grundsätze 201

2.1 Besondere pädagogische Situation für den Mobilitätsberater 202

2.2 Sprache als pädagogisches Werkzeug 203

2.3 Zielgruppenorientierte Ansprache 212

2.3.1 Grundlagen für eine erfolgreiche Beziehung zwischen Mobilitätsberater und Klient 212

2.3.2 Hilfreiche Vorgehensweisen 213

2.3.3 Von Automatismen zu reflektierten Verhaltensweisen 216

2.3.4 Sicherheit stärken und Ängste nehmen – Kurse mit mehreren Teilnehmern 224

Kapitel 3
Mobilitätsberatung rund um den Pkw 225

3.1 Der Mobilitätscoach als Ansprechpartner bei der Fahrzeugkonfiguration 227

3.2 Weitergehende technische Beratung 228

3.3 Fahrzeugbestellung, Probefahrten, Abholung 230

3.4 Fahrertraining und Fahrsicherheitstraining 231

3.5 Rückmeldefahrt „GELB“ – Wie können Fahrlehrer helfen? 233

Kapitel 4
Mobil ohne Pkw –Beratung zu den Alternativen 236

4.1 Wechsel zu anderen Verkehrsmitteln 236

4.1.1 ÖPNV und Chauffeurdienste 236

4.2 Weitere Alternativen 241

4.3 Ein Blick ins Ausland – die USA 242

Literaturverzeichnis 245

Einleitung

Thomas Wagner

Der Besitz einer Fahrerlaubnis hat einen hohen Stellenwert in unserer Gesellschaft, gerade auch für ältere Kraftfahrer. Der Führerschein sichert individuelle Mobilität in vielen Lebensbereichen und wird mit Vorstellungen über gesundheitliche Vitalität, Unabhängigkeit und der Freude am Fahren verknüpft. Diese identitätsstiftende Funktion wird besonders deutlich, wenn einem älteren Kraftfahrer der Führerschein entzogen wird: Er fühlt sich um ein wichtiges Dokument „beraubt“ und mitunter „wie ein halber Mensch“. Typische negative Folgen des Führerscheinverlusts bei älteren Fahrern sind z. B. depressive Symptome und eine Verschlechterung des Gesundheitsstatus und der Lebenszufriedenheit infolge abnehmender sozialer Kontakte.[1]

Gleichzeitig stellt die demografische Entwicklung die Verkehrsgemeinschaft vor enorme Herausforderungen, denn in den meisten OECD-Ländern gehören Senioren zu den am schnellsten wachsenden Bevölkerungsgruppen. Das Spannungsfeld zwischen den seit vielen Jahren stetig steigenden Unfallzahlen der über 65-Jährigen, im Einzelfall tragischen Unfallereignissen, und dem Erhalt lebenslanger Mobilität zur Sicherung von Selbstständigkeit, Teilnahme am sozialen Leben und Lebensqualität stellt Politik und Sicherheitsexperten vor ein schier unlösbares Dilemma. Einerseits sollte die Mobilität der älteren Fahrerinnen und Fahrer möglichst lange erhalten und gefördert werden, damit empirisch bekannte negative Folgen des Führerscheinverlusts vermieden werden. Andererseits gilt das Prinzip staatlicher Schutzpflichten, wonach gemäß Art. 2 Grundgesetz (GG) auch die Verkehrsgemeinschaft vermeidbaren Risiken nicht ausgesetzt werden darf.

In diesem Zusammenhang ist Dreh- und Angelpunkt für wirksame Verkehrssicherheitsmaßnahmen die valide und zuverlässige Unterstützung älterer Kraftfahrender bei der Umsetzung ihrer Selbstüberprüfungspflicht vor Antritt einer Fahrt im öffentlichen Verkehrsraum. Vor diesem Hintergrund soll dieser Buchband wichtige Impulse für Beratungs- und Trainigsmaßnahmen sowie vernetzte und maßgeschneiderte Gestaltungslösungen, aber auch für differenzierte Überprüfungsmethoden setzen, die dem Mobilitätserhalt dienen. Das Modell der „muliplen E's“ (Education, Enforcement, Engineering, Exposure, Examination of Competence and Fitness) dient hierbei als konzeptionelle Leitlinie.[2]

1 Chihuri et al. (2016); Fonda, Wallace & Herzog (2001).

2 Groeger (2011).

Im Hinblick auf diese Erfordernisse wurde das Konzept der Rückmeldefahrt als freiwillige, niederschwellige und vor-diagnostische Maßnahme entwickelt, deren Ergebnisse vertraulich behandelt werden und als Basis weiterführender Empfehlungen dienen: beispielsweise zu individuellen Fahrtrainings mit Verkehrspädagogen oder auch zu abklärender verkehrsmedizinischer und verkehrspsychologischer Diagnostik. Voraussetzung für den Erfolg dieses Konzepts ist die enge Zusammenarbeit von Sachverständigen, Verkehrspsychologen, Verkehrsmedizinern und der Fahrlehrerschaft.

Die Rückmeldefahrt wird in Teil II des Buches detailliert vorgestellt. Bereits hier soll jedoch genauer auf diesen innovativen Ansatz zum Mobilitätserhalt eingegangern werden.

Die Rückmeldefahrt zur Erfassung von Fahrkompetenz

Eine Rückmeldefahrt ist ein freiwilliges Angebot, das die Auseinandersetzung mit der eigenen Fahrkompetenz fördern und bei Seniorinnen und Senioren am Steuer die Selbstmotivation zur Veränderung unterstützen soll. Bei einer solchen Fahrt wird die Fahrerin bzw. der Fahrer von einem Experten, der die Fahrweise beobachtet, in realen Verkehrssituationen begleitet. Als Fahrbegleiter kommt z. B. ein Verkehrspsychologe oder ein amtlich anerkannter Sachverständiger oder Prüfer (aaSoP bzw. aaP, verkürzt als Fahrerlaubnisprüfer bezeichnet) in Betracht. Der Fahrbegleiter klärt den älteren Kraftfahrer bzw. die ältere Kraftfahrerin nach der Rückmeldefahrt über Stärken und Schwächen auf und gibt Hinweise zur Verbesserung des Fahrverhaltens.

Das Konzept der Rückmeldefahrt wird seit dem 55. Deutschen Verkehrsgerichtstag (VGT) im Jahr 2017 (Arbeitskreis III: „Senioren im Straßenverkehr") bundesweit intensiv diskutiert und wurde mehrfach in Forschungsprojekten überprüft.[3]

Der Erläuterung des Beobachtungsergebnisses sowie der sich anschließenden Verfahrensweisen kommt eine besondere Bedeutung zu. Idealerweise orientiert sich der begleitende Experte an einer Ampel mit den Kategorien „grün-gelb-rot" als symbolisierte visuelle Statusanzeige für die Fahrkompetenz. Dabei stehen die Farben Grün für „alles in Ordnung", Gelb für „bedingte und unterstützungsbedürftige Fahrkompetenz" und Rot für „Probleme" bzw. „Handlungsbedarf". Im letztgenannten Fall kann die allgemeine Fahrkompetenz nicht mehr als anforderungsgerecht und vorschriftsmäßig bestätigt werden. Weiterführende diagnostische Abklärung ist notwendig, um herauszufinden, ob besondere und darauf

3 Siehe z. B. Fastenmeier et al. (2023); Schlag (2017); Schlag et al. (2019); Schleinitz et al. (2023).

abgestimmte, am ehesten medizinische Maßnahmen zum Mobilitätserhalt greifen können. Mitunter könnte auch festgestellt werden, dass die Leistungsfähigkeit zum sicheren Führen von Fahrzeugen grundsätzlich nicht mehr gegeben ist (Fahreignungsmangel). In einem solchen Fall sollten alternative Mobilitätsformen sowie flankierende Unterstützungsmaßnahmen in Erwägung gezogen werden.

Das Ampelsystem im Kontext der Rückmeldefahrt steht für Einzelfallgerechtigkeit sowie eine an Tatsachen (hier: Verhaltensauffälligkeiten) orientierte Statusfeststellung aktueller Fahrkompetenz. Die damit verknüpften Handlungsempfehlungen sind infolgedessen als anlassbezogene, verhältnismäßige und zumutbare Abstufung sachverständig festgestellter Optionen zum Mobilitätserhalt und zur Gewährleistung von Verkehrssicherheit zu verstehen. Das Stufenkonzept bildet im übertragenen Sinn den vom Gesetzes- und Verordnungsgeber vorgesehenen Maßnahmenkatalog zur Verhaltensprävention (z. B. § 2b Straßenverkehrsgesetz (StVG), §§ 35, 36 und 38 Fahrerlaubnis-Verordnung (FeV)) ab. Es richtet sich gleichzeitig an den biologischen Veränderungen zu- bzw. abnehmender Leistungsfähigkeit der Kraftfahrenden aus und berührt daher abklärungsbedürftige Problemfelder der Fahreignung (z. B. § 11 i. V. m. Anlage 4 FeV). Dabei kann die Eignungsrelevanz von Erkrankungen zwischen den Polen „unbedenklich" und „Eignungsausschluss" mit Zwischenstufen einer „bedingten Eignung" verortet werden. Maßnahmen der Verhaltensprävention können bei „bedingter Eignung" zum Mobilitätserhalt beitragen, im fahrerlaubnisrechtlichen „Amtsdeutsch" ist hier von Auflagen (z. B. Fahren nur mit Brille oder Kontaktlinsen, Wahrnehmung regelmäßiger ärztlicher Kontrollen) oder Beschränkungen (Fahren mit Automatikgetriebe, Nutzung kurzer Wege um den Wohnort) die Rede (vgl. § 46 FeV). Entscheidend ist, ob und in welchem Umfang eine Krankheit die sichere Teilnahme am Straßenverkehr beeinträchtigt.

Unserem Gehirn fällt eine Schlüsselrolle bei der Gewährleistung von Fahrsicherheit zu. Es muss die Verkehrsumgebung, die sich aus Straßengestalt, Verkehrsdichte, Witterungsbedingungen, anderen Verkehrsteilnehmern und deren Verhalten zusammensetzt, sowie die erforderlichen Handlungsnotwendigkeiten zeitnah verarbeiten und zusätzlich den Zustand des Fahrzeugs berücksichtigen. Damit ist unser Gehirn einer enormen Informationsflut ausgeliefert und muss deshalb effizient arbeiten, also Wichtiges auswählen, priorisieren sowie erforderliche Handlungen vorbereiten, Unwichtiges dagegen abblocken.

Stadien der Hirnentwicklung

Die Entwicklung des Gehirns verläuft mit zunehmendem Lebensalter schrittweise vom Hinterhaupt nach vorne zur Stirnseite. Im höheren oder hohen Lebensalter bildet sich die geistige Leistungsfähigkeit spiegelverkehrt zum Reifungsprozess in jungen Jahren zurück, also von der Stirnseite zum Hinterhaupt.

Der geistige Abbau beginnt daher im vorderen Teil des Gehirns, dem Frontalhirn. Wenn Menschen älter werden, verändern sich geistige Fähigkeiten, der „innere Manager" unserer Gedanken und Handlungen arbeitet zunehmend langsamer, weniger flexibel und ist weniger belastbar als in jungen Jahren. Dies zeigt sich an Beobachtungen in alltäglichen Situationen, z. B. an Antriebslosigkeit, Konzentrationsstörungen oder Gedächtnisproblemen. Der „innere Manager" ist zuständig für unsere Vorsätze, Pläne, übergeordnete Handlungsstrategien sowie den Umgang mit Regeln und Vorschriften.

Diese geistige Schaltzentrale ist in jungen Jahren noch nicht vollständig entwickelt, sondern muss von der Kindheit bis ins junge Erwachsenenalter reifen. Mit anderen Worten: Unser Planungs- und Entscheidungszentrum, aber auch unserere Vorstellungen über Regeln, Vorschriften und deren Einhaltung werden erst nach und nach „erwachsen". Bei jungen Menschen wird das Belohnungszentrum im Gehirn schneller ausgeformt als das Kontrollzentrum im Frontalhirn.[4] Die Hirnreifung umfasst zunächst jene Gehirnstrukturen, die für einfachere Steuerungsprozesse wie motorische Aktivitäten oder sensorische Aufgaben im Zuge der Informationsverarbeitung zuständig sind. Danach folgen komplexere Verarbeitungsstrukturen, die für das Planen, Entscheiden, Abwägen und Ausführen von Handlungsplänen verantwortlich sind. Diese liegen im vorderen Stirnbereich oder seitlich vorn an den Schläfen. Nervenzellstrukturen im mittleren Hirnbereich, z. B. der Mandelkern oder Zellverbände, die als Limbisches System bezeichnet werden, sind zuständig für Emotionen und das Belohnungszentrum. Sie werden daher früher umgebaut und an die Erlebnisse und Erfahrungen mit der Umwelt angepasst als der vordere Stirnbereich. Dieser Umbau im Gehirn wird auch als Plastizität bezeichnet und verläuft kontinuierlich, indem die Verknüpfung zwischen den Nervenzellen neu sortiert, Verbindungen verstärkt, „beschnitten" oder umsortiert und anderweitig an die Erfahrungen angepasst werden.[5]

Das Gehirn wird zum Zwecke einer effizienten Funktionsweise ständig „umprogrammiert". Diese Veränderungen werden begleitet von einer Imbalance zwischen Hirnregionen, die für die Verarbeitung emotionaler Reize zuständig sind, und jener des Frontallappens, der für die Impulskontrolle und Bewertung verantwortlich ist.[6] Dadurch sind junge Men-

4 Ausführlich siehe Skala (2020); Felsher, Ramos, Exley & Aggrawal (2017).

5 Skala (2020).

6 Skala (2020).

schen oft noch hochreagibel und risikobereit bei gleichzeitig geringer ausgeprägten Fähigkeit zur Risikoabschätzung, Selbstreflexion und zum vorausschauenden Denken.

Zur Abmilderung solcher Gefährdungspotenziale durch jugendliche Reifedefizite und die fehlende Fahrerfahrung (Anfängerrisiko)[7] wurde das Konzept der Fahrerlaubnis auf Probe eingeführt, indem frühzeitig Maßnahmen zur Verhaltensverbesserung und Senkung des Rückfallrisikos durch Aufbauseminare (§ 2b StVG i. V. m. §§ 35 ff. FeV) oder eine freiwillige verkehrspsychologische Beratung gemäß § 2a Abs. 2 Nr. 2 StVG in Verbindung mit § 38 FeV begegnet wird.

Dieses Grundprinzip „Fördern und Erhalten" dient dem „in-den-Verkehr-bringen" sowie dem Mobilitätserhalt. Es kann sinngemäß ebenso auf die älteren Kraftfahrer und ihre Ergebnisse bei der Rückmeldefahrt angewendet werden.

Die Ampel-Ergebnisfunktion „grün-gelb-rot" bei der Rückmeldefahrt

Bei „grün" kann von einem insgesamt positiven Ergebnis ausgegangen werden; oder aber der Fahrtbegleiter (aaSoP/aaP oder Verkehrspsychologe) vertritt die Auffassung, dass durch verbale Hinweise, Erläuterungen und Empfehlungen die Fahrkompetenz verbessert werden kann.

Bei „gelb" sind Fehlerarten und -häufigkeiten aufgetreten, die eine „bedingte Fahrkompetenz" charaktersieren und fachlich begleitete Korrekturmaßnahmen erforderlich machen. Dazu gehören pädagogische Interventionen mithilfe einer Fahrschule oder verkehrspsychologische Interventionen bei problematischer Motivation, z. B. bei einer Tendenz zur Selbstüberschätzung (vgl. Teil II Abschnitt 3.2).[8]

„Rot" markiert eine „Alarmstufe" und indiziert absoluten „Handlungsbedarf". Denn die allgemeine Fahrkompetenz weist nicht unerhebliche Defizite auf, denen diagnostisch weiter nachgegangen werden sollte. Zur Identifikation derartiger Hinweise auf in der Regel sich andeutende oder bestehende Eignungsmängel kann der Verkehrspsychologe auf seine gutachterliche Erfahrung, der aaP oder aaSoP auf seine Erfahrungen im Zusammenhang mit Begutachtungen von Menschen mit Handicap gemäß § 11 Abs. 4 Nr. 2 FeV und spezifische Auffälligkeiten während der praktischen Befähigungsprüfung zurückgreifen. Denn der aaSoP/aaP sollte mit den Nebenpflichten bei der Prüfungsfahrt vertraut sein. Diese

7 Schade (2000); Shinar (2017).

8 Sowie bei Piqcuart & Wahl (2021).

geben ihm die Beobachtung und Dokumentation von Ereignissen mit Eignungsrelevanz auf. Dazu führt § 18 Abs. 3 der FeV aus:

> *„(3) Stellt der Sachverständige oder Prüfer Tatsachen fest, die bei ihm Zweifel über die körperliche oder geistige Eignung des Bewerbers begründen, hat er der Fahrerlaubnisbehörde Mitteilung zu machen und den Bewerber hierüber zu unterrichten."*

Da die Rückmeldefahrt als freiwilliges Dienstleistungsangebot konzipiert wurde, entfällt die Meldepflicht an die Führerscheinbehörde. Gleichwohl sollte der erste Teil dieser Nebenpflicht in die Indikationsstellung von weiterführenden Zuweisungskriterien einfließen. Diese besonderen Verhaltensauffälligkeiten, welche auf mögliche Zweifel an der Fahreignung hindeuten, sollen interindividuell quantifizierbar sein; ihr Bewertungsmaßstab ist die Beurteilung der Gefährlichkeit des Kraftfahrers für die allgemeine Verkehrssicherheit. Die in § 18 Abs. 3 FeV angeführten Tatsachen betreffen z. B. Beeinträchtigungen der Sinneswahrnehmung oder der Beweglichkeit oder weitere Eignungsmängel bzw. potenzielle Erkrankungen und Einschränkungen des Gesundheitszustandes nach Anlage 4 FeV.

Aus § 18 Abs. 3 FeV ergibt sich ferner, dass erhebliche oder wiederholte Fahrfehler während der Fahrverhaltensbeobachtung Hinweise auf ein besonders augeprägtes Gefahrenpotenzial bieten können, z. B. wenn es sich um „erhebliche Auffälligkeiten" handelt. Entsprechend führen die „Begutachtungsleitlinien zur Kraftfahreignung"[9] aus, was unter der Bezeichnung „erhebliche Auffälligkeiten" zu verstehen ist: z. B. falsche oder ausbleibende Reaktionen im Gefahrenfalle, unzureichende optische Orientierung oder eine Beeinträchtigung der körperlichen Beweglichkeit, die das sichere Führen eines Fahrzeuges erheblich einschränkt und nicht auf mangelnde Fertigkeiten oder besondere Umstände (z. B. Prüfungsangst) zurückgeführt werden kann. Mit anderen Worten: Eine Auffälligkeit ist dann erheblich, wenn es sich um mehr als einen bloßen Formalverstoß handelt, der aufgrund deliktdynamischer Details nicht auf ein isoliertes Fehlverhalten verweist, sondern den Verdacht auf ein situationsübergreifendes Gefahrenpotenzial begründet. Damit verknüpft ist der Vertrauensgrundsatz in der StVO, der besagt, dass alle Verkehrsteilnehmer darauf vertrauen können, dass andere die geltenden Vorschriften einhalten.

Für die Kategorie „rot" sollten Art und Anzahl der Fehler markante Anhaltspunkte bieten, die z. B. auf das ständige Vorhandensein fahrsicherheitsrelevanter Leistungsdefizite schließen lassen, verbunden mit der Besorgnis, dass künftig beim Führen eines Kraftfahrzeugs Verkehrs-

9 BASt (2022), Kapitel 3.18.

gefährdung und damit die begründete Wahrscheinlichkeit des Eintritts eines Schädigungsereignisses zu erwarten ist.[10] Von erheblichen Leistungsdefiziten ist insbesondere dann auszugehen, wenn die Auffassungsgabe des Kraftfahrers, seine Konzentrationsfähigkeit, sein Reaktionsvermögen oder seine Selbstkontrolle ständig unter dem für ein sicheres und verkehrsgerechtes Führen von Kraftfahrzeugen im Straßenverkehr erforderlichen Maß liegen.[11]

Tatsachen, die die Annahme eines erheblichen Gefährdungspotenzials anzeigen und deshalb stets zu einer Empfehlung einer weiterführenden Ursachenabklärung durch Experten führen sollten, sind beispielsweise folgende Beobachtungen (vgl. Schleinitz in Teil II Abschnitt 5.2.2 und die dort nicht näher ausgeführten Hinweise auf besondere Fahrereignisse):

- Fehlinterpretation der Situation
  - Rotlichtverstoß bei guten Sichtverhältnissen
  - Fahrer fährt bei „grün" nicht los
  - Blockieren eines Kreuzungsbereichs ohne Anlass
  - regelwidriges Einfahren in eine Einbahnstraße oder in eine Fußgängerzone
  - Vorbeifahren an einer Gefahrenstelle ohne Geschwindigkeitsanpassung (z. B. ungesicherte Unfallstelle, komplexe Verkehrssituation)
- Häufung von „schweren" Fehlern
- Fehler beim Fahrzeughandling, z. B.
  - ohne Notwendigkeit über mehrere Meter hinweg auf dem Bordstein fahren, dabei keine Gegenlenkung
  - Verwechslung von Bremse und Gaspedal
- unzutreffende Wahl einer Fahrspur, sodass der Kraftfahrer kurzzeitig zum „Geisterfahrer" wird
- Abbruch der Rückmeldefahrt, z. B. infolge konkreter Gefährdung anderer (bspw. wenn ein Radfahrer ausweichen oder ein Fußgänger zur Seite springen muss, um einen Unfall zu verhindern) oder bei lebensalterbedingten deutlichen kognitiven Ausfallerscheinungen.

Bei der Fehlerregistrierung sollte dementsprechend besonders auf die aus der Literatur bekannten „alterstypischen" Fehlerarten geachtet werden. Zu solchen Fehlern gehören beispielsweise unangepasstes Langsamfahren, Spurungenauigkeit/Abkommen von der Fahrbahn, falsche Straßenbenutzung, Probleme beim Ein- und Ausparken, Fehler beim

10 BASt (2022).

11 Vgl. hierzu auch Bundesverfassungsgericht, Beschluss vom 20.6.2002, 1 BvR 2062/96.

Abbiegen, Wenden und Rückwärtsfahren sowie beim Ein- und Ausfahren, Nichteinhaltung des Mindestabstands zu anderen Verkehrsteilnehmern und Hindernissen, Vorfahrtsfehler.

Die Ursachen für derartige Verkehrsauffälligkeiten können auf folgende Einflussgrößen zurückgeführt werden:

- Leistungseinschränkungen (Bereiche Reaktion, Konzentration, Aufmerksamkeit, Belastbarkeit, Orientierungsfähigkeit)
- medizinische Einschränkungen (Gesundheitszustand; Erkrankungen nach Anl. 4 FeV)
- sensorsiche Einschränkungen (Hören/Sehen)
- Hinweise auf demenziellen Abbau
- Kumulation von Einschränkungen.

Ziel der Rückmeldung ist es, eine realistische Selbsteinschätzung der älteren Fahrerinnen und Fahrer zu erzeugen, um infolgedessen die Selbstregulation zu beeinflussen. Dies soll die Fahrkompetenz verbessern und kann somit die Verkehrssicherheit erhöhen. Zudem können das Wissen über Verkehrsregeln aufgefrischt oder korrigiert werden und Hinweise zu einem verbesserten Fahrzeughandling und Verkehrsbeobachtung beitragen.

Die mündlichen Rückmeldungen erfolgen auf der Basis des Rückmeldeprotokolls erst am Ende der Fahrt und sollen bei den Teilnehmern und Teilnehmerinnen folgende Funktionen erfüllen:

- Erzeugen eines Problembewusstseins
- Impulse setzen für proaktive Handlungsbereitschaft
- Umsetzung in konkrete Maßnahmen
- sofern erforderlich: proaktive Inanspruchnahme einer weiterführenden Intervention (z. B. Schulungsmaßnahme, individuelles Verkehrscoaching, Nachschulung, Training)
- sofern erforderlich: Inanspruchnahme zusätzlicher diagnostischer Abklärung von fahrsicherheitsrelevanten Leistungsvoraussetzungen
- Sensibilisierung für unweigerlich lebensalterbedingte zunehmende Einschränkungen und frühzeitiges Erarbeiten bzw. Aufzeigen von Mobilitätsalternativen.

Im Gesamtkontext kann es im Einzelfall ausgesprochen sinnvoll und unterstützend sein, nahestehende Familienangehörige als Vertrauenspersonen in den Prozess und die Rückmeldungen einzubeziehen.

Zu diesem Buch

Das Konzept der Rückmeldefahrt basiert auf den Erkenntnissen und der Zusammenarbeit der unterschiedlichen beteiligten Fachrichtungen. Das vorliegende Buch bettet die Rückmeldefahrt ein in den Kontext der demografischen Entwicklung und ihrer Bedeutung für die Verkehrssicherheit sowie der verkehrspsychologischen, verkehrsmedizinischen und verkehrspädagogischen Hintergründe und Ansätze.

Teil I, als allgemeine Einführung ins Thema, diskutiert vor dem Hintergrund sowohl der öffentlichen Wahrnehmung als auch statistisch erhobener Unfallrisiken die Frage nach dem Für und Wider angeordneter Überprüfungen oder weiterer Maßnahmen, die den Spagat zwischen Verkehrssicherheit und dem Wunsch nach autonomer Mobilität im höheren Lebensalter ermöglichen sollen. Dazu gehören Daten, Zahlen und Fakten zum demografischen Wandel und seinen Auswirkungen in Deutschland, aber auch eine Annäherung an die Frage, was eigentlich unter Alter(n) verstanden wird oder zu verstehen ist. Es wird deutlich, dass die immer noch weit verbreitete Vorstellung, die Lebensphase „Alter" beginne mit dem (beruflichen Einschnitt) des Renteneintritts, angesichts der Entwicklungen zu kurz gegriffen ist. Stattdessen führt es weiter, in junges Alter, hohes Alter bzw. Hochaltrigkeit (ab ca. 80/85 Jahren) und Langlebigkeit zu differenzieren.

Es wird darauf hingewiesen, wie unterschiedlich der Alterungsprozess in diesen Phasen voranschreitet. Bei der Konzeption von Maßnahmen ist dies genauso zu berücksichtigen wie mögliche Bewältigungsstrategien zum Umgang mit Leistungseinschränkungen, z. B. Erfahrung und Kompensation. Es braucht eine sich gegenseitig ergänzende Zusammenarbeit der verschiedenen Fachbereiche, um diese Facetten zu erkennen, adäquat einzuordnen und Lösungen umzusetzen, was in den Teilen II und III weiter ausgeführt und eingelöst wird.

So stellt **Teil II** die verkehrspsychologischen und verkehrsmedizinischen Aspekte in den Vordergrund, nimmt aber auch juristische Grundlagen in den Blick und führt am Ende zu einer detaillierten Vorstellung des Konzepts der Rückmeldefahrt.

Einleitend gibt Kapitel 1 eine Übersicht unter anderem über die aktuellen, auch internationalen altersbezogenen Pflichtuntersuchungen und Regelungen. Der Schlüssel sowohl zur Identifikation auffälliger älterer Fahrerinnen und Fahrer als auch zum Mobilitätserhalt liegt allerdings in der Betrachtung vieler Parameter: Aspekte der physischen und kognitiven Gesundheit (Medizin), kognitive und emotionale Faktoren (Psychologie) und schließlich die Chancen und Perspektiven durch Training (Pädagogik) sind zu berücksichtigen und werden hier als Grundlage einer ganzheitlichen, einzelfallgerechten Beurteilung der Fahrkompetenz vorgestellt und eingeordnet.

Die juristische Seite ist dabei nicht außer Acht zu lassen. Ausgehend von der Aufgabe der Fahrerlaubnisbehörden, für eine möglichst hohe Sicherheit der Verkehrsteilnahme zu sorgen, werden in Kapitel 2 unter anderem der Maßnahmenkatalog der Behörde bei Eignungszweifeln, aber auch grundsätzlich die Art der Kenntniserlangung, Überprüfungsverfahren und Überprüfungsanordnungen thematisiert.

Kapitel 3 führt im Detail und basierend auf zahlreichen Studien die verkehrspsychologischen Grundlagen weiter aus. Das Verkehrsverhalten und typische Defizite älterer Kraftfahrer werden vor dem Hintergrund der Voraussetzungen zum sicheren Führen eines Kraftfahrzeugs diskutiert. Zu berücksichtigen sind allgemeine altersbedingte, kognitive wie physische Veränderungen, aber auch zunehmende krankhafte Alterungsprozesse, die Einfluss auf die Fahreignung haben. Die verschiedenen Faktoren, die aus medizinischer Sicht die Fahreignung im höheren Alter infrage stellen, werden stichpunktartig, aber umfassend in Kapitel 4 dargelegt. In Kapitel 5 ist die ausführliche Darstellung der Rückmeldefahrt als Grundbaustein der Bestandsaufnahme zu finden. Hier werden die Zielstellung, die konkrete Umsetzung auch während der Fahrt selbst und natürlich auch das Kernstück – das Rückmeldegespräch – detailliert beschrieben.

Bereits vor mehr als 10 Jahren hat die TÜV | DEKRA arge tp 21 in ihrer Funktion als eine gemeinsame Ingenieurs-Agentur von TÜV und DEKRA mit Sitz in Dresden den Grundstein für das in diesem Werk favorisierte „Ampel-Modell" der Fahrkompetenzeinschätzung bei älteren Kraftfahrenden gelegt. Unter Einbeziehung von Experten aus Verkehrspsychologie und Fahrerlaubniswesen wurden nach Sichtung nationaler und internationaler/europäischer Forschungsarbeiten ein Grundkonzept zur Rückmeldefahrt entwickelt sowie eine Anpassung des Fahraufgabenkatalogs vorgenommen und auch empirisch evaluiert. Im Ergebnis dieser langjährigen Pionierarbeit, die stets evidenzbasiert und unter Einbeziehung des aktuellen Erkenntnisstandes erfolgte, konnte ein valides Modell für das komplexe Zukunftsthema „Sichere Mobilität im Alter" entstehen.

Abgerundet wird dieses Buch in **Teil III** mit einem Blick und Ausblick in die verkehrspädagogische Praxis. Fahrschulen sind nicht nur der Ort der Fahrausbildung. Sie können auch zum Ort der Mobilitätsberatung älterer Fahrer und Fahrerinnen werden. In jedem Fall sind Fahrlehrer und Fahrlererinnen die geeigneten Ansprechpartner in dem Fall, dass die Ergebnisampel nach der Rückmeldefahrt „gelb" zeigt. Es wird dargelegt, wie Fahrtrainings, die unter Umständen auch die allgemeine Beratung zu und den Umgang mit Fahrerassistenzsystemen einschließen, die Fahrkompetenz festigen und zum Mobilitätserhalt im eigenen Kraftfahrzeug beitragen können. Dabei wird anhand von Beispielen auch auf pädagogische Besonderheiten in dieser speziellen Fahrlehrer-Klientenbeziehung eingegangen und es werden darauf abgestimmte Kommunikationsmodelle und hilfreiche Vorgehensweisen vorgestellt.

Darauf aufbauend wird das Konzept der unterstützenden „Mobilitäscoaches" weitergedacht, die nicht nur mit Fahrtrainings, sondern auch durch Hilfestellung und Beratung rund um den Pkw, beispielsweise bei Fahrzeugkauf, Fahrzeugkonfiguration, erster Fahrt mit dem neuen Auto etc., den selbständigen Mobilitätserhalt fördern können. In einem weiteren Schritt könnten sogar Hilfestellungen beim Verlust der Fahrerlaubnis dazugehören, wenn also die Ergebnisampel auf „rot" steht. Gehört dies auch nicht zum genuinen Portfolio einer Fahrschule, so könnte gerade das Konzept von Fahrschulen als Ort lebenslanger Mobilitätsberatung ein weiterer wichtiger Baustein für den Mobilitätserhalt Älterer auch jenseits des eigenen Pkw sein. Denkbar sind Beratungen zur Nutzung des ÖPNV, aber auch zum richtigen Umgang mit Krankenfahrstühlen, Seniorenmobilen und Rollatoren unter Berücksichtigung der Verkehrsregeln.

Der Mobilitätserhalt in einer Gesellschaft des (sehr) langen Lebens ist eine große Herausforderung, die sich nicht erst in der Zukunft, sondern jetzt stellt. Die Zusammenarbeit der verschiedenen Fachbereiche und innovative Lösungsansätze sind die Voraussetzung, um dieses Ziel zu erreichen. Dazu will dieses Buch seinen Beitrag leisten.

Fahrkompetenz – Fahreignung – Fahrtüchtigkeit: Eine Orientierung

Im nachfolgenden Text werden immer wieder – z. B. aus didaktischen Gründen oder bei der Wiedergabe von Fachliteratur – Begriffe wie Fahrkompetenz, Fahreignung, Fahrtauglichkeit, Fahrsicherheit oder Fahrtüchtigkeit verwendet. Daher lohnt an dieser Stelle eine orientierende Erläuterung der Bedeutungskerne dieser Begriffe.

Der Begriff der Fahrkompetenz setzt sich aus zwei Komponenten zusammen: Einerseits aus einer erworbenen Befähigung und andererseits aus körperlichen, geistigen und verhaltensbezogenen Eigenschaften im Sinne von Leistungsvoraussetzungen, die den Befähigungserwerb erst ermöglichen.

Im Englischen unterscheidet man zwischen **Competences** (Plural) und **Competencies** (ebenfalls Plural). Der Begriff **Competences** ist enger gefasst und hat eine überwiegend technisch fokussierte Bedeutung; er bezieht sich auf die Kombination von Wissen, Fähigkeiten und Fertigkeiten, die eine Person befähigt, ganz spezifische Aufgaben oder Berufsrollen anforderungsgerecht erfolgreich auszuführen – Fahrkompetenz im eigentlichen Sinn. **Competencies** sind weiter gefasst und umfassen grundlegende Fähigkeiten, Fertigkeiten und Verhaltensweisen, die benötigt werden, um in verschiedenen Rollen wirksam zu handeln. Es sind im Großen und Ganzen so etwas wie übergeordnete Schlüsselqualifikationen, die zur Bewältigung von Aufgaben in unterschiedlichen Lebensrollen nützlich und wichtig sind. **Competencies** können daher als fahreignungsrelevante Leistungsvoraussetzungen oder grundlegende personenbezogene personelle Ressourcen (also die menschlichen Fähigkeiten und Eigenschaften, die für diese Aufgabe erforderlich sind) verstanden werden. Diese feine Unterscheidung zwischen Competences und Competencies gibt es im Deutschen nicht.

Wenn im Buchtext von **Fahrkompetenz** die Rede ist, wird dieser Begriff im Sinne von Competences verwendet. **Fahreignung** oder der veraltete Begriff der Fahrtauglichkeit ist als Bewertung vorhandener Competencies zu verstehen, die frei von personenbedingtem Gefährdungspotenzial („innere Bedingungen") ein sicheres Führen von Kraftfahrzeugen gewährleisten. Competencies haben zu jedem Zeitpunkt und in allen Situationen stabilisierenden Einfluss auf das Verhalten, also stets und ständig. **Fahrtüchtigkeit** meint dagegen die aktuelle Fahrsicherheit in einem konkreten Fahrkontext.

Hinweis auf gendergerechte Sprache

Aus Gründen der besseren Lesbarkeit wird in diesem Werk bei personenbezogenen Bezeichnungen auch das generische Maskulinum verwendet, das im Sinne der Gleichbehandlung grundsätzlich alle Geschlechter und Geschlechtsidentitäten miteinschließt. Diese Sprachform hat redaktionelle Gründe und beinhaltet keine Wertung.

Teil I

Sicherung von Selbständigkeit und Teilhabe – Fragen der Mobilität in einer Gesellschaft des langen Lebens

Kapitel 1 Eine Einführung

Stefan Arend

> *„Der Erhalt einer sicheren individuellen Mobilität auch im Alter ist eine gesellschaftliche Verpflichtung, die weiterer Anstrengungen in den Bereichen Infrastruktur, Technik und insbesondere beim Menschen selbst bedarf."*
>
> DEKRA Verkehrssicherheitsreport 2021

Eine 82-jährige Autofahrerin raste am 15. Februar 2023 mit ihrem Wagen in das in der bayerischen Landeshauptstadt München so bekannte wie beliebte Olympia-Einkaufszentrum (OEZ). Beim Ticketziehen am Parkplatz verwechselte sie offenbar das Gas- mit dem Bremspedal ihres schicken neuen Fahrzeugs und fuhr deshalb unabsichtlich in einen Nebeneingang der großzügigen Ladenpassage. Erst nach 30 Metern kam das Auto vor einer Rolltreppe zum Stehen. Zum Glück verletzte sich die Dame nur leicht, und auch ansonsten kam niemand zu Schaden – sieht man ab von Sachbeschädigung in einem laut Polizeibericht „sechsstelligen Bereich".[1]

Am 18. Januar 2024 übersah ein 83-Jähriger im Münchner Vorort Gräfelfing beim Zurücksetzen seines Autos eine 85 Jahre alte Dame und fuhr sie an; sie stürzte und verletzte sich schwer. Wenig später, am selben Tag, im selben Ort, übersah eine 87-Jährige eine Verkehrsinsel und richtete laut Polizeibericht mit ihrem Pkw „Flurschaden" an.[2]

Und Anfang Februar 2024 machte ein 89-Jähriger auf der Autobahn A 95 am Steuer seines Autos „ein Nickerchen" und krachte dabei in einen vor ihm fahrenden Pkw. Er wachte dadurch auf, stoppte kurz und fuhr auf der Autobahn ein Stück zurück, um sicherzustellen, „dass niemand bei dem Unfall verletzt wurde". Bei diesem in vielerlei Hinsicht waghalsigen Manöver touchierte er das Auto „eines Ersthelfers" und beschädigte auch dieses Fahrzeug.[3]

Solche und ganz ähnliche Meldungen begegnen auch einem flüchtigen Leser immer wieder beim Durchblättern der Tageszeitung. Wenn

1 www.abendzeitung-muenchen.de/muenchen/stadtviertel/gas-und-bremse-verwechselt-seniorin-kracht-mit-ihrem-e-auto-ins-oez-art-879850 (abgerufen am 13.5.2024).

2 „Zwei Unfälle mit drei Hochbetagten". In: Süddeutsche Zeitung (SZ) vom 19.1.2024. www.sueddeutsche.de/muenchen/landkreismuenchen/graefelfing-verkehrsunfall-fussgaengerin-renter-verkehrsinsel-1.6335724 (abgerufen am 13.5.2024).

3 Süddeutsche Zeitung (SZ) vom 4.2.2024 unter www.sueddeutsche.de/muenchen/wolfratshausen/schaeftlarn-autobahn-a-95-unfall-1.6343640 (abgerufen am 13.5.2024).

man mit den Suchbegriffen „Alter, Senioren, Hochbetagte, Unfall, Pkw, Auto" eine umfassende Recherche in den deutschen Medien durchführen würde, kämen wohl aus allen Landesteilen ähnliche Ereignisse zuhauf zutage. Natürlich wird das mediale Interesse grundsätzlich von ungewöhnlichen oder spektakulären Unfällen im Straßenverkehr geweckt; sind alte Menschen beteiligt, erscheint es allerdings besonders groß.

Und neben der Befriedigung der allgemeinen Neugier und dem Erstaunen, was alles auf den Straßen passiert, gibt es als ein unmittelbares Echo auf diese Ereignisse eine Diskussion (z. B. in den Leserbriefen) über die Fahrtauglichkeit von älteren und hochbetagten Verkehrsteilnehmern. Es ist schon fast so etwas wie ein Ritual: Wann immer eine Seniorin oder ein Senior in einen Unfall verwickelt ist, mischen sich Vorurteile, Mythen, Vermutungen und die Behauptung von „Fakten", bekannt durchs Hörensagen, munter durcheinander. Und die Spannbreite der Meinungen und Feststellungen reicht von den „erfahrenen, besonnenen und umsichtigen fahrenden und agierenden Seniorinnen und Senioren" auf der einen Seite bis zu den die „Sicherheit gefährdenden, den heutigen Verhältnissen nicht mehr gewachsenen Tattergreisen", denen am besten sofort der Führerschein zu entziehen sei, auf der anderen Seite.

In steter Regelmäßigkeit tauchen dann auch die Forderungen nach verbindlichen Tests zur Fahrtauglichkeit von Seniorinnen und Senioren auf, die dann in ebenso eingeübter Weise – z. B. durch einen großen Automobilclub (ADAC) – zurückgewiesen werden.[4]

Ein beredtes Beispiel über diesen (nicht nur medialen) Konflikt sind die Reaktionen auf den Artikel „Bis es kracht" von Julia Schriever, der in der Süddeutschen Zeitung in der Wochenendausgabe vom 10./11. Dezember 2022[5] erschien. In diesem umfangreichen Bericht kommt ein Fahrlehrer zu Wort, der sogenannte Fahrtrainings für Senioren anbietet. Er sei immer froh, „wenn er heil aus dem Auto steigt", wird er unter anderem in diesem Bericht zitiert. Und dann werden vor der Leserschaft seine skurrilsten Erlebnisse ausgebreitet: von den Seniorinnen und Senioren, die freihändig fahren, in der 30er-Zone auf 50 km/h beschleunigen, beim Abbiegen auf dem Gehweg landen und von denen, die ein Verkehrsschild, einen Zebrastreifen, vor allem aber Radfahrer, einen Fußgänger und andere Autofahrer schlichtweg übersehen. Ein paar Mal sei er, der Fahrlehrer, schon vorzeitig, vor dem offiziellen Ende eines Trainings, aus dem Auto einer seiner senilen Testpersonen gestiegen und einfach zu

4 Vgl. www.adac.de/verkehr/verkehrssicherheit/aeltere-autofahrer/senioren (abgerufen am 13.5.2024).

5 www.sueddeutsche.de/projekte/artikel/gesellschaft/senioren-rentner-auto-verkehr-fahrschultrainings-fuer-senioren-fahrschule-e964590/?reduced=true (abgerufen am 13.5.2024).

Fuß zurück zur Fahrschule gelaufen. Zur eigenen Sicherheit, versteht sich!

Die Reaktionen auf diesen Bericht (veröffentlicht allesamt am 24. Januar 2023[6]) waren – auch gemessen an ihrer Polarität – heftig. So schrieb ein älteres Ehepaar aus Bayern:

> *„Wir gehören zur Generation, die vor 50 Jahren nachts mit dem altersschwachen VW Käfer mit Kind und Kegel nach Süden gefahren ist, um am nächsten Morgen am Gardasee oder am Strand von Rimini zu sein. Wir haben hunderttausende Kilometer zurückgelegt ohne Unfall. Heute zahlen wir die Kosten für die Unfallschäden der jüngeren Verkehrsteilnehmer mit der kräftig gestiegenen Kfz-Versicherung mit. Einige von ihnen sind schnell dabei, noch bei Rot über die Kreuzung zu fahren. Der Artikel ist widerlich."*

Demgegenüber berichtete eine Dame aus Nürnberg:

> *„Ich bin 58 Jahre alt und seit einem halben Jahr Witwe. Mein Mann wurde am 1. Mai 2022 von einer 81-jährigen Rentnerin getötet. Die Dame nahm ihm die Vorfahrt an einer gut einsehbaren Kreuzung auf einer wenig befahrenen Landstraße, auf der er gemütlich mit seiner Harley Davidson unterwegs war, bei Sonnenschein und trockener Straße. Er hatte keine Chance. Mein Mann hinterlässt zwei Kinder in Ausbildung beziehungsweise Studium und mich."*

Die tiefen Gräben, die in den Leserbriefen zum Ausdruck kommen, sind wohl – wenn überhaupt – nur mit größten Anstrengungen zu überwinden. Im zitierten Artikel über den Fahrlehrer, der Training für Senioren anbietet, wurde selbstredend auch darauf hingewiesen, dass es in „fast allen europäischen Ländern" Regelungen gibt, die prüfen, ob Autofahrer im Alter noch sicher unterwegs sind.

So müssten in Großbritannien Fahrer ab einem Alter von 70 Jahren alle drei Jahre zum Gesundheitscheck, in der Schweiz die über 75-Jährigen alle zwei Jahre zur verkehrsmedizinischen Kontrolle. „In Deutschland, der großen Autonation, darf man so lange fahren, wie man will."

Die Botschaft des Artikels ist damit – wenn auch sprachlich subtil gestaltet – klar: Dieser „deutsche Sonderweg" muss weg; zumindest aber auf den Prüfstand gestellt werden. Und natürlich steht die Frage im Raum, ob der deutsche Gesetzgeber auf seiner bisherigen Haltung beharren kann, oder ob (und wann) Europa dem einen Riegel vorschiebt?

6 Süddeutsche Zeitung (SZ) vom 24.1.2023, S. 24.

In der Tat gewann das Thema in den vergangenen Jahren große Brisanz, als Planungen des Europäischen Parlaments zu europaweit verbindlichen Checks für ältere Autofahrer bekannt wurden. Der Entwurf der Vorsitzenden des Verkehrsausschusses des Europäischen Parlaments, Karima Delli, Abgeordnete der französischen Grünen, sah vor, dass der Führerschein ab einem Alter von 60 Jahren nur noch sieben Jahre gültig sein sollte, ab 70 nur noch fünf und ab 80 noch zwei. Um ihn zu verlängern, hätten die Seniorinnen und Senioren eine medizinische und psychologische Untersuchung zu machen. Der Hintergrund war klar: Die Europäische Union hat es sich zum Ziel gesetzt, die Zahl der Verkehrstoten bis 2050 auf null zu senken. Dazu soll(te) es auch eine große, eine europäische Führerscheinreform geben.

Diese Überlegungen kamen bei den einschlägigen deutschen Fachverbänden, bei vielen politischen Parteien, dem zuständigen Bundesverkehrsministerium, vor allem aber bei den deutschen Seniorinnen und Senioren gar nicht gut an.

Die Bundesarbeitsgemeinschaft der Seniorenorganisationen in Deutschland (BAGSO)[7] hatte in einer Stellungnahme vom 12. Januar 2024 noch einmal ihre strikte Ablehnung einer „pauschalen Überprüfung der Fahrtauglichkeit aufgrund des kalendarischen Lebensalters" zum Ausdruck gebracht und solche Tests als diskriminierend bezeichnet. In ihrer Stellungnahme zur geplanten EU-Führerscheinrichtlinie plädierte die BAGSO, in der rund 120 Vereine und Verbände der Zivilgesellschaft zusammengeschlossen sind, die von älteren Menschen getragen werden oder die sich für die Belange Älterer engagieren, an der bisherigen Praxis festzuhalten, „anstatt alle älteren Menschen ab einem bestimmten Alter unter Generalverdacht" zu stellen. Zielführender sei es, unabhängig vom Lebensalter risikobasiert Fahr- und Eignungstests anzuordnen, z. B. bei einer einschränkenden Krankheit, häufigen Unfällen oder alkoholisiertem Fahren.[8]

Zusammenfassend gab die BAGSO öffentlich zu Protokoll:

> *„Grundsätzlich sollten alle Überlegungen zur Erhöhung der Verkehrssicherheit älterer Menschen darauf abzielen, sie zu befähigen und ihre Mobilität zu fördern, anstatt sie einzuschränken und auszugrenzen. Ziel muss sein, die sichere Verkehrsteilnahme bis ins hohe Alter aufrecht zu erhalten, zu verbessern bzw. wiederherzustellen, indem die individuellen Potenziale Älterer ausgeschöpft werden."*

7 www.bagso.de/die-bagso/ueber-uns (abgerufen am 9.5.2024).

8 Vgl. hierzu und zum folgenden Zitat unter www.bagso.de/publikationen/stellungnahme/fahrtauglichkeit-erhalten-kompetenzen-erweitern (abgerufen am 9.5.2024).

Ganz ähnlich argumentierte der ADAC, der in einem „Standpunkt" ausführte:

> *„Entscheidend für eine unfallfreie Teilnahme am Straßenverkehr ist nicht das Lebensalter, sondern neben dem Gesundheitszustand des Fahrenden auch Fahrerfahrung. Die Gruppe der älteren Fahrenden zeichnet sich in der Regel durch einen situationsangepassten Fahrstil sowie vorausschauendes Fahren aus und meidet riskante Manöver."*[9]

Bisher entwickelte Testverfahren würden darauf nicht ausreichend abzielen, was dazu führen könne, dass geeignete Fahrende irrtümlich als ungeeignet eingestuft werden.

Der ADAC empfiehlt vielmehr allen Autofahrenden, sich freiwillig regelmäßig ärztlich untersuchen zu lassen. Dies gelte vor allem für das Sehvermögen, das naturgemäß mit zunehmendem Alter nachlässt. Forschungsergebnisse zeigen, so der ADAC, dass Fahrtrainings helfen können, die Fahrkompetenz unabhängig vom Alter zu steigern. Und die modernen Fahrerassistenzsysteme könnten dazu beitragen, motorische Defizite auszugleichen. Soweit die Positionen des ADAC.

Auch der Verkehrsgerichtstag in Goslar hatte sich bereits 2017 intensiv mit dem Thema „Senioren im Straßenverkehr" in einem eigenen Arbeitskreis beschäftigt und als Ergebnis festgehalten:

> *„Es gibt Hinweise darauf, dass ältere Menschen als Kraftfahrer ein zunehmendes Risiko für die Sicherheit im Straßenverkehr darstellen. Politik und Forschung sind aufgefordert, zeitnah die notwendige Datengrundlage hinsichtlich der Risikoabschätzung zu schaffen.*
>
> *Für die Einführung genereller, obligatorischer und periodischer Fahreignungsüberprüfungen gibt es derzeit keine Grundlage.*
>
> *Instrumente zur besseren Einschätzung der eigenen Fahrkompetenz sind zu entwickeln und wissenschaftlich zu evaluieren. Vorgeschlagen wird eine qualifizierte Rückmeldefahrt, deren Ergebnis ausschließlich dem Betroffenen mitgeteilt wird. Falls sich herausstellt, dass solche Instrumente auf freiwilliger Basis nur unzureichend in Anspruch genommen werden, ist die Teilnahme obligatorisch zu machen."*[10]

---

9 www.adac.de/-/media/pdf/vek/fachinformationen/verkehrssicherheit/aeltere-fahrende-adac-sp.pdf (abgerufen am 17.5.2024).

10 55. Deutscher Verkehrsgerichtstag 25. bis 27.1.2017 in Goslar: Empfehlung Arbeitskreis III Senioren im Straßenverkehr unter www.deutscher-verkehrsgerichtstag.de/media/Editoren/Empfehlungen/2017_empfehlungen_55_vgt.pdf (abgerufen am 13.5.2024).

Die in der besagten Führerscheinreform enthaltenen Vorschläge zu den obligatorischen Gesundheitschecks hat das Europäische Parlament bekanntlich dann im März 2024 abgelehnt und verworfen. Der damalige deutsche Minister für Digitales und Verkehr Volker Wissing begrüßte diese Entscheidung ausdrücklich. Es soll nun die Entscheidung der Mitgliedsstaaten sein, ob sie verpflichtende regelmäßige Gesundheitsuntersuchungen von Autofahrern einführen wollen. Dazu sagte Minister Wissing:

> *„Wir können die Eigenverantwortung der Menschen nicht durch staatliche Vorschriften ersetzen."*[11]

Der deutsche Gesetzgeber ist auch nach der EU-Gesetzesreform von Ende Oktober 2025[12] zur Fahrerlaubnis aufgefordert zu entscheiden, ob und wie er mit dem Thema „Ältere Autofahrer" umgehen will. Wird es – und wenn ja, welche – medizinische Checks oder Untersuchungen geben? Ab welchem Alter? Oder verkürzte Gültigkeitsdauern der Fahrerlaubnis für Fahrerinnen und Fahrer ab 65 Jahren?

Fragen, die mit Blick auf die offiziellen Unfallstatistiken durchaus berechtigt sind. Denn die Zahlen, die das Statistische Bundesamt (Destatis) liefert, zeigen: Sind ältere Autofahrerinnen oder -fahrer in einen Unfall mit Personenschaden verwickelt, so tragen sie häufiger die Hauptschuld daran als jüngere.

Im Jahr 2022 waren die mindestens 65-Jährigen in mehr als zwei Dritteln der Fälle (68,7 %) die Hauptverursachenden. Bei den mindestens 75-Jährigen wurde sogar gut drei von vier unfallbeteiligten Autofahrerinnen und -fahrern, so Destatis, die Hauptschuld am Unfall zugewiesen (76,6 %). Das ist mit Abstand der höchste Wert aller Altersgruppen. Zum Vergleich: Bei den unter 65-jährigen Autofahrerinnen und -fahrern waren 55,2 % Hauptverursachende. Aber, und auch das gehört zu den Wahrheiten, die man wissen muss: Saßen Heranwachsende, also junge Erwachsene im Alter von 18 bis 20 Jahren, am Steuer eines Pkw, waren sie in 70,8 % der Fälle für den Unfall hauptverantwortlich.[13]

Der offizielle Destatis-Bericht über „Unfälle von Seniorinnen und Senioren im Straßenverkehr" stellte fest, dass

> *„Pkw-Fahrerinnen und Pkw-Fahrern im Seniorenalter […] häufiger als den unter 65-Jährigen vorgeworfen [wurden], die Vorfahrt*

11 www.deutschlandfunk.de/wissing-warnt-vor-zwangsuntersuchungen-fuer-aeltere-autofahrer-108.html (abgerufen am 5.5.2026).

12 www.europarl.europa.eu/news/de/press-room/20251016IPR30947/mehr-verkehrssicherheit-durch-modernisierte-eu-fahrvorschriften (abgerufen am 1.12.2025).

13 Pressemitteilung Destatis Nr. N064 vom 4.12.2023.

> *bzw. den Vorrang anderer Fahrzeuge missachtet zu haben [...] es folgten Abbiegen, Wenden, Rückwärtsfahren, Ein- und Anfahren [...] Insgesamt wurden den 39.309 an Unfällen mit Personenschaden beteiligten Pkw-Fahrerinnen und Pkw-Fahrern, die mindestens 65 Jahre alt waren, 31.003 Fehlverhalten zur Last gelegt.“*[14]

Man muss kein großer Prophet sein, um vorauszusagen, dass die Diskussionen und Auseinandersetzungen um einen, und gleichzeitig den „richtigen“ und akzeptablen, Fahreignungstest für Seniorinnen und Senioren zu intensiven und heftigen Verwerfungen führen werden; emotional besonders aufgeladen, weil in unserer Gesellschaft immer mehr Menschen ein „gesegnetes Alter“ erreichen dürfen und sich nicht nur einige wenige solchen Checks zu stellen hätten, sondern gleich Millionen, die dann ihre Fähigkeiten und Fertigkeiten unter Beweis stellen müssten.

Vielschichtige Dilemmata tun sich auf: Denn es stellen sich damit einhergehend auch die Fragen, wie man eine alternde Gesellschaft „mobil halten“ will und welches Bild vom und welche Einstellung wir grundsätzlich zum Alter haben: defizitorientiert, mit dem Blick auf das, was im Alter vielleicht nicht mehr so gut gelingen will? Oder schauen wir auf die Kompetenzen, die Erfahrungen und Fertigkeiten, die Ältere und Alte selbstredend (noch) besitzen oder die sich in den langen Lebensjahren sogar erst ausprägen konnten und sich nun entfalten?

Auch der Fahrlehrer, der Fahrtrainings für Senioren anbietet, gab im zitierten Artikel zu Protokoll, dass jede seiner Seniorenfahrten anders verläuft. Da sei die 92-Jährige gewesen, zu der er hinterher mit großer Anerkennung „Chapeau“ sagte, aber auch der Senior, der mit seinem Auto losfuhr, aber beim besten Willen nicht mehr den Rückweg nach Hause fand.

So unterschiedlich kann eben das Alter(n) sein. Erwartungen und Vorurteile treffen nicht zwangsläufig zu. Aber schon in der Antike, vor über 2 000 Jahren, wusste man darum. Marcus Tullius Cicero beschreibt in seinem berühmten Text „Über das Alter (de senectute)“, wie individuell verschieden uns Alter begegnet und dass nur

> *„Dummköpfe [...] ihre eigenen Fehler und ihr eigenes Verschulden dem Alter an[lasten]!“*[15]

Man sieht, das Thema Mobilität im Alter ist ein sehr vielschichtiges und fest eingebettet in die existenziellen Fragestellungen und Herausforderungen einer Gesellschaft, die immer älter wird.

14 Verkehrsunfälle Senioren (2023), S. 11.

15 „sua enim vitia insipientes et suam culpam in senectutem conferunt“. Marcus Tullius Cicero: Cato maior de senecute, 5.14.

Umso erstaunlicher ist es, dass sich die (deutsche) Gerontologie, verstanden auch nachfolgend als die Wissenschaft, die sich mit den verschiedenen Phänomenen des Alter(n)s befasst,[16] offenbar nur wenig und eher am Rande den Fragen der Mobilität und des Mobilitätserhalts älterer, hochbetagter Personen widmet. Das zeigt eine leicht durchzuführende Internetrecherche in den einschlägigen gerontologischen Fachmedien.

Vielmehr wird das Thema von der (Verkehrs-)Medizin, (Verkehrs-)Psychologie und auch von den Fahrlehrerverbänden beherrscht. Da ist es durchaus in guten, fachlich versierten Händen, aber wünschenswert wäre, um das schon an dieser Stelle vorwegzunehmen, eine stärkere Beteiligung der Gerontologie in Deutschland bei den weiteren Diskussionen und fachlichen Auseinandersetzungen auch zum Thema Mobilität.

Dabei kann unsere Nachbarin Schweiz als Vorbild dienen. Hier mischen die Schweizer Gerontologen bei den Diskussionen um Fahreignung, Fahrfähigkeit, Fahrkompetenz und Fahrerlaubnis der eidgenössischen Seniorinnen und Senioren mit und bereichern so die inhaltlichen Auseinandersetzungen. So war im September 2023 die 4. Nationale Fachtagung Gerontologie in der Schweiz unter das Thema „En route – Interprofessionelle Ansätze für Mobilität im Alter“[17] gestellt. Dabei wurde auch noch einmal unterstrichen, dass die geistige, körperliche und soziale Mobilität im hohen Maße die Lebensqualität bestimmen und Teilhabe und Partizipation auch im hohen Alter sichern kann. Mobilität hilft demnach entscheidend, die Grundbedürfnisse z. B. auch nach sozialen Beziehungen und kulturellem Leben zu befriedigen.

Wir sehen: Mobilität ist viel mehr, als die banale Annahme und Frage, wie alte Menschen (auch künftig) von Punkt A zum Punkt B kommen (sollen).

Doch der Reihe nach. Zunächst die wichtigsten Zahlen zum Thema.

16 In Anlehnung an die Definition von Baltes, zitiert nach Deutsche Gesellschaft für Gerontologie und Geriatrie: „Gerontologie beschäftigt sich mit der Beschreibung, Erklärung und Modifikation von körperlichen, psychischen, sozialen, historischen und kulturellen Aspekten des Alterns und des Alters, einschließlich der Analyse von alternsrelevanten und alternskonstituierenden Umwelten und sozialen Institutionen“ unter www.dggg-online.de (abgerufen am 13.5.2024).

17 www.gerontologie.ch/fachtagung-2023 sowie www.sages.ch/agenda/4-nationale-fachtagung-gerontologie-ch-schmerzen-im-alter-ein-unliebsamer-begleiter-neuste-interprofessionelle-ansaetze (abgerufen am 17.5.2024).

Kapitel 2 Daten, Zahlen, Fakten – Demografie und demografischer Wandel[1] in Deutschland

Stefan Arend

Die gute Nachricht: Immer mehr Menschen haben heute in Deutschland wie in allen westlichen Industrienationen die Perspektive für ein im Vergleich zu früheren Zeiten langes Leben. Denn die Lebenserwartung ist in den vergangenen 150 Jahren beträchtlich gestiegen. Vor allem die Verringerung der Säuglings- und Kindersterblichkeit, bessere Hygiene, gute Ernährung und der medizinische Fortschritt spielen dabei eine entscheidende Rolle. Im Deutschen Reich betrug die durchschnittliche Lebenserwartung im Zeitraum 1871/1881 für neugeborene Buben 35,6 Jahre und für neugeborene Mädchen 38,5 Jahre. Aber schon Zehnjährige, die das Säuglings- und Kleinkindalter mit besonders hohen Sterberisiken hinter sich ließen, hatten eine weitere Lebenserwartung von 46,5 Jahren (Buben) beziehungsweise 48,2 Jahren (Mädchen). Heute (nach den Ergebnissen der Sterbetafel 2021/2023) beträgt die durchschnittliche Lebenserwartung in Deutschland bei Geburt für Frauen 83 Jahre und für Männer 78,2 Jahre.[2]

Aber auch die sogenannte fernere Lebenserwartung in höheren Altersjahren ist stark gestiegen. So hatten beispielsweise 65-jährige Männer 1871/1881 im Durchschnitt noch 9,6 Jahre zu leben, Frauen 10 Jahre. Nach den aktuellen Sterbetafeln betrugen diese Werte für 65-jährige Männer 17,5 Jahre und für gleichaltrige Frauen 20,8 Jahre.[3] Vor allem „Gesundheitsschäden aus dem Zweiten Weltkrieg“ [sic!], so weiß man, haben bei Männern zwischen den Sterbetafeln 1949/1951 und 1970/1972 für einen Rückgang der ferneren Lebenserwartung im Alter von 65 Jahren

1 Unter Demografie wird hier und nachfolgend, unter Verwendung der Definition des Max-Planck-Instituts für demografische Forschung, die „Wissenschaft der Population“ verstanden. Demografie beschäftigt sich demnach mit der Struktur und den Veränderungen einer Gesellschaft bzw. einer Population, unter anderem aufgrund Geburtenverhalten, Migration und Alterung. www.demogr.mpg.de/de/ueber_uns_6113/was_ist_demografie_6674 (abgerufen am 13.5.2024).

2 www.destatis.de/DE/Themen/Querschnitt/Demografischer-Wandel/Aspekte/demografie-lebenserwartung.html (abgerufen am 7.2.2025) sowie Statistisches Bundesamt, Pressemitteilung Nr. 293 vom 25.7.2023 unter www.destatis.de/DE/Presse/Pressemitteilungen/2023/07/PD23_293_12621.html (abgerufen am 13.5.2024). Hinzuweisen ist darauf, dass sich die Lebenserwartung in Deutschland während der Corona-Pandemie verringert hatte.

3 www.destatis.de/DE/Themen/Querschnitt/Demografischer-Wandel/Aspekte/demografie-lebenserwartung.html (abgerufen am 7.2.2025).

gesorgt. Auch die Lebenserwartung der Frauen im Alter von 65 Jahren ist nach den amtlichen statistischen Zahlen vor 1970 teilweise rückläufig gewesen. Ab der Sterbetafel 1970/1972 stieg die fernere Lebenserwartung im Alter von 65 Jahren jedoch.[4]

Von den Frauen, die 2019 starben, war immerhin fast ein Drittel 90 Jahre oder älter. Mindestens 100 Jahre alt waren rund 4 300 der gestorbenen Frauen und etwa 710 verstorbene Männer.[5]

Apropos: Im Jahr 2022 (genauer: zum Zensus-Stichtag 15. Mai 2022) lebten hierzulande gut 16 800 Menschen, die mindestens 100 Jahre alt waren. Das entspricht, laut Destatis, einem Zuwachs von 25 % gegenüber rund 13 400 mindestens Hundertjährigen im Jahre 2011.[6]

Sowohl 2022 als auch im Vergleichsjahr 2011 machten Frauen einen Großteil der mindestens Hundertjährigen aus. Der Frauenanteil sank geringfügig von 88 % im Jahr 2011 auf 85 % im Jahr 2022. Der Männeranteil erhöhte sich entsprechend von 13 % im Jahr 2011 auf 15 % im Jahr 2022. Und von allen mindestens Hundertjährigen lebte (noch) über die Hälfte, nämlich 9 800 (59 %), in privaten Haushalten.[7]

Gründe für den hohen Frauenanteil sind unter anderem die höhere Lebenserwartung von Frauen sowie die starken Männerverluste durch den Zweiten Weltkrieg.[8]

Zur Wahrheit gehört aber auch, dass im internationalen Vergleich Deutschland bei der Lebenserwartung keine Spitzenstellung einnimmt: Mehr als 20 Länder weisen derzeit höhere Werte auf. Darunter auch einige räumlich nahe gelegene wie Österreich, die Schweiz oder Frankreich.[9]

Es ist interessant zu wissen, dass die Werte für die Lebenserwartung in mehreren Schritten aus den „altersspezifischen Sterbewahrscheinlichkeiten" berechnet werden. Aus deren Verlauf ist abzulesen, so die Analysen des Statistischen Bundesamts (Destatis), dass das Sterberisiko der Männer über fast alle Altersjahre hinweg größer ist als das der Frauen.

---

4 www.destatis.de/DE/Themen/Gesellschaft-Umwelt/Bevoelkerung/Sterbefaelle-Lebenserwartung/sterbetafel.html (abgerufen am 13.5.2024).

5 Vgl. dazu u. a. www.destatis.de/DE/Service/Statistik-Campus/Datenreport/Downloads/datenreport-2021-kap-1.pdf (abgerufen am 19.5.2026).

6 Mitteilung des Statistischen Bundesamts vom 18.9.2024 unter www.zensus2022.de/DE/Aktuelles/PM_Zensus_2022_Ergebnisveroeffentlichung_Hundertjaehrige.html (abgerufen am 7.2.2025).

7 Ebenda.

8 Zahl der Woche Nr. 28 vom 12.7.2022 unter www.destatis.de/DE/Presse/Pressemitteilungen/Zahl-der-Woche/2022/PD22_28_p002.html (abgerufen am 13.5.2024).

9 www.destatis.de/DE/Themen/Gesellschaft-Umwelt/Bevoelkerung/Sterbefaelle-Lebenserwartung/_inhalt.html (abgerufen am 13.5.2024).

Die Sterbewahrscheinlichkeit von Säuglingen ist, verglichen mit den nachfolgenden Lebensjahren, relativ hoch. Nach dem ersten Lebensjahr, mit zunehmendem Alter, vermindern sich die Sterbewahrscheinlichkeiten dann, wobei das Minimum etwa mit zehn Lebensjahren erreicht wird. „Bis zu diesem Alter sind bereits viele Kinderkrankheiten überstanden und die Bewegungsfreiheit der Kinder – mit den damit verbundenen Gefahren – ist noch begrenzt", so Destatis.

Nach den Erkenntnissen der Statistiker steigt dann das Sterberisiko etwa bis zum Alter von 20 Jahren stärker an und erreicht um dieses Alter herum sein vorläufiges Maximum: „Der markante Anstieg des Sterberisikos beim Übergang ins Erwachsenenalter ist höchstwahrscheinlich zurückzuführen auf die erhöhte Teilnahme der älteren Kinder und auch schon motorisierten Jugendlichen beziehungsweise jungen Erwachsenen am Straßenverkehr." Die Verlaufsform der altersspezifischen Sterbewahrscheinlichkeiten werde manchmal auch entsprechend als „Unfallhügel" bezeichnet.

Bei den Männern sei dieser meist etwas deutlicher ausgeprägt als bei den Frauen. Nach Erreichen des vorläufigen Höchstwertes liegen nach den Werten der offiziellen Statistik die geschlechtsspezifischen Sterbewahrscheinlichkeiten dann zunächst gleichsam nahezu auf einem Plateau. Nach dem Alter von 25 Jahren geht das beschriebene Plateau bei beiden Geschlechtern in einen ansteigenden Verlauf über.[10]

Daneben gibt es in Deutschland auch große regionale Unterschiede: Laut der offiziellen Sterbetafel 2020/2022 von Destatis changiert die Lebenserwartung bei Geburt bei uns bis zu 3,9 Jahren bei den Männern und bis zu 2,1 Jahren bei den Frauen. Baden-Württemberg ist hierbei schon seit längerer Zeit das Bundesland mit der höchsten Lebenserwartung bei Geburt: Aktuell liegen die Werte für Männer hier bei 79,7 Jahren und für Frauen bei 84,1 Jahren. Die niedrigste Lebenserwartung bei Geburt haben nach den Ergebnissen der Sterbetafel 2020/2022 mit 75,8 Jahren Männer in Sachsen-Anhalt und mit 82,1 Jahren Frauen im Saarland.

Auch die Thematik, dass für Menschen in sozioökonomisch benachteiligten Verhältnissen – international, in Deutschland und auch für verschiedene Todesursachen – ein früherer Tod festgestellt werden kann, was zu einem erheblichen Unterschied in der Lebenserwartung zwischen sozioökonomischen Gruppen führt, soll nicht unerwähnt bleiben.[11]

10 Vgl. zu diesen und den folgenden Zahlen unter www.destatis.de/DE/Themen/Gesellschaft-Umwelt/Bevoelkerung/Sterbefaelle-Lebenserwartung/sterbetafel.html (abgerufen am 13.5.2024).

11 Siehe Tetzlaff (2024).

Es konnte festgestellt werden, dass Einkommen, Wohnort, Bildung und damit oft verbunden der Lebensstil unmittelbaren Einfluss auf die Gesundheit und damit auch auf die Lebenserwartung nehmen. Reich vs. arm spiegelt sich – überspitzt formuliert – auch darin wider, wie viele gesunde Jahre einem Menschen geschenkt sind.

Bei aller notwendigen differenzierten Betrachtung bestätigt sich grundsätzlich, dass die Menschen bei uns mit einer deutlich längeren Lebensspanne rechnen dürfen als im Vergleich zu früheren Epochen; immer mehr erreichen sogar ein (fast) dreistelliges Lebensalter. Dabei ist dies nicht nur eine bloße Verlängerung des „Lebensabschnitts Alter" oder eine Vermehrung der Jahre mit Einschränkungen oder Hinfälligkeit. Viele Hochbetagte fühlen sich „gesund"[12] und sind mit ihren Lebensumständen durchaus „(sehr) zufrieden". Der Generali Altersreport 2017 kommt zu dem Ergebnis, dass die große Mehrheit der 65- bis 85-Jährigen in Deutschland zufrieden auf das eigene Leben blickt. Dies hänge ganz wesentlich mit der guten materiellen wie gesundheitlichen Situation der Seniorinnen und Senioren zusammen.[13]

Die weniger gute Nachricht zur deutschen Demografie ist, dass die Menschen zwar immer älter werden, aber gleichzeitig auch immer weniger Menschen hierzulande auf die Welt kommen:

Wir wissen, dass die Jahre nach dem Zweiten Weltkrieg in Deutschland durch hohe Geburtenzahlen geprägt waren, dann nahm die Zahl der Kinder ab Mitte, Ende der 1960er-Jahre deutlich, ja fast schon dramatisch ab. Die Zahl der lebend geborenen Kinder ging vom Höchststand im Jahr 1964 (1,36 Mio.) bis auf 782 000 im Jahr 1975 zurück. Danach gab es von 1976 bis 1990 einen Anstieg der jährlichen Geburtenzahlen von 798 000 auf bis 906 000. Seit 1997 (812 000 Geburten) beobachtete Destatis wieder einen kontinuierlichen Geburtenrückgang. Im Jahr 2005 wurden erstmals unter 700 000 Kinder geboren, und im Jahr 2011 wurde mit 663 000 Neugeborenen die niedrigste Geburtenzahl seit 1946 registriert.

Der Geburtenrückgang bewirkte, dass bereits seit 1972 jedes Jahr weniger Kinder geboren wurden als Menschen starben. Im Jahr 2019 beispielsweise war die Anzahl der Geborenen um 161 000 kleiner als die Zahl der Sterbefälle.[14]

Diese beiden parallel verlaufenden Entwicklungen, dass zum einen eben immer mehr Menschen mit einem hohen Alter und einer längeren Lebensspanne rechnen können und zum anderen seit Jahrzehnten ein

---

12 Vgl. dazu besonders Gartner et al. (2023) und die Generali Altersstudien 2013 und 2017.

13 Generali Altersstudie (2017).

14 www.destatis.de/DE/Service/Statistik-Campus/Datenreport/Downloads/datenreport-2021-kap-1.pdf (abgerufen am 19.5.2026).

deutlicher Rückgang der Geburten zu beobachten ist, haben natürlich einen großen Einfluss auf die deutsche Bevölkerungsstruktur. Die Älteren gewinnen bei uns allmählich die Majorität, entgegen einer „natürlichen" Altersverteilung, bei der es stets mehr Junge als Alte gibt. Für Deutschland gilt daher, dass ohne den millionenfachen Zuzug (vor allem von jüngeren Menschen) von außen, also ohne Migration, die deutsche Bevölkerung zum einen schon lange schrumpfen würde und zudem noch älter wäre, als sie es jetzt schon ist.

Zur Einordnung dieser tiefgreifenden gesellschaftlichen Veränderungen ist der Blick auf die Zahlen von Destatis zur Bevölkerungsentwicklung in Deutschland wichtig, die am 2. Dezember 2022 im Zuge der 15. Bevölkerungsvorausberechnung[15] vorgelegt wurden:

Demnach wird bis Mitte der 2030er-Jahre in Deutschland die Zahl der Menschen im sogenannten „Rentenalter" (ab 67 Jahren) um etwa 4 Mio. auf mindestens 20 Mio. steigen. Die Zahl der ab 80-Jährigen wird dagegen noch bis Mitte der 2030er Jahre relativ stabil bleiben und zwischen 5,8 und 6,7 Mio. betragen. Danach allerdings wird die Zahl der Hochaltrigen (und damit voraussichtlich auch der Pflegebedarf) in Deutschland massiv zunehmen.

> *„Ab Mitte der 2030er-Jahre rücken die Babyboomer-Jahrgänge in die Altersgruppe der ab 80-Jährigen auf. In den 2050er- und 2060er-Jahren werden dann zwischen 7 und 10 Millionen hochaltrige Menschen in Deutschland leben",*

hieß es bei der Pressekonferenz zur neuen Bevölkerungsvorausberechnung.

> *„Wir müssen mit diesem Alterungsprozess und den damit verbundenen Herausforderungen für die Gesellschaft umgehen",*

wurde Karsten Lummer, Leiter der Abteilung „Bevölkerung" bei Destatis, zitiert.[16]

15 Weitere Veröffentlichungen zeigen, dass sich abgesehen vom Zuzug von Kriegsflüchtigen aus der Ukraine, was nicht vorherzusehen war, an der Struktur der Werte keine grundsätzlichen Veränderungen einstellen. Siehe dazu unter anderem den Bericht von Leila Al-Serori in der Süddeutschen Zeitung (SZ) Nr. 68 vom 21.3.2024, S. 6 unter www.sueddeutsche.de/projekte/artikel/politik/geburtenrate-deutschland-zukunft-e812161/?reduced=true (abgerufen am 5.5.2026) aber auch www.sueddeutsche.de/politik/geburtenrate-el-mafaalani-demografischer-wandel-babyboomer-fachkraefte-kita-kinder-1.6495061?reduced=true (abgerufen am 13.5.2024).

16 Pressemitteilung des Statistischen Bundesamts Nr. 511 vom 2.12.2022 unter www.destatis.de/DE/Presse/Pressemitteilungen/2022/12/PD22_511_124.html (abgerufen am 7.2.2025).

Die neue Bevölkerungsvorausberechnung, die nun die Werte bis zum Jahre 2070 projizieren kann, zeigt auf, dass der Anteil der Hochaltrigen ab 80 Jahren im Jahre 2021 bei 7 % lag und bis 2050 auf bis zu 12 % zunehmen wird. Sobald auch die Kinder der Babyboomer-Generation und die Jahrgänge, die durch die Zuwanderung zahlenmäßig deutlich verstärkt wurden, dieses Alter erreichen, kann der Anteil auf bis zu 14 % im Jahr 2070 weiter steigen, so die Analysen von Destatis.

Da bereits heute mehr als 55 % aller Pflegebedürftigen mindestens 80 Jahre alt sind, hat diese Entwicklung zur Folge, dass allein der „demografisch bedingte Pflegebedarf" zwischen 2035 und 2050 besonders stark steigen dürfte (siehe dazu auch Abschnitt 3.3).

Mit diesen Veränderungen erhöht sich auch der Altenquotient, also das Verhältnis zwischen Personen im Renten- und im Erwerbsalter. Heute kommen 32 Personen ab 67 Jahren auf 100 im Alter von 20 bis 66 Jahren. Dieser Quotient wird bis etwa 2040 weiter auf 41 bis 46 zunehmen und 2070 zwischen 39 und 56 betragen.[17]

Um dazu noch einprägsame absolute Zahlen zu nennen: Zum 31. Dezember 2023 lebten 2,84 Mio. Menschen in Deutschland, die ein Lebensalter von über 85 Jahren aufwiesen, gut 6 Mio. waren 80 Jahre und älter und knapp 9 Mio. über 75. In absoluten Zahlen (gerundet) stellt sich die Entwicklung der Personenanzahl der über 85-Jährigen folgendermaßen dar:[18]

2018: 2 277 000
2019: 2 386 000
2020: 2 505 000
2021: 2 625 000
2022: 2 699 000
2023: 2 844 000

Diese Zahlen erklären die mittlerweile immer populärer werdende, weil alte Menschen nichtdiskriminierende, narrative Bezeichnung von einer „Gesellschaft des langen Lebens" mit einem Anteil sehr vieler hochbetagter Menschen. Zudem unterstreicht dieser Terminus technicus vor allem auch die positiven Aspekte des demografischen Wandels („Wir haben mehr Jahre zu leben!") und rückt nicht nur die Belastungen und Herausforderungen, die damit einhergehen können, in den Fokus.

17 Pressekonferenz „Bevölkerung im Wandel: Ergebnisse der 15. koordinierten Bevölkerungsvorausberechnung" am 2.12.2022 in Berlin, Statement, Seite 13 unter www.destatis.de/DE/Presse/Pressekonferenzen/2022/bevoelkerungsvorausberechnung/statement-bvb.pdf (abgerufen am 13.5.2024).

18 www-genesis.destatis.de/datenbank/online/statistic/12411/table/12411-0005 (abgerufen am 7.2.2025).

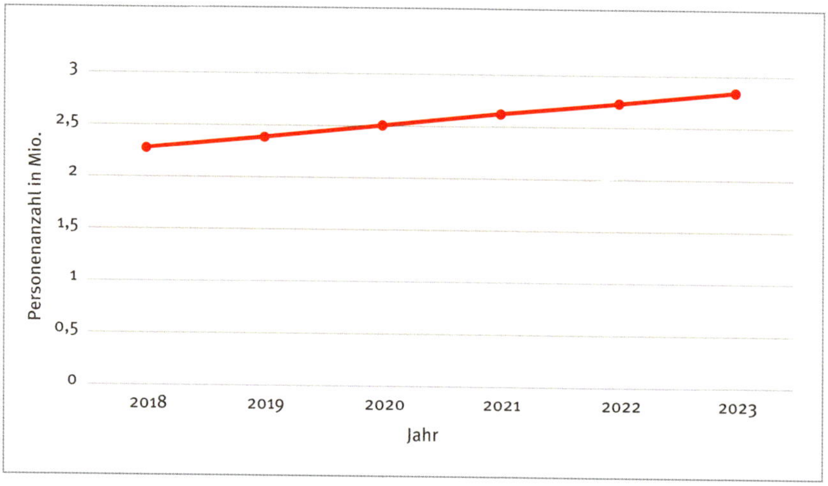

Bild 2.1 Entwicklung der Personenanzahl der über 85-Jährigen in Deutschland 2018–2023 Quelle: eigene Darstellung nach Daten von Destatis

Es gibt (derzeit) keine Anzeichen dafür, dass sich diese Gesellschaftsstrukturen in absehbarer Zeit ändern werden, im Gegenteil: Denn nach neuesten Zahlen des Statistischen Bundesamts (Destatis) von Anfang Mai 2024 wurden im Jahr 2023 in Deutschland nur rund 693 000 Kinder geboren. Die Zahl der Geburten sank damit, so Destatis, auf den „niedrigsten Stand seit 2013 (682 069)", als zuletzt weniger als 700 000 Kinder pro Jahr zur Welt gekommen waren.

Wie das Statistische Bundesamt zudem feststellte, ging die Geburtenzahl 2023 im Vergleich zum Vorjahr (738 819 Geburten) um 6,2 % zurück. Der Rückgang war somit etwas geringer als im Jahr 2022, als im Vorjahresvergleich sogar 7,1 % weniger Babys geboren wurden. In den ostdeutschen Bundesländern sank die Geburtenzahl im Jahr 2023 gegenüber dem Vorjahr allerdings um 9,2 % und damit „deutlich stärker als in Westdeutschland, wo die Zahl der Neugeborenen um 5,9 % zurückging".

Als der jetzige Bundespräsident Frank-Walter Steinmeier noch Chef des Kanzleramts (unter Bundeskanzler Gerhard Schröder) war, schrieb er im Mai 2001, also vor gut einem Vierteljahrhundert, einen sehr wichtigen und vielbeachteten Aufsatz[19] über den demografischen Wandel. Steinmeier formulierte:

> *„Wenn nicht alles täuscht, werden Rückgang und Alterung der Bevölkerung in Zukunft zur wohl wichtigsten gesellschaftlichen*

19 Frank-Walter Steinmeier: Immer älter, immer weniger – Das Bevölkerungsproblem. In: DIE WELT vom 23.5.2001 unter www.welt.de/print-welt/article452827/Immer-aelter-immer-weniger-Das-Bevoelkerungsproblem.html (abgerufen am 13.5.2024).

und politischen Herausforderung werden. […] Die demographische Herausforderung fordert einen in sich konsistenten, alle Politikbereiche umspannenden Handlungsansatz. Statt Schreckszenarien einer vergreisenden, sklerotischen Gesellschaft an die Wand zu malen, müssen die durchaus vorhandenen politischen und gesellschaftlichen Innovationspotenziale mutig erschlossen werden."

Keine Frage, seine Aussagen sind noch heute aktuell und zutreffend. Doch leider fällt die Bilanz der bislang getroffenen Maßnahmen eher bescheiden aus. Insbesondere die Sozialsysteme wurden (noch immer) nicht demografiefest(er) reformiert und wären ohne die regelmäßigen, milliardenschweren Steuerzuschüsse schon längst kollabiert.[20]

Und auch die Gestaltung vieler anderer Lebensbereiche, denn Steinmeier schreibt völlig zutreffend, dass die Begegnung des demografischen Wandels „einen alle Politikbereiche umspannenden Handlungsansatz" fordert, ist noch lange nicht abgeschlossen. Mancherorts hat die notwendige Durchdringung des Themas scheinbar gerade erst begonnen.

Dazu wird die nachfolgende Auseinandersetzung mit dem Thema Mobilität im Alter (leider) viele Beispiele liefern.

---

20 Siehe dazu unter anderem Enste (2024) unter www.zdf.de/nachrichten/politik/deutschland/spd-europawahlkampf-rente-scholz-100.html oder www.bpb.de/kurz-knapp/zahlen-und-fakten/soziale-situation-in-deutschland/61890/sozialbudget (abgerufen am 13.5.2024). Interessant bzgl. der Pflegeversicherung auch www.pkv.de/verband/presse/meldungen/pflegeversicherung-wie-steuermilliarden-den-staatshaushalt-belasten (abgerufen am 13.5.2024). Das Wissenschaftliche Institut der Privaten Krankenversicherungen (WIP) berechnete mögliche Steuerzuschüsse zur Pflegeversicherung, damit die Beitragssätze stabil bleiben können. Im Worstcase wären dies in den Jahren 2025–2030 in Summe bis zu 70,8 Mrd. Euro aus dem Bundeshaushalt.

Kapitel 3 Das Alter(n) – eine Annäherung

Stefan Arend

3.1 Formen des Alter(n)s

„Alt werden will jeder, alt sein niemand" – ein immer wieder zitiertes Bonmot zum Thema Alter. Aber die Frage ist natürlich berechtigt: Ab wann ist man alt? Was macht den Menschen zu einem alten Menschen? Und warum tun wir uns so schwer mit dem eigenen Alter(n)? Welche Strategien entwickelt der Mensch, um dem Alter(n) zu begegnen?

Zunächst also grundsätzlich: Was passiert, wenn ein Mensch altert?

Die WHO liefert dazu in ihrem Weltbericht über Altern und Gesundheit[1] eine sehr hilfreiche Beschreibung, die ohne Zweifel sehr anschaulich die Vielschichtigkeit der Thematik verdeutlicht.

Nach der WHO sind die Veränderungen, die das Altern und das Alter ausmachen und beeinflussen, sehr komplex. Auf der biologischen Ebene geht das Altern mit einer Vielzahl „kumulativer molekularer und zellulärer Schäden" einher. Im Laufe der Zeit führen diese Schäden zu einer allmählichen Minderung der physiologischen Reserven, zu einer höheren Anfälligkeit für zahlreiche Krankheiten und zu einem allgemeinen Nachlassen der sogenannten intrinsischen Kapazität des Individuums. Sie führen letztendlich zum Tod.

Diese Veränderungen sind jedoch weder linear noch konstant, und sie sind nur recht lose an das chronologische Alter einer Person geknüpft. Hinzu kommt, dass im höheren Alter oft erhebliche und über den biologischen Verfall hinausgehende Veränderungen stattfinden. Dazu gehören Veränderungen der persönlichen Rolle und der gesellschaftlichen Stellung sowie die Notwendigkeit, den Verlust enger Beziehungen (z. B. in Ehe und Partnerschaft) zu verkraften. Dies führt dazu, dass ältere Menschen tendenziell weniger, aber ihnen wichtigere Ziele und Aktivitäten auswählen, ihre vorhandenen Fähigkeiten durch Übung und neue Technologien optimieren und den Verlust bestimmter Fähigkeiten kompensieren, indem sie andere Wege zur Durchführung von Aufgaben finden.

Diese Strategien zur Kompensation oder auch Bewältigung werden in der Gerontologie Coping-Strategien (engl. to cope [with] = etwas bewältigen) genannt.[2] Dabei werden erwartete oder bereits eingetretene Belastungen und Einschränkungen kognitiv, emotional und/oder aktiv ausgeglichen und so gemeistert. Nach dem „Prinzip der selektiven Opti-

1 WHO: Weltbericht Altern und Gesundheit (2016), S. 6 ff.

2 Kaiser & Helbig (2018), Gerontologie, S. 25.

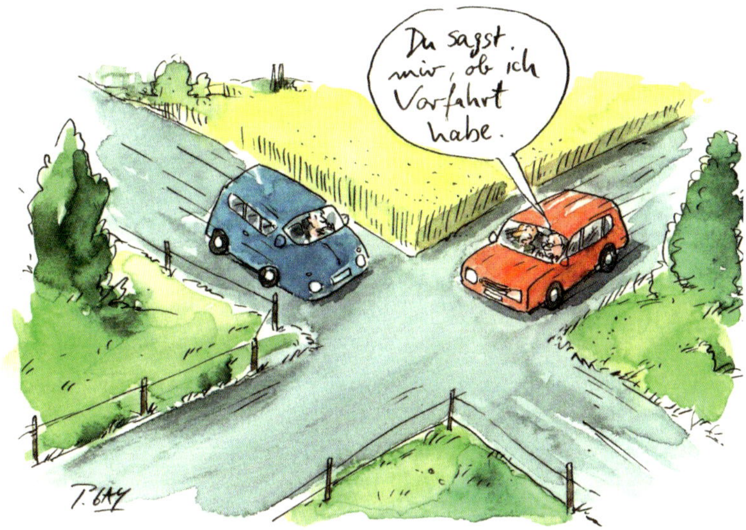

Bild 3.1 Zwei Senioren in einem Pkw – der Fahrer überlässt dem Beifahrer die Entscheidung über die Vorfahrt Quelle: Demensch (2024), Blatt September © Peter Gaymann

mierung und Kompensation" trifft eine Person eine individuelle Auswahl (Selektion) von Funktions- und Verhaltensbereichen und bündelt die dazu (noch) vorhandenen Potenziale.

Weniger wichtige werden zugunsten von persönlich wichtigeren Zielen und Funktionsbereichen aufgegeben. In den verbleibenden Bereichen werden die vorhandenen Kompetenzen gewahrt oder verbessert (Optimierung) beziehungsweise bei vermindertem Potenzial mit anderen Kompetenzen ausgeglichen (Kompensation).

> *„Durch selektive Optimierung mit Kompensation sind ältere Menschen in der Lage, sich trotz zurückgehender biologischer Energie und mentaler Reserven weiterhin den für sie wichtigen Lebensaufgaben zu widmen."*[3]

Diese Coping-Strategien sind auch beim Thema Mobilität, vor allem bei der Nutzung von Kraftfahrzeugen, festzustellen.[4] Davon wird in den folgenden Kapiteln dieses Buchs noch vielfach die Rede sein.

Der bekannte Karikaturist Peter Gaymann, der zusammen mit Thomas Klie seit vielen Jahren den Demensch-Kalender[5] publiziert und dabei in

3 Backes & Clemens (2013), zitiert nach Gerontologie, S. 26.

4 Vgl. dazu DEKRA (2021), insbesondere S. 47.

5 Siehe dazu www.gaymann.de/demensch (abgerufen am 13.5.2024).

humoristischer Weise die Thematik Alter und Demenz aufgreift, bringt dies in einer seiner Zeichnungen[6] perfekt auf den Punkt.

Dem Betrachter ist sofort klar: Die Senioren im roten Auto können eine der wichtigsten Regeln im Straßenverkehr (hier eben „rechts vor links") nicht mehr anwenden, sind aber trotzdem noch mit dem Auto unterwegs.

Eine Situation, an den Haaren herbeigezogen? Sarkasmus mit einer großen Portion Augenzwinkern? Oder einfach Alltag auf deutschen Straßen? Egal, wie das Urteil ausfallen mag, die Zeichnung zwingt die Fachleute dazu, sich dem Thema zu stellen und nicht wegzuschauen.

Aber nicht nur die dargestellten Optimierungen mit Kompensation gehen, wie bereits angedeutet, mit dem (hohen) Alter einher: Ziele, Prioritäten und Präferenzen verändern sich offenbar ebenfalls. Einige dieser Veränderungen können die Folge einer Anpassung an den Verlust von Fähigkeiten sein, andere jedoch sind eben Ausdruck einer fortdauernden psychologischen (Weiter-)Entwicklung im Alter, die mit „der Entwicklung neuer Rollen und Standpunkte und vieler miteinander verknüpfter sozialer Kontexte" zusammenhängen kann. Diese psychosozialen Veränderungen können erklären, warum das Altern in vielen Situationen nachweisbar auch „eine Zeit subjektiv erhöhten Wohlbefindens" sein kann.[7]

Der Bericht der WHO eröffnet neben dieser allgemeinen wie grundsätzlichen Beschreibung der Veränderungen, die das Älterwerden, das Ansammeln von Lebensjahren mit sich bringen, auch den Blick darauf, dass es verschiedene Formen und Ausprägungen vom Begriff des Alter(n)s gibt. Wenn wir das sprachliche Zeichen „Alter(n)" verwenden, müssen wir uns dessen bewusst sein und dies entsprechend beachten.

So unterscheidet die Gerontologie[8] in der Regel das kalendarische Alter, das sich allein aus dem Geburtsdatum der jeweiligen Person ableitet und für gesellschaftliche und politische, rechtliche „Grenzziehungen" verwendet wird, vom sozialen, psychischen und dem funktionalen Alter. Bei der Betrachtung des sozialen Alters geht es darum, ob sich eine Person nach den allgemein akzeptierten gesellschaftlichen Regeln und Konventionen „altersgerecht" verhält. Beim psychischen Alter geht es um das Selbstbild, das eine Person von sich selbst hat, also so etwas wie das selbst gefühlte Alter. Und schließlich blickt das funktionale Alter auf die Leistungsfähigkeit eines Menschen.[9]

6 Abdruck mit freundlicher Genehmigung von Peter Gaymann und Thomas Klie vom 3.4.2024.

7 WHO: Weltbericht Altern und Gesundheit (2016), S. 12 f.

8 Zum Beispiel hier nach Pohlmann (2011).

9 Vgl. Kaiser & Helbig (2018), Gerontologie, S. 6 f.

Altern kann man also in verschiedenen Kategorien und damit auch auf sehr unterschiedlicher Weise. Wir alle kennen unzählige Beispiele und haben dazu auch so schöne wie einprägsame Redewendungen parat: Da gibt es Personen, die dem Pass nach schon „alt, im Herzen aber jung geblieben" oder aber Persönlichkeiten, die schon „lange vor der Zeit gealtert" sind. Gerade bei den manchmal unvermeidlichen Klassentreffen, wenn sich die Wege alter Schulkameradinnen und Schulkameraden kreuzen und Selbst- und Fremdwahrnehmung bezüglich des Alters mit Händen zu greifen sind, gipfelt dieses Phänomen regelmäßig in der (leise zu sich selbst geflüsterten) Aussage: „Mensch, sind die alle aber alt geworden?!"

Aber ernsthaft, wann ist man denn nun alt? Andreas Kruse gab dazu in einem Interview in der Wochenzeitung DIE ZEIT zu Protokoll:

> *„Sie werden dann von sich sagen, Sie sind alt, wenn Sie körperlich, seelisch und geistig große Verluste erleben. […] Erst wenn sich auf allen Ebenen eine tiefe Veränderung ergeben hat und der innere Antrieb nachlässt, sagen Menschen: Ich fühle mich alt. Menschen, die körperlich hoch belastet sind, aber geistig auf der Höhe, fühlen sich meist nicht alt. Dasselbe gilt für jene, die geistig eingeschränkt sind, aber große Lebensfreude spüren. […] Wenn du von dir glaubst, nichts Positives mehr bewirken zu können, geht es […] bergab."*[10]

Wichtig bleibt also festzuhalten, dass es **das** Alter(n) nicht gibt, dass sich Alter(n) sehr individuell präsentiert und sich auf unterschiedlichste Lebens- und Daseinsbereiche eines jeden einzelnen Menschen bezieht. Allein der Blick auf das Geburtsdatum im Pass sagt (so gut wie) nichts.

3.2 Ältere, Alte, Hochbetagte – Bilder vom Alter und Altersmodelle

Die Beschreibung, was passiert, wenn ein Mensch altert, hat gezeigt, dass es ein allgemeines, für alle gleichsam gültiges Alter(n) nicht gibt. Vielmehr wird deutlich, dass sich Alter(n) – und das kann man nicht oft genug wiederholen – sehr individuell präsentiert und sich auf unterschiedlichste Lebens- und Daseinsbereiche bezieht. Neben dieser individuellen Betrachtung und Dimension gibt es aber, wie dargelegt, auch die gesellschaftlichen, sozialen und rechtlichen Betrachtungen zum Alter(n), die man zu würdigen hat.

10 Anant Agarwala und Jeanette Otto: Wann bin ich alt, Herr Kruse? In: DIE ZEIT Nr. 15 vom 5.4.2023, S. 35 unter www.zeit.de/2023/15/andreas-kruse-altern-forschung-psychologie-gesundheit (abgerufen am 13.5.2024).

Der Lebenslauf eines Menschen wird üblicherweise in Lebensabschnitte eingeteilt, die mit wichtigen biografischen Meilensteinen markiert sind. Früher waren es regelhaft drei Lebensabschnitte, nämlich die sogenannte Bildungsphase mit Kindheit, Jugend, Adoleszenz, dann die Erwerbstätigkeits- und Familienphase sowie, dann als die dritte Lebensphase, das Alter.

Die Übergänge zwischen diesen Lebensabschnitten wurden vor allem mit einer Veränderung des jeweiligen „Status" markiert, z. B. durch die gesetzliche Volljährigkeit (vielleicht auch mit dem Erwerb der Fahrerlaubnis), den Abschluss einer Ausbildung und den Beginn einer Berufstätigkeit, vor allem aber mit dem Wechsel von der Erwerbsarbeit in den sogenannten Ruhestand. Daher ist zu erklären, dass oftmals die Erreichung des gesetzlichen Rentenalters (mit 60, 63, 65 oder 67 Jahren) mit dem Beginn des Lebensabschnitts „Alter" gleichgesetzt wurde.

Heute, angesichts einer deutlich gestiegenen Lebenserwartung, erscheint jedoch sinnvoll, ja ist es vielmehr zwingend, diese dritte, die klassische Lebensphase Alter weiter zu unterteilen. Denn schließlich umfasst das, was früher alles Alter war, mittlerweile oftmals zwei, drei und teilweise sogar vier Jahrzehnte. Zudem können innerhalb dieser langen Lebensphase Alter sehr unterschiedliche Abschnitte auftreten und prägend sein: eine Zeit in eher guter Gesundheit, hoher Selbständigkeit und Autonomie sowie, dem entgegen, eine Phase, in der gesundheitliche Beeinträchtigungen sowie Hilfe- und Pflegebedarf deutlich zugenommen haben.

In der Gerontologie wird deshalb heute zwischen einem dritten Lebensalter (junges Alter) und einem vierten Lebensalter (hohes Alter, Hochaltrigkeit) unterschieden. Manchmal tritt dazu sogar modellhaft ein fünftes Alter, das der Langlebigkeit.[11]

In der Praxis von Forschung und Sozialberichterstattung wird allerdings fast durchgängig mit dem vierstufigen Altersmodell gearbeitet, und der Beginn des vierten Lebensabschnitts (Phase der Hochaltrigkeit) mit 80 bis 85 Jahren angegeben. Dieses Kriterium deckt sich zugleich mit jenem, das in der Demografie Anwendung findet. Hier wird die Mortalität herangezogen, und der „Beginn der Hochaltrigkeit als das Lebensalter definiert, zu dem 50 % der Angehörigen eines Geburtsjahrgangs verstorben sind".[12]

---

11 Nur der Vollständigkeit halber sei noch erwähnt, dass die WHO den Lebensabschnitt Alter in fünf Altersgruppen gliedert. Diese reichen von 60 bis 100 Jahre und älter: „Übergang ins Alter" 60- bis 65-Jährige, „junge Alte" 60- bis 74-Jährige, „Betagte und Hochbetagte" 75- bis 89-Jährige, „Höchstbetagte" 90- bis 99-Jährige und „Langlebige" 100-Jährige und älter. Vgl. auch Wahl & Heyl (2015), S. 96 f.

12 Lebensalter, drittes und viertes, in: Dorsch – Lexikon der Psychologie unter www.hogrefe.com (abgerufen am 13.5.2024).

Wir wissen, dass im vierten Lebensalter die sozialen, gesundheitlichen und psychischen Belastungen zunehmen. Ab diesem Alter steigt das Risiko für chronische Erkrankungen und für das Auftreten mehrerer Krankheiten (Multimorbidität). Funktionale Einschränkungen wie Schwerhörigkeit, Abnahme des Sehvermögens oder der Beweglichkeit sind möglicherweise so weit fortgeschritten, dass eine selbstständige Alltagsbewältigung schwierig wird. Viele Menschen sind im hohen Alter vor die Aufgabe gestellt, die Hilfe anderer anzunehmen und diese Situation zu akzeptieren. Das ist eine, wenn nicht die zentrale „Lebensübung" eines jeden.

Die Gerontologie geht davon aus, dass dieser Verlust an Selbstständigkeit das Selbstbewusstsein und das Selbstwertgefühl eines Menschen erschüttern kann. Die Belastung ist besonders groß, wenn körperliche Pflege notwendig wird. Damit verbunden sind tiefe Schamgefühle und die Sorge, anderen zur Last zu fallen. Wer dieses Alter erreicht, muss zudem mit großer Wahrscheinlichkeit den Tod nahestehender Menschen bis hin zum Verlust des Lebenspartners bzw. der Lebenspartnerin erleben.[13]

Nach Kathrin Bieler kündigt sich das, was im vierten Lebensalter geschieht, schon im dritten Lebensalter an.[14] Erste Einschränkungen der Sinne und körperliche Einschränkungen treten auf, z. B. kann es beschwerlicher werden, vom Stuhl aufzustehen oder Treppen zu steigen. Und trotzdem kann man sich auf das vierte Lebensalter weniger gut vorbereiten als auf das dritte Lebensalter. Das Verhältnis von Gewinnen und Verlusten verändert sich im vierten Lebensalter. So überwiegen die Verluste, und der Umgang mit diesen erfordert mehr und mehr Aufmerksamkeit. „Am Ende benötigt die Bewältigung des täglichen Lebens alle Kraft."[15]

Der bedeutende Gerontologe Paul Baltes[16] formulierte dazu einmal treffend:

> *„Den Januskopf des Älterwerdens offenbart ein Vergleich zwischen dem ‚Dritten' und dem ‚Vierten Alter'. Die guten Nach-*

---

13 Vgl. dazu unter anderem auch www.prosenectute.ch/de/fachwelt/Grundlagen/studien/archiv/erst-agil-dann-fragil.html oder „Das vierte Lebensalter" (abgerufen am 7.2.2025).

14 www.basis-online.net/portfolio/altersbilder-drittes-und-viertes-lebensalter (abgerufen am 13.5.2024).

15 Vgl. dazu auch Wahl & Heyl (2015), S. 94 ff., Herrmann (2024), aber auch „Lexikon der Psychologie" unter www.dorsch.hogrefe.com/stichwort/lebensalter-drittes-und-viertes (abgerufen am 13.5.2024).

16 Paul Baltes, Wikipedia unter https://de.wikipedia.org/wiki/Paul_B._Baltes (abgerufen am 30.3.2026).

richten der Wissenschaft gelten vor allem für das Dritte Alter und dessen Potenzial oder Plastizität. Im Vierten Alter hingegen offenbart sich unbarmherzig die biologische Unfertigkeit des Menschen – und derzeit spricht wenig dafür, dass ein solch hohes Alter gemeinhin zu einem ‚Goldenen Alter' des Lebens werden könnte. So wie sie sich heute darstellt, wird die Zukunft des Vierten Alters unsere Gesellschaft vor schier unüberwindliche Probleme stellen – und das bedeutet eine Herausforderung für die Forschung."[17]

So macht heutzutage eine pauschale Klassifikation von Personen ab einem Alter von 60, 65 oder 70 Jahren als „Senior" keinen Sinn und ist schlichtweg irreführend. Denn die Lebenssituationen, Bedarfe und Bedürfnisse von hochbetagten Menschen ab einem Alter von 80 oder 85 Jahren sind fast regelhaft anders als bei den jungen Alten, die aufgrund des allgemein guten Lebensstandards heute im Vergleich zu früheren Zeiten völlig selbständig ihr Leben gestalten können. Diese „jugendlichen und jungen" Alten bedürfen daher keiner besonderen Betrachtung; sie unterscheiden sich regelhaft – wenn überhaupt – nur in Nuancen von ihren 40 oder 50 Jahre alten Zeitgenossen.

In der Zweiten Heidelberger Hundertjährigen-Studie kritisierte Andreas Kruse aber auch, dass das hohe Alter im öffentlichen Diskurs häufig allein mit gesundheitlichen Einschränkungen, kognitiven Defiziten und Einsamkeit gleichgesetzt wird,

„obwohl bislang – weder national noch international – nur wenige empirische Untersuchungen über die tatsächliche Lebenssituation und den Gesundheitsstatus sehr alter Menschen zur Verfügung stehen."

Diese negativen, von Stereotypen dominierten Altersbilder führten zu einer „Fehleinschätzung der Bedarfe dieser Altersgruppe – z. B. im Hinblick auf Wohnformen und Unterstützung bei der Lebensführung."[18]

3.3 Pflegebedürftigkeit, Demenz und sorgende Gesellschaft

Auch wenn deutlich wurde, dass Hochaltrigkeit nicht generell mit einer schlechten Gesundheit oder gar mit Pflegebedürftigkeit gleichzusetzen

17 www.fu-berlin.de/presse/publikationen/fundiert/archiv/2004_01/04_01_baltes/index.html (abgerufen am 13.5.2024).

18 www.uni-heidelberg.de/md/gero/forschung/zweite_heidelberger_hundertjaehrigen_studie_2013.pdf (abgerufen am 13.5.2024).

ist, steigt dennoch grundsätzlich das Risiko eines Menschen, mit den Jahren dauerhaft auf Hilfe und Unterstützung angewiesen zu sein.

Nach den jüngsten Zahlen des Statistischen Bundesamts (Destatis) waren im Dezember 2023 knapp 5,7 Mio. Menschen in Deutschland pflegebedürftig (im Sinne der Sozialen Pflegeversicherung SGB XI).[19] Im Dezember 2021 hatte diese Zahl noch bei knapp 5 Mio. gelegen.

Die bisherigen Hochrechnungen zur Entwicklung von Pflegebedürftigkeit müssen angesichts dieser deutlichen Zunahme in jüngster Zeit – wenn auch zum Teil durch gesetzliche Änderungen im Leistungsrecht beeinflusst – auf den Prüfstand und „nach oben hin" korrigiert werden. Denn das Statistische Bundesams (Destatis) war bisher davon ausgegangen, dass erst im Jahre 2035 ein Wert von etwa 5,6 Mio. Pflegebedürftigen erreicht wird.[20]

Die Alterung der Bevölkerung dürfte zukünftig auch zu einer deutlich höheren Zahl und einem deutlich höheren Anteil älterer Pflegebedürftiger führen: Während Ende 2021 etwa 2,7 Mio. oder 55 % der gesamten Pflegebedürftigen 80 Jahre und älter waren, können es bei konstanten Pflegequoten im Jahr 2055 rund 4,4 Mio. oder 65 % sein. Dieser Anstieg wird sich vor allem zwischen 2035 (3 Mio.) und 2055 vollziehen. Damit ist die Zunahme der Pflegebedürftigen insgesamt in diesem Zeitraum stark durch die ab 80-Jährigen bestimmt.

Erst nach 2055 sind keine starken Veränderungen mehr zu erwarten, da die geburtenstarken Jahrgänge aus den 1950er- und 1960er-Jahren, die besagten Babyboomer, dann durch geburtenschwächere Jahrgänge im höheren Alter abgelöst werden.

Die Ergebnisse der Vorausberechnung zeigen deutliche Unterschiede zwischen den einzelnen Bundesländern. Bei konstanten Pflegequoten ist bis Ende 2055 der geringste relative Anstieg der Pflegebedürftigen in Sachsen-Anhalt um 7 % und in Thüringen um 9 % zu erwarten. Demgegenüber stehen die stärksten relativen Anstiege durch die Alterung bis Ende 2055 um 56 % in Bayern und 51 % in Baden-Württemberg. Der Durchschnittswert für Deutschland beträgt +37 %. Soweit die Zahlen vom Statistischen Bundesamt.

Ein besonderes Augenmerk muss dabei auf das Thema Demenz gelegt werden. Zum Ende des Jahres 2021 lebten nach den Zahlen der Deutschen Alzheimergesellschaft in Deutschland fast 1,8 Mio. Menschen mit

19 www.destatis.de/DE/Presse/Pressemitteilungen/2024/12/PD24_478_224.html (abgerufen am 7.2.2025).

20 Vgl. zu diesen und den folgenden Daten www.destatis.de/DE/Presse/Pressemitteilungen/2023/03/PD23_124_12.html (abgerufen am 7.2.2025).

Demenz. Häufigste Demenzursache ist die Alzheimererkrankung. Im Jahr 2021 sind etwa 440 000 Menschen im Alter 65+ neu an einer Demenz erkrankt. Infolge des demografischen Wandels nimmt die Anzahl der Betroffenen weiter zu. Gelingt kein Durchbruch in Prävention oder Therapie, könnten nach aktuellen Schätzungen in Deutschland im Jahr 2050 bis zu 2,8 Mio. Menschen im Alter 65+ von einer Demenz betroffen sein.[21]

An dieser Stelle interessiert nur im Allgemeinen, dass als Demenz (nach der Definition der WHO) ein Abbau und ein Verlust kognitiver Fähigkeiten bezeichnet wird. Diese können die Aufmerksamkeit, Lernen und Gedächtnis, Orientierung, Urteilsvermögen und planendes Handeln, Sprache, Motorik und Fähigkeiten zum sozialen Austausch mit anderen betreffen. Die kognitiven Einbußen schreiten mit der Zeit voran und beeinträchtigen (alle) Alltagsaktivitäten (siehe hierzu Teil II Kapitel 4 zu den medizinischen Aspekten des Alterns).

Es gibt verschiedene Demenzformen, am häufigsten ist die Alzheimer-Demenz, gefolgt von der vaskulären Demenz, der Lewy-Körper-Demenz und der Frontotemporalen Demenz (siehe auch die detaillierte Darstellung zu den verschiedenen Formen von Demenz in Teil II Kapitel 4). Grundsätzlich kann eine Demenz in jedem Alter auftreten, allerdings steigt das Risiko mit höherem Alter stark an. Frauen sind häufiger betroffen als Männer.

Nach Schätzungen der Weltgesundheitsorganisation (WHO) lebten im Jahr 2019 weltweit etwa 55,2 Mio. Menschen mit Demenz.

Die meisten in Deutschland von Demenz Betroffenen lebten in Nordrhein-Westfalen, gefolgt von Bayern und Baden-Württemberg. Betrachtet man allerdings den Anteil an Demenz erkrankter Menschen an der Gesamtbevölkerung in den einzelnen Bundesländern, ergibt sich ein anderes Bild: Am höchsten ist der Anteil von Menschen mit Demenz in Sachsen und Sachsen-Anhalt (2,5 %), gefolgt von Thüringen (2,4 %). Am niedrigsten ist er in Hamburg und Berlin (1,7 %).

21 Vgl. dazu Gemeinsam für Menschen mit Demenz (2023), S. 8 f. und www.deutsche-alzheimer.de/fileadmin/Alz/pdf/factsheets/infoblatt1_haeufigkeit_demenzerkrankungen_dalzg.pdf (abgerufen am 13.5.2024).

Kapitel 4 Formen der Mobilität hochbetagter Personen

Stefan Arend

4.1 Besitz und Nutzung eines Pkw

Ein Blick in das Zentrale Fahrerlaubnisregister (ZFER) beim Kraftfahrt-Bundesamt[1] zeigt (mit Stichtag 1. Januar 2024), dass immerhin knapp 4 Mio. (3 991 000) Männer im Alter über 75 Jahren eine Fahrerlaubnis besitzen. Das sind knapp 14 % aller männlichen Fahrerlaubnisinhaber. Knapp 2 Mio. (1 864 000) Frauen mit einem Alter von über 75 Jahren haben eine Fahrerlaubnis, das sind 8,5 % aller weiblichen Fahrerlaubnisinhaberinnen. Insgesamt besitzen demnach fast 6 Mio. Seniorinnen und Senioren in Deutschland eine Fahrerlaubnis.[2]

Spätestens durch die Generali Altersstudien 2013 und 2017 wissen wir, dass immer mehr hochbetagte Menschen nicht nur einen Führerschein haben, sondern auch (noch) ein eigenes Auto besitzen und dies auch (regelmäßig) im Straßenverkehr nutzen. Die Anzahl der hochbetagten Autofahrer stieg in den zurückliegenden Jahren deutlich an – so eine der zentralen Erkenntnisse der Generali Altersstudien.

So hatte bereits die Generali Altersstudie 2013 ermittelt, dass 43 % der 80- bis 85-Jährigen ein Auto zur Verfügung haben. 23 % nutzen es (fast) täglich, 39 % mehrmals in der Woche. Lediglich 16 % antworteten, ein Auto zwar zu haben, es aber nicht (mehr) zu gebrauchen.[3]

In einem Mehrjahresvergleich hält die Generali Altersstudie 2017 fest, dass sich innerhalb der vergangenen 30 Jahre der Anteil älterer Autofahrer (ab einem Alter von 65 Jahren) in allen Segmenten und Altersstufen vervielfacht hat, bei den 80- bis 85-Jährigen ist der Anteil um mehr als das Zehnfache angestiegen: „Aktuell ist der Anteil der 80- bis 85-jährigen Autofahrer größer als unter den 65- bis 69-Jährigen vor 30 Jahren."[4]

2017 gaben 38 % der bei der Generali-Studie befragten 80- bis 85-Jährigen an, noch selbst Auto zu fahren, 65 % der Männer und immerhin 23 % der Frauen.

1 www.kba.de/DE/Statistik/Kraftfahrer/Fahrerlaubnisse/Fahrerlaubnisbestand/fahrerlaubnisbestand_node.html (abgerufen am 13.5.2024).

2 Leider gliedert das Kraftfahrt-Bundesamt die Altersgruppen nicht weiter auf. Denn es wäre natürlich auch interessant zu erfahren, wie viele der über 80-, 85- oder 90-Jährigen eine Fahrerlaubnis besitzen.

3 Generali Altersstudie (2013), S. 146.

4 Generali Altersstudie (2017), S. 108.

Die Generali Altersstudien zeigten eindrücklich, für viele damals überraschend, dass die Nutzung eines (eigenen) Autos für hochbetagte Menschen weitgehend eine Selbstverständlichkeit darstellt. Mobilität mit dem eigenen Kfz war und ist demnach auch und besonders für hochbetagte Menschen ein Stück weit Lebensqualität, sichert Selbstständigkeit und ist Ausdruck ihrer Autonomie. Denn das Auto wird – so die Studien – vor allem zum Einkaufen, für Fahrten zum Arzt, für soziale und kulturelle Aktivitäten und für die allgemeine Freizeitgestaltung genutzt.

2017 gaben 39 % der befragten 80- bis 85-Jährigen „Auto fahren" als eine Form ihrer Freizeit- und Alltagsgestaltung an.[5] 58 % der 65- bis 85-Jährigen fahren mit dem eigenen Auto zum Einkaufen, weitere 8 % werden von anderen mit dem Auto mitgenommen. 30 % der Älteren gehen, so die Generali Altersstudie, in aller Regel zu Fuß zum Einkaufen, 8 % nutzen öffentliche Verkehrsmittel.[6] Bei den 80- bis 85-Jährigen fahren 41 % mit dem Auto zum Einkaufen, 17 % werden im Pkw mitgenommen, 36 % erledigen den Einkauf zu Fuß, 10 % nutzen ein Fahrrad und 10 % öffentliche Verkehrsmittel.[7]

Auch die großangelegte Erhebung „Mobilität in Deutschland (MiD)", die bundesweit Befragungen von Haushalten zu ihrem alltäglichen Verkehrsverhalten im Auftrag des Bundesministeriums für Digitales und Verkehr (BMDV) durchführt, greift das Thema „Alter" auf. MiD wurde bereits in den Jahren 2002, 2008 und 2017 erhoben, die aktuelle Studie wurde bis Mai 2024 durchgeführt.[8]

Die zentrale Aufgabe der Studie besteht darin, repräsentative und verlässliche Informationen zur Soziodemografie von Personen und Haushalten und ihrem Alltagsverkehr (z. B. Wege nach Zwecken und Verkehrsarten) für ein ganzes Jahr zu erhalten. MiD bietet damit die aktuelle Datengrundlage zu wichtigen Einflussgrößen der Mobilität und bildet die Basis für Verkehrsmodelle.

Nach eigenem Bekunden der Verantwortlichen ist die Studie und deren Ergebnisse daher nicht nur für die Verkehrsplanung, für Forschung und das wissenschaftliche Erkenntnisinteresse von Bedeutung, sondern „auch für konkrete politische Entscheidungen" liefert sie die quantitativen Hintergrundinformationen.[9]

---

5 Generali Altersstudie (2017), S. 95.

6 Generali Altersstudie (2017), S. 98 f., hier besonders S. 101.

7 Generali Altersstudie (2017), S. 104.

8 Leider werden die Zahlenwerte der jüngsten Erhebungen erst im Laufe des Jahres 2025 zur Verfügung stehen und konnten daher für diesen Bericht noch keine Berücksichtigung finden, siehe dazu www.mobilitaet-in-deutschland.de (abgerufen am 7.2.2025).

9 MiD unter www.mobilitaet-in-deutschland.de (abgerufen am 13.5.2024).

Was weiß also MiD 2017 über die Pkw-Nutzung von Seniorinnen und Senioren?

> *„Jung, städtisch und weniger autoaffin – älter und autosozialisiert. […] vor allem zwei Effekte setzen [sich fort] und [verstärken sich] gegenüber der von 2002 auf 2008 beobachteten Entwicklung […]. Dies sind die bereits länger zu konstatierende wachsende Auto-Orientierung der Seniorinnen und Senioren einerseits sowie eine gegenläufige Entwicklung bei jungen Erwachsenen andererseits. Beides hat sich seit 2008 fortgesetzt.“*[10]

So fasst MiD 2017 die Situation und die Entwicklungen zusammen. Insbesondere ältere Bürgerinnen und Bürger ab einem Alter von Mitte 70 seien aktiver und nutzten das Auto häufiger als entsprechende Altersgruppen vor 10 oder 20 Jahren. Dafür verantwortlich seien die „weiterhin steigenden Führerscheinbesitzquoten, vor allem bei den älteren Frauen“, aber vielfach auch gute Lebensbedingungen bis ins hohe Alter. Zudem stellt MiD klar, dass die Zugehörigkeit zur „Generation Auto“ bei den Älteren prägend (Zeitgeist der 1950er-Jahre) war und ist.

MiD stellte aber auch fest, und das ist wichtig, dass Senioren mit Mobilitätseinschränkungen weniger mobil und oft als sogenannte Mitfahrer unterwegs sind. Somit haben laut MiD Mobilitätseinschränkungen einen „deutlichen Einfluss auf den Pkw-Besitz“. Denn Senioren mit derartigen Beeinträchtigungen leben wesentlich häufiger in Haushalten ohne Auto.

Auch die Verkehrsleistung, als zentraler Indikator für die Mobilität von Menschen, sei von gesundheitlichen Einschränkungen beeinflusst. So liege der Wert Kilometer pro Person und Tag für Senioren mit Mobilitätseinschränkungen deutlich unter dem Durchschnitt aller Senioren. Aber: „Es deutet sich aber auch an, dass der Pkw Menschen mit gesundheitlichen Problemen, die den Pkw weiterhin nutzen können, hilft, trotz der Einschränkungen mobil zu bleiben.“[11]

So liegt für mobilitätseingeschränkte Senioren ohne Pkw die Verkehrsleistung bei nur 43 bis 45 % des Durchschnitts aller Senioren ohne Pkw. Für mobilitätseinschränkte Senioren mit Pkw liegt die Verkehrsleistung bei 63 bis 80 % des Durchschnitts aller Senioren mit Pkw. MiD konstatierte daher, dass der Rückgang der Mobilität, der mit einer Mobilitätseinschränkung einhergeht, somit für Senioren ohne Pkw deutlich größer ist als für Senioren mit Pkw. Zu bedenken sei hier allerdings, dass unter Mobilitätseinschränkungen eine große Bandbreite unterschiedlicher Situationen zu verstehen ist, die für Seniorinnen und Senioren mit und ohne

10 MiD (2017), Kurzreport, S. 22.

11 MiD (2017), Ergebnisbericht, S. 6, 100 ff. und Tabelle 17.

Pkw unterschiedlich ausfallen dürfte, sodass dies weiterer Analysen bedarf. „Es ist zu hoffen, dass diese Aspekte in der aktuellen Erhebung angegangen werden", so MiD zu diesem Themenkomplex abschließend.[12]

Zwei noch recht aktuelle Erhebungen zur individuellen Nutzung von Autos und zum Mobilitätsverhalten hochbetagter Personen in den Senioreneinrichtungen von KWA Kuratorium Wohnen im Alter und Augustinum ergänzen die Befunde von Generali und MiD. Beide Erhebungen in den Senioreneinrichtungen haben ergeben, dass der Besitz und der Gebrauch eines Autos für die Bewohnerinnen und Bewohner eine große, nicht zu unterschätzende Bedeutung haben und Selbstständigkeit und Autonomie auch und vor allem im hohen Alter (85+) sichern helfen.

Zunächst wurde im Herbst 2018 vom Institut für Sozialmanagement und Neue Wohnformen unter Beteiligung des Instituts für Rechtsmedizin der Ludwig-Maximilians-Universität (LMU) in München eine als Piloterhebung verstandene Befragung bei dem deutschlandweit agierenden Träger von Senioreneinrichtungen KWA durchgeführt. Dabei konnten mittels eines standardisierten Fragebogens mit 10 Fragen die Antworten von 178 hochbetagten Personen ausgewertet werden. Das Durchschnittsalter der Teilnehmer lag bei 82,8 Jahren, 15 Teilnehmer waren zum Erhebungszeitpunkt 90 Jahre und älter. Der älteste aktive Kfz-Nutzer in den KWA-Einrichtungen war 96 Jahre alt. Die wichtigsten Erkenntnisse dieser ersten Pilotstudie waren:[13]

Der Besitz und die Nutzung eines Autos haben für die Bewohnerinnen und Bewohner der Senioreneinrichtungen eine große Bedeutung: 83 % der Teilnehmer an der Studie bejahten die Fragestellung, dass ein Kfz zu besitzen und zu nutzen für sie persönlich ein Zeichen von Selbstständigkeit und Autonomie darstellt.

In der Regel und Mehrzahl handelt es sich bei den Autos – nach Einschätzung der Senioren – um sogenannte Mittelklassewagen. Die Fahrzeuge der Studienteilnehmer sind insgesamt überwiegend 10 Jahre und älter. Die Fahrzeuge der Teilnehmer mit einem Alter über 90 Jahren weisen ein Durchschnittalter von knapp 12 Jahren auf. Sie sind damit im Schnitt gut 2 Jahre älter als alle gemeldeten Fahrzeuge. Das älteste gemeldete Fahrzeug der Studie hatte das Baujahr 1990.

Man kann daher davon ausgehen, dass viele der von den Studienteilnehmerinnen und -teilnehmern genutzten Kfz noch nicht über die heute üblichen Fahrerassistenzsysteme verfügen und daher als „technisch veraltet" gelten können.

12 MiD (2017), Ergebnisbericht, S. 101 f.

13 Siehe dazu alle Details bei Arend & Finze (2019).

Die Befragten, die zum Teil seit vielen Jahrzehnten – durchschnittlich fast 60 Jahre – ein Kfz besitzen und nutzen, fühlen sich nach eigener Einschätzung den Herausforderungen des heutigen Straßenverkehrs gewachsen. Dabei sind die Frauen im Vergleich zu den Männern selbstkritischer und zurückhaltender im Antwortverhalten.

Die Teilnehmer benennen konkrete Verkehrssituationen, die belastend für sie sind, und kennen ihre körperlichen und mentalen Einschränkungen.

40 % der Befragten würden an einem speziell auf sie zugeschnittenen Fahrsicherheitstraining teilnehmen, 40 % vielleicht; nur 20 % sind an einem solchen Training nicht interessiert.

Die durchweg positive Resonanz auf diese erste Studie in Senioreneinrichtungen war Motivation für die Initiatoren, die Untersuchungen in einem größeren Rahmen fortzusetzen. Die Augustinum-Gruppe mit Sitz in München, die größte Trägerin von Seniorenresidenzen in Deutschland, konnte für diese neuerliche Erhebung im Frühjahr 2021 gewonnen werden.

Im Rahmen einer standardisierten, anonymisierten Umfrage mittels Fragebogen, der 15 Fragen umfasste, wurden im Sommer 2021 in den Einrichtungen von Augustinum die Bewohnerinnen und Bewohner befragt, die bekanntermaßen ein Kfz besitzen und/oder einen Kfz-Stellplatz angemietet hatten. Der für die Erhebung verwendete Fragebogen basierte weitestgehend auf dem Bogen der Pilotstudie, um eine Vergleichbarkeit zu gewährleisten, wurde aber für die neue Studie um einige Fragestellungen, z. B. zur Verwendung anderer Verkehrsmittel, z. B. ÖPNV, ergänzt.

Von den insgesamt 960 Teilnehmerinnen und Teilnehmern waren 45 % weiblich und 55 % männlich. Das Alter der Teilnehmerinnen und Teilnehmer rangierte zwischen 55 (jüngste Teilnehmerin) und 98 Jahren (die zwei ältesten Personen: eine Frau, ein Mann). Das Altersmittel lag insgesamt bei 82,4 Jahren, bei den Frauen bei 81,4 und bei den Männern bei 83,2 Jahren. 75 Personen, die an der Studie teilnahmen, wiesen ein Lebensalter von über 90 Jahren auf.

Die Frauen besaßen seit (gemittelt) 60 Jahren den Führerschein und nahmen am Straßenverkehr teil, die Männer (gemittelt) seit 64 Jahren. Ein Teilnehmer der Studie hatte seine Fahrprüfung bereits 1945 abgelegt.

72 % der von den Studienteilnehmerinnen und -teilnehmern genutzten Kfz waren nach eigener Einschätzung sogenannte Mittelklassewagen, 19 % Kleinwagen, und 9 % wurden der Oberklasse zugeordnet. Bei der Art des Kfz überwogen mit 75 % Benziner, 20 % nutzten einen Diesel, 4 % ein Hybrid-Fahrzeug, und 1 % der Studienteilnehmerinnen und -teilnehmer fuhren ein Elektrofahrzeug (7 Fahrzeuge).

29 % äußerten ein grundsätzliches Interesse an einem Elektrofahrzeug, 71 % hatten kein Interesse daran. Die Ja-Antworten (also Interesse vor-

handen) lagen bei den Studienteilnehmerinnen und Studienteilnehmern mit einem Alter von über 90 Jahren bei lediglich 20 %, bei den männlichen Teilnehmern bei immerhin 33 und bei den Frauen bei 23,5 %.

Das Alter des jeweils von den Teilnehmerinnen und Teilnehmern verwendeten Kfz lag im Mittel bei 9 Jahren, bei den Frauen bei 9,5 Jahren und bei den Männern bei lediglich 8,6 Jahren, bei den Personen mit einem Alter von über 90 Lebensjahren bei 12,5 Jahren. 160 Fahrzeuge wiesen ein Alter von maximal drei Jahren auf, insgesamt 307 Kfz maximal 5 Jahre. Nur sehr wenige Fahrzeuge der Bewohnerinnen und Bewohner waren über 20 Jahre alt.

Damit konnten die von den Seniorinnen und Senioren bei Augustinum genutzten Fahrzeuge – im Gegensatz zu den Ergebnissen bei KWA – als eher/noch „jung" bezeichnet werden. Denn das Kraftfahrt-Bundesamt hatte für das Berichtsjahr 2021 das durchschnittliche Alter der in Deutschland zugelassenen Pkw mit 9,8 Jahren ermittelt. 2020 lag dieses Durchschnittsalter noch bei 9,6 Jahren.[14]

Es ist daher davon auszugehen, dass der überwiegende Teil der von den Studienteilnehmerinnen und -teilnehmern genutzten Kfz schon über die heute gebräuchlichen und allgemein eingeführten Fahrerassistenzsysteme verfügt.

Zur Häufigkeit der Nutzung des Kfz gaben 8 % der Studienteilnehmerinnen und Studienteilnehmer eine tägliche Verwendung an, 59 % mehrfach die Woche, 18 % einmal die Woche, 14 % unregelmäßig, und 1 % nutzten ihr Fahrzeug nicht mehr – nach eigenem Bekunden aufgrund von „Alter und/oder Krankheit".

Eine regionale Auswertung ergab, dass die Häufigkeit der Nutzung des Kfz in den Augustinum-Einrichtungen in eher ländlichen Regionen, z. B. in Mölln, tendenziell deutlich höher ist als in den Häusern in Innenstadtlage. Das wundert nicht weiter, zeigt aber die Bedeutung des Kfz zum Mobilitätserhalt in Gebieten, in denen der ÖPNV nicht so gut ausgebaut ist.

Für 84 % der Teilnehmerinnen und Teilnehmer ist das Kfz ein Zeichen von Selbstständigkeit und Autonomie. Bei den Frauen lag dieser Wert bei 90 , bei den Männern bei 80 %.

99 Personen gaben an, dass sie in den vergangenen fünf Jahren einen Unfall hatten, davon hatten sieben Personen „mehrfach" einen Unfall. Von diesen 99 Personen waren 40 % weiblich und 60 % männlich. Das durchschnittliche Alter der Personen mit Unfall lag bei 83,87 Jahren, also höher als das durchschnittliche Alter aller Studienteilnehmerinnen

14 www.kba.de/DE/Statistik/Fahrzeuge/fahrzeuge_node.html (abgerufen am 13.5.2024).

und -teilnehmer, und der Anteil der Männer bei den Personen mit Unfall liegt etwas höher als bei allen an der Studie beteiligten Personen; ebenso der Anteil der Personen mit einem gewissen Hilfebedarf (13,13 %).

Von den Personen mit einem Unfall nutzten das Kfz 8 % täglich und 68 % mehrfach in der Woche, also deutlich häufiger als alle an der Studie Beteiligten.

Diese Werte zeigen, bei aller Vorsicht mit Blick auf die gering erscheinende Zahl derer, die einen Unfall in den vergangenen Jahren offenbarten, dass Alter, Geschlecht, Hilfsbedarf und die Frequenz der Kfz-Nutzung das Risiko eines Unfalls erhöhten.

69 % der Studienteilnehmerinnen und Studienteilnehmer fühlten sich nach eigener persönlicher Einschätzung den Anforderungen des heutigen Straßenverkehrs „ja, immer" gewachsen, 30 % geben an „ja, meistens", und nur 1 % wählten die Antwortmöglichkeit „eher nicht". Bei den Frauen lag die positive Einschätzung „ja, immer" bei 62 % , bei den Männern bei 75 % und bei den Antworten der Person mit über 90 Lebensjahren bei 74 %. Bei den Personen mit einem Unfall lag diese positive Selbsteinschätzung etwas niedriger, nämlich bei 66 %.

Auf die offene Fragestellung zu den Belastungen und Herausforderungen des heutigen Straßenverkehrs gab es mehrere Hundert Nennungen der Seniorinnen und Seniorinnen. Dabei rangierte „Raserei und Rücksichtslosigkeit" an vorderster Stelle des Rankings, gefolgt von „Stau, dichter Verkehr", „Regen/Dunkelheit", „Fahrradfahrer", „Innenstadtverkehr/ Berufsverkehr", „Lkw auf Autobahnen und Landstraßen", „Parkplatzmangel" und allgemein „Baustellen".

Dabei unterschied sich das Antwortverhalten der Frauen nicht signifikant von dem der Männer. Allerdings zeigte die regionale Auswertung, dass in den Einrichtungen in Großstadtzentren, wie in München und Hamburg, die Herausforderung und Belastung „Fahrradfahrer" deutlich höher gerankt wurde als an den ländlichen Standorten.

4.2 ÖPNV und andere öffentliche Verkehrsmittel

Aus den Erhebungen MiD ist bekannt, dass Seniorinnen und Senioren mit einem Alter von 80 Jahren und älter regelmäßig die Angebote des ÖPNV nutzen. 2017 waren es 11 % der hochbetagten Studienteilnehmer, die angaben, mit öffentlichen Verkehrsmitteln zu fahren. 10 % gaben an, eine ÖPNV-Zeitkarte zu besitzen. Bei den Haushalten ab einem Lebensalter von 65 Jahren, in denen kein Auto vorhanden war, nutzten 27 % den ÖPNV, in den Haushalten mit Auto lediglich 4 %.[15]

15 MiD (2017), Mehrjahresvergleich, siehe Abbildungen 24, S. 46 und 46, S. 70.

Auch die zuvor erwähnte Erhebung in den Senioreneinrichtungen bei Augustinum nahm – neben der individuellen Nutzung von Autos – auch den ÖPNV und andere Verkehrsmittel in den Blick.

Neben dem eigenen Kfz nutzten die Teilnehmerinnen und Teilnehmer der Studie auch andere Verkehrsmittel. Auf die entsprechenden Fragestellungen (in geschlossener Fragestellung mit Antwortvorgaben und Optionen zur jeweiligen Frequenz der Nutzung) gab es 1 338 Nennungen.

Bei den anderen genutzten Verkehrsmitteln (Zahlenangaben für Nutzung „regelmäßig" und „gelegentlich") rangierten vor allem „Straßenbahn, Bus und S-Bahn" deutlich vor dem „Bahn-Fernverkehr" und der „U-Bahn". Aber auch „Flugzeug", „Fahrrad" und „Elektro-Fahrrad" wurden genannt. Und 30 Meldungen gab es auch zur Nutzung „Fernbus".

Diese Hinweise aus den Erhebungen MiD und der Befragung in den Senioreneinrichtungen von Augustinum sollten mit einer gezielten schriftlichen ÖPNV-Datenerhebung bei den Verkehrsbetrieben der 15 einwohnerstärksten deutschen Städte, aber auch bei der Deutschen Bahn, bei der österreichischen ÖBB, der schweizerischen SBB und der Lufthansa vertieft werden. Dabei stand die Frage, welche soziodemografischen Daten der Nutzer den Verkehrsbetrieben vorliegen, im Zentrum des Interesses. Kennen die Verkehrsbetriebe z. B. das Alter ihrer Fahrgäste? Und inwieweit nutzen die Verkehrsbetriebe solche Daten, wenn sie denn erhoben werden und vorliegen, um ihre Angebote und den Service entsprechend bedarfsgerecht anzupassen?

Anfang des Jahres 2024 wurden daher die jeweiligen Pressestellen der besagten Unternehmungen angeschrieben und ein standardisierter Fragenkatalog zur Beantwortung übergeben. Das (noch nicht abschließende, aber dennoch schon überraschende) Ergebnis: Kein Verkehrsbetrieb verfügte über Zahlen zur Nutzung ihrer Verkehrsmittel durch Seniorinnen oder Senioren.[16]

Das wundert nicht weiter. Denn z. B. in der „ÖPNV-Strategie" des Freistaates Bayern für das Jahr 2030[17] findet sich auch kein direkter Hinweis auf die Herausforderungen des demografischen Wandels oder gar Strategien, wie man der Alterung der Bevölkerung begegnen und Rechnung tragen will. Und im Forschungsbericht zum Einsatz von „Autonomen Shuttlebussen im ÖPNV"[18] im bayerischen Bad Birnbach finden sich lediglich einige wenige Verweise auf „Senioren", deren Bedarfe mit denen

16 Siehe dazu Arend (2024a und 2025).

17 ÖPNV-Strategie Bayern 2030 (2022).

18 Riner et al. (2020).

von „Behinderten [sic!]" gleichgesetzt werden. Hier werden Desiderate auch in der Haltung zum Umgang mit älteren Nutzern von öffentlichen Verkehrsmitteln mit Händen greifbar.

Nicht unerwähnt aber sollen die Aktivitäten einzelner Verkehrsbetriebe bleiben, ihren älteren Fahrgästen mit speziellen Angeboten die Nutzung von Bahnen und Bussen zu erleichtern. Die Münchner Verkehrsgesellschaft (MVG) bietet beispielsweise kostenlose Mobilitätstrainings an. „Ältere und auch jüngere Generationen, die auf die Nutzung orthopädischer Hilfsmittel angewiesen sind, werden dabei unterstützt, den öffentlichen Nahverkehr selbstbewusst zu nutzen und sich dabei sicher zu fühlen." Den Münchner Alten- und Servicezentren sowie den Senioreneinrichtungen in München werden dabei zwei unterschiedliche Schulungsmodule „Sicher unterwegs" angeboten.[19]

Ganz ähnlich bietet die Ruhrbahn GmbH in Essen ein kostenloses Bustraining für die „Generation 50Plus" an. Dieses Bustraining besteht aus einer theoretischen und praktischen Schulung. Dabei sollen die Seniorinnen und Senioren Informationen und praktisches Wissen zu einer ganzen Palette von Themen erfahren: von der Sicherheit an Haltestellen und in Bus und Bahn über das „richtige" Ein- und Aussteigen, Lesen der Fahrpläne, Ticketkauf bis hin zum „Abstellen des Rollators in Bus und Bahn". Entwickelt wurden die Inhalte und der Ablauf der Veranstaltung, so die Aussage der Ruhrbahn, gemeinsam mit Pädagogen, Nahverkehrsexperten und Wissenschaftlern der Universität Duisburg-Essen. Die Verkehrswacht Essen e.V. und die Polizei unterstützen das Bustraining.[20] Ähnliche und vergleichbare Angebote werden sich aller Wahrscheinlichkeit nach in weiteren Kommunen finden.

Bezüglich ÖPNV ist vielleicht auch noch die (brisante) Randnotiz interessant, dass 40 % der Fahrerinnen und Fahrer im Nahverkehr im Jahre 2022 mindestens 55 Jahre alt waren, nur 14 % unter 35 Jahren. Dazu teilte das Statistische Bundesamt (Destatis) weitere wichtige Details mit:

> *„Für die Mobilitätswende und einen funktionierenden Nahverkehr werden Fahrerinnen und Fahrer von Bussen und Straßenbahnen gebraucht. Deren Zahl ist 2022 gegenüber 2021 um knapp 6 % auf 145 000 gestiegen. Ein erheblicher Teil von ihnen dürfte jedoch in den nächsten Jahren aus dem Erwerbsleben ausscheiden."*[21]

19 München unterwegs | Mobilitätstraining der MVG für Seniorinnen und Senioren unter www.muenchenunterwegs.de (abgerufen am 30.3.2026).

20 www.ruhrbahn.de/essen/service/bus-und-bahntraining/bustraining-generation-50plus (abgerufen am 13.5.2024).

21 Pressemitteilung Destatis Nr. N006 vom 2.2.2024.

4.3 Zufußgehen, Fahrrad und Pedelec

Die Erhebung MiD 2017 machte deutlich und unterstrich noch einmal mit fundierten Zahlen, dass sich „Fahrradfahren und Zufußgehen" in Deutschland großer Beliebtheit erfreuen. Vor allem im urbanen Raum sei der Anteil der Personen, die Wege zu Fuß oder mit dem Fahrrad zurücklegen, in den vergangenen Jahren deutlich gestiegen. Beide „Verkehrsmodi" würden dabei quer durch alle Bevölkerungsgruppen und in allen Regionen genutzt. MiD stellte fest: „Vor allem das Zufußgehen trägt im hohen Alter zur Aufrechterhaltung der Mobilität bei."[22]

Unterschiede zwischen Stadt und Land seien vor allem bezüglich der Fahrradnutzung ausgeprägt. In Metropolen und großen Städten habe das Fahrrad „einen regelrechten Boom erfahren", im Gegensatz zu Kleinstädten und den ländlichen Regionen.

Fahrräder mit Elektromotor und sogenannte E-Bikes, im Folgenden analog der Terminologie von MiD 2017 als „Pedelec"[23] bezeichnet, erhöhen die Reichweite des Fahrrads und erweitern auch das Spektrum (und den Radius) an Aktivitäten und stellen eine „Mobilitätsinnovation" dar. Dabei werden – und das ist wichtig festzuhalten – Pedelecs vor allem von „Senioren in weniger dicht besiedelten Räumen genutzt".[24] Die Befunde im Einzelnen:

2017 gab es in Deutschland 77 Mio. Fahrräder, im Jahr 2002 betrug der Fahrradbestand in Deutschland noch 70 Mio., in 15 Jahren hat der Fahrradbestand somit um 7 Mio. Fahrräder zugenommen.

MiD 2017 ermittelte, dass in Haushalten mit Personen ab 65 Jahren statistisch 1,1 Fahrräder vorhanden waren; 2002 lediglich 0,9. Die Zahl der Fahrräder in allen Haushaltungen lag 2002 und auch 2017 bei 1,9. In den Seniorenhaushaltungen (ab 65 Jahren) hatten 2017 28 % ein Fahrrad, 24 % zwei Fahrräder und 10 % sogar drei Fahrräder und mehr. In 38 % der Haushalte war kein Fahrrad vorhanden. Wie sich insbesondere

22 MiD (2017), Radverkehr und Fußverkehr, S. 63.

23 Dazu führt MiD aus, dass die Idee, Fahrräder mit Elektromotoren auszustatten, bereits vor 1900 greifbar ist. Im Februar 1899 meldete der Deutsche Albert Hänsel ein Rad zum Patent an, „das Elektromotor und Pedalantrieb kombinierte – ein Kompromiss, der niedrigeres Gewicht und größere Reichweite möglich machte. Hänsels Rad setzte sogar schon auf Kraftrückgewinnung: Bergabfahrten luden den Akku wieder auf." Siehe dazu www.spiegel.de/geschichte/e-bikes-eine-kleine-geschichte-des-elektrischen-fahrrads-a-1091979.html (abgerufen am 9.2.2025). Aber erst seit ca. 2005 haben sich Pedelecs auf dem deutschen Markt etabliert; in den letzten Jahren mit wachsenden Verkaufszahlen. Die elektrische Unterstützung führe zu einer größeren Reichweite und habe damit das Potenzial zu weitreichenden Veränderungen des Fahrradverkehrs. MiD (2017), Fahrrad und Fußgänger, S. 59.

24 MiD (2017), Radverkehr und Fußverkehr, S. 79. Vgl. auch DEKRA (2021), S. 57.

dieser Sektor in den vergangenen Jahren entwickelt hat, werden die neuen MiD-Erhebungen zeigen.

Je nach Erhebungsmethode („Nutzung an einem Stichtag" und „Häufigkeit der Nutzung generell") kann festgehalten werden, dass zwischen 6 und 8 % der 80-Jährigen und älter ein Fahrrad nutzen. 9 % der 80 Jahre alten und älteren Studienteilnehmer, die ein Fahrrad nutzen, gaben an, das Fahrrad täglich zu nutzen, 8 % zumindest an ein bis drei Tagen pro Woche.[25] Dabei wird das Fahrrad vor allem (36 %) für das Einkaufen genutzt, der höchste Wert über alle Altersgruppen hinweg.[26]

Bemerkenswert ist es, dass von den Seniorinnen und Senioren nur 18 % „(fast) immer" und 10 % „gelegentlich" einen Fahrradhelm tragen. Von allen Studienteilnehmerinnen tragen 34 % einen Fahrradhelm (fast) immer und 14 % gelegentlich. Im Alter zwischen 0 und 9 Lebensjahren tragen 95 % (fast) immer einen Fahrradhelm.[27]

Haushalte von älteren Menschen sind schlechter mit Fahrrädern ausgestattet als Haushalte von jüngeren Menschen, insbesondere Haushalte mit Kindern. Bei der Ausstattung mit Pedelecs ist das anders. Von allen Haushaltstypen haben die Seniorenhaushalte am häufigsten ein Pedelec, sehr häufig sogar gleich zwei Pedelecs.

Welche große Rolle den Senioren bei der Pedelec-Nutzung zukommt, zeigt auch die Analyse der Wege, die mit dem Pedelec zurückgelegt werden: Die Hälfte aller Pedelec-Wege geht auf das Konto der ab 60-Jährigen, 29 % werden von Personen ab 70 Jahren zurückgelegt.

Bei den unter 30-Jährigen kommt die Pedelec-Nutzung praktisch nicht vor. Die Nutzung des herkömmlichen Fahrrads weist hingegen eine völlig andere Altersstruktur auf. Hier entfällt die Hälfte aller Wege, so MiD, auf Personen, die unter 40 Jahre alt sind.[28]

> *„Während das Fahrrad hohe Aufmerksamkeit erfährt, wird diese dem Zufußgehen in der öffentlichen Wahrnehmung nicht zuteil. Dabei ist das Zufußgehen die einfachste und ursprünglichste Art der Fortbewegung und bei vielen Menschen ein selbstverständlicher Bestandteil der Alltagsmobilität",*

stellt MiD 2017 als allgemeine Aussage, aber auch mit Hinweis auf die gesundheitsfördernde Wirkung für alle Personen unabhängig vom Alter noch einmal fest.[29]

---

25 MiD (2017), Radverkehr und Fußverkehr, Abbildung 12, S. 34.

26 MiD (2017), Radverkehr und Fußverkehr, Abbildung 10, S. 33.

27 MiD (2017), Radverkehr und Fußverkehr, Abbildung 27, S. 49.

28 MiD (2017), Radverkehr und Fußverkehr, S. 59.

29 MiD (2017), Radverkehr und Fußverkehr, S. 63.

Dabei offenbaren sich im Mehrjahresvergleich interessante Entwicklungen. Denn insgesamt ist das sogenannte Wegeaufkommen im Fußverkehr in den Jahren zwischen 2002 und 2017 zurückgegangen, um rund 13 % von 64 auf 56 Mio. Wege. Doch trotz dieses Rückgangs der Wegeanzahl hat die Strecke, die per Fuß zurückgelegt wird, zugenommen, von 88 Mio. Kilometer Fußwege pro Tag im Jahre 2002 auf 93 Mio. im Jahre 2017.[30]

Bei der Erhebung 2002 gaben noch 34 % der 80-Jährigen (und älter) an, Fußgänger zu sein; 2017 waren es lediglich 31 %.[31] Besonders der gestiegene Anteil der Seniorinnen und Senioren mit einem eigenen Auto wirkte sich hierbei aus.

44 % der älteren Fußgänger gaben an, dass sie „(fast) täglich" zu Fuß unterwegs seien, 23 % an ein bis drei Tagen die Woche. Knapp drei Kilometer legten die älteren Fußgänger dabei täglich im Schnitt zurück. 2002 war es im Schnitt noch ein Kilometer weniger. [32]

4.4 Risiko – Unfälle mit Senioren

Nach den offiziellen Zahlen im aktuellen Bericht des Statistischen Bundesamts (Destatis) verunglückten im Jahr 2023 insgesamt 53 093 ältere Menschen im Alter von 65 oder älter im Straßenverkehr. 1 071 von ihnen wurden getötet, 11 485 schwer verletzt. Ältere Menschen erleiden nach Auskunft des Statistischen Bundesamts im Durchschnitt schwerere Unfallfolgen als jüngere: „Insgesamt betrug der Anteil der mindestens 65-Jährigen an allen Verunglückten 14,4 %, bei den Schwerverletzten lag er mit 21,6 % und bei den Todesopfern mit 37,7 % wesentlich höher".[33]

Tiefergehende Analysen von Destatis mit den Daten des Jahres 2021 brachten zutage, dass zwei von fünf verunglückten Seniorinnen und Senioren 2021 als Pkw-Insassen zu Schaden kamen, nämlich 18 546 bzw. 41,1 % (zum Vergleich alle Altersgruppen: 49,9 %). 16 211 bzw. 35,9 % verunglückten als Fahrradfahrer, 5 204 bzw. 11,5 % als Fußgänger. Lediglich 981 bzw. 2,2 % verunglückten als „Bus-Insassen".

Die meisten der getöteten Seniorinnen und Senioren (332 Personen oder 38,2 %) starben als Pkw-Insassen. 222 bzw. 25,6 % waren Fahrradfahre-

30 MiD (2017), Radverkehr und Fußverkehr, S. 62 f.

31 MiD (2017), Radverkehr und Fußverkehr, S. 63 ff. und Abbildung 35, S. 64.

32 MiD (2017), Radverkehr und Fußverkehr, S. 65 ff.

33 www.destatis.de/DE/Presse/Pressemitteilungen/2024/11/PD24_N058_46241.html (abgerufen am 7.2.2025).

rinnen und Fahrradfahrer und 195 bzw. 22,5 % waren Fußgängerinnen und Fußgänger.

Destatis berichtete auch, dass die Verletzungsschwere bei den älteren Fußgängerinnen und Fußgängern im Vergleich zu anderen Arten der Verkehrsbeteiligung besonders hoch ist: Während im Durchschnitt 0,8 % der verunglückten unter 65-jährigen Fußgängerinnen und Fußgänger an den Unfallfolgen verstarben, waren es bei den Seniorinnen und Senioren 3,7 %. Insgesamt war über die Hälfte (59,7 %) der tödlich verunglückten Fahrradfahrer und Fußgänger mindestens 65 Jahre alt. Bei den getöteten Pkw-Insassen gehörte mehr als jede(r) Vierte zu dieser Altersgruppe, so Destatis.

Jeweils rund die Hälfte der verunglückten älteren Menschen waren Männer (55,1 %), bei den Getöteten lag der männliche Anteil sogar bei 69,2 %.

Bei den älteren Fußgängerinnen und Fußgängern war mit 74 % die häufigste Unfallursache „falsches Verhalten beim Überschreiten der Fahrbahn"; sie wurde beinahe jedem fünften älteren Fußgänger, der an einem Unfall beteiligt war, angelastet. In sechs von zehn Fällen (60,3 %) war es das „Überschreiten der Fahrbahn, ohne auf den Fahrzeugverkehr zu achten".[34]

4.5 Maßnahmen zu Mobilitätserhalt und -förderung

Um Mobilität für immer mehr ältere, alte und hochbetagte Menschen zu sichern, bedarf es eines ganzen Bündels verschiedenster Maßnahmen. Der DEKRA Verkehrssicherheitsreport 2021 formuliert dazu:

> *„Der Erhalt einer sicheren individuellen Mobilität auch im Alter ist eine gesellschaftliche Verpflichtung, die weiterer Anstrengungen in den Bereichen Infrastruktur, Technik und insbesondere beim Menschen selbst bedarf."*[35]

Mit Blick auf die Infrastruktur ist dabei wohl eine der wichtigsten Aufgaben, Barrierefreiheit herzustellen, um überhaupt erst die Voraussetzung für Teilhabe und Partizipation der älteren Generation zu schaffen. Denn das beste Verkehrssystem hat keinen großen Wert, wenn vorhandene Barrieren die uneingeschränkte und problemlose Nutzung für alle verhindern. Diese Sichtweise, verbunden mit den entsprechenden Forderungen, ist prominent in Artikel 9 „Zugänglichkeit/Accessibility" der UN-Konvention über die Rechte von Menschen mit Behinderungen aus dem

34 Verkehrsunfälle Senioren (2023). Vgl. auch die jüngeren Daten aus der zuvor zitierten Pressemitteilung von Destatis.

35 DEKRA (2021), S. 9.

Jahre 2008[36] niedergelegt, die von allen EU-Ländern ratifiziert wurde. Die deutsche Verkehrsinfrastruktur muss dementsprechend Schritt für Schritt barrierefrei umgestaltet werden, damit die Angebote künftig (besser als bisher) von allen Menschen genutzt werden können.

Am 3. Dezember 2022 hat das Bundeskabinett Eckpunkte der neuen „Bundesinitiative Barrierefreiheit – Deutschland wird barrierefrei" beschlossen. Denn in ihrem Koalitionsvertrag hatte die Ampel-Regierung festgehalten, die Barrierefreiheit als wichtiges Ziel für diese Legislaturperiode zu erhöhen. Im Blick hat sie dabei, so ist es der offiziellen Pressemitteilung der Regierung zu entnehmen, vor allem die Bereiche Mobilität, Wohnen, Gesundheit und Digitales:

> *„In einem fortschrittlichen Land wie Deutschland muss das Leben barrierefrei sein. Barrierefreiheit ist ein Qualitätsstandard für ein modernes Land und ein Gebot wirtschaftlicher Vernunft. Von Barrierefreiheit profitieren neben Menschen mit Behinderungen auch ältere Menschen, Menschen mit geringen Deutschkenntnissen und junge Familien. Barrierefreiheit zu verwirklichen ist deswegen eine wichtige Zukunftsaufgabe."*[37]

Die damit zum Ausdruck kommende umfassende und ganzheitliche Sicht auf Barrieren und Barrierefreiheit kommt auch bei der von der Regierung gelieferten Definition zum Ausdruck. Denn Barrieren sind eben nicht nur baulicher Art:

> *„Barrieren sind Hürden im Alltag, die viele Menschen an der gleichberechtigten Teilhabe in der Gesellschaft hindern. Sie können sehr vielfältig sein. Barrieren können zum Beispiel die Fortbewegung und Orientierung im öffentlichen Raum einschränken – etwa durch zugestellte Wege oder schwer zugängliche Eingänge. Kommunikationsbarrieren treten häufig bei Menschen mit Sinnesbeeinträchtigungen oder fehlenden Sprachkenntnissen auf. Komplizierte Formulare oder Korrespondenz mit Behörden können eine Hürde darstellen – ebenso unübersichtliche Internetseiten oder schlecht bedienbare Automaten – zum Beispiel für das Ziehen von Geld oder Fahrkarten."*[38]

---

36 www.bmas.de/DE/Soziales/Teilhabe-und-Inklusion/Politik-fuer-Menschen-mit-Behinderungen/Behindertenrechtskonvention-der-Vereinten-Nationen/un-behindertenrechtskonvention-rechte-von-menschen-mit-behinderungen-langtext.html (abgerufen am 22.5.2024).

37 Eckpunkte: „Bundesinitiative Barrierefreiheit – Deutschland wird barrierefrei" unter www.bmas.de/SharedDocs/Downloads/DE/Pressemitteilungen/2022/eckpunkte-bundesinitiative-barrierefreiheit.pdf (abgerufen am 13.5.2024).

38 Ebenda.

In Bezug auf das Thema Mobilität will die Bundesregierung insbesondere den Bus- und Bahnverkehr sowie sogenannte „Bedarfsverkehre“ barrierefrei gestalten. Bis zum Jahr 2026 sollte eine vollständige Barrierefreiheit im Öffentlichen Personennahverkehr (ÖPNV) erreicht werden. Dabei geht es auch um barrierefreie Zuwegungen, Hilfen für Seh- und Hörbehinderte.[39]

Von diesen Maßnahmen werden, wie den Zitaten unschwer zu entnehmen ist, eben auch und vor allem ältere und alte Menschen profitieren. Somit wird ein wichtiges, grundlegendes Fundament für die Sicherung von Mobilität im hohen Alter gelegt – natürlich unter der Voraussetzung, dass die für diesen Umbau notwendigen Ressourcen auch vorhanden sind.

Bleibt abschließend der entscheidende Faktor, der Mensch selbst: Die steigende Lebenserwartung, die Aussicht vieler Menschen in unseren Breiten acht, neun, ja durchaus auch 10 Lebensjahrzehnte erreichen zu können, machen neue biografische Meilensteine und Wegmarken notwendig. Was früher einmal mit Alter(n) verbunden wurde, gilt heute schon lange nicht mehr.

Deutlich wurde, dass bei der Frage um die Mobilität vor allem das sogenannte vierte Alter, die Hochbetagten ab einem Alter von 80/85 Jahren, enger in den Blick genommen werden müssen. Denn in diesem Alter stellen sich vermehrt gesundheitliche Einschränkungen ein, die sich auf die Kompetenz und die Fähigkeit der (aktiven und auch eher passiven) Mobilität auswirken können.

Dies muss bei den öffentlichen Diskursen und Diskussionen stärker als bisher berücksichtigt werden; insbesondere bei den anstehenden wissenschaftlichen Untersuchungen. Denn es ist festzustellen, dass in der Forschung die Hochbetagten noch immer zu wenig Beachtung finden und Daten (80+/85+/90+) nur spärlich vorhanden sind. Dies ist ein umso schmerzlicheres Desiderat, da die statistischen Vorausberechnungen uns zeigen, dass insbesondere die Zahl der Hochbetagten in den kommenden Jahren deutlich steigen wird.

Die im Text zitierten Erhebungen in den Senioreneinrichtungen zeigen, dass sich solche Untersuchungen in diesem Setting mit großer Wahrscheinlichkeit sehr gut durchführen lassen könnten.

Wünschenswert wären Analysen und tiefgreifende Explorationen[40] zu den von den Seniorenrinnen und Senioren selbst geschilderten Belastungen und Herausforderungen im Straßenverkehr; idealerweise in

39 Ebenda.

40 Dabei bietet sich z. B. das neue SAFE-R Verfahren nach Toepper et al. (2021) an.

Form einer Fahreignungsdiagnostik. Denn verschiedene Studien zeigen, dass „insbesondere komplexe Verkehrsräume eine mitunter große Herausforderung für ältere Fahrer" darstellen. Dabei werden schwierig zu überschauende Kreuzungen und das Zusammentreffen verschiedener Verkehrssysteme genannt. Darüber hinaus wurden bei Erhebungen „Fahrauffälligkeiten bei der Interaktion mit Radfahrern oder Fußgängern"[41] festgestellt.

Die Ergebnisse solcher Untersuchungen mit einer breiten Datenbasis wären geeignet, die notwendigen Maßnahmen zur Sicherung von Mobilität in einer Gesellschaft des langen Lebens zielgerichtet einzuleiten. Dazu wird es auch notwendig sein, die Angebote des ÖPNV besser auf die Bedarfe und Bedürfnisse hochbetagter Menschen auszurichten. Die dafür notwendigen Daten sollten einheitlich von den Verkehrsbetrieben erhoben werden, damit die notwendigen Anpassungen auch zielgerichtet angegangen werden können. Hier besteht ein besonders großes Desiderat mit einem großen Nachholbedarf.

Umso kritischer müssen in diesem Zusammenhang die vielerorten in den vergangenen Jahren durchgeführten „Umtauschaktionen Führerschein gegen ÖPNV-Ticket" gesehen werden, also die Möglichkeit, bei der Rückgabe des Führerscheins einen kostenfreien Zugang zu Bussen und Bahnen zu erhalten. Das ist von den Initiatoren durchaus „gut gemeint", kann aber nur dann funktionieren, wenn auch die Angebote des ÖPNV die dringenden Bedarfe und Bedürfnisse der Senioren abbilden und erfüllen können. In ländlichen Regionen gelingt das in der Regel nur bedingt oder gar nicht.

Und noch ein Problem ergibt sich, nämlich eben das demografische. Denn die Katze beißt sich in den Schwanz, wenn immer mehr hochbetagte Senioren ihren Führerschein gegen ÖPNV-Tickets eintauschen wollen. Dann stößt das schnell an die Grenzen der Finanzierbarkeit. So wie in Südkorea. Senioren durften dort generell ab 65 Jahren zur Förderung ihrer Mobilität kostenlos U-Bahn fahren. Bei allerdings immer mehr alten Menschen explodierten in den vergangenen Jahren die Kosten dafür, sodass sich die Regierung gezwungen sah, diese alten Regeln zu kippen – so die dazu bisher greifbaren Meldungen aus Südkorea.[42]

41 DEKRA (2021), S. 31.

42 Teure Gratistickets. In: Süddeutsche Zeitung (SZ) vom 5.2.2023.

Kapitel 5 Zusammenfassung und Ausblick

Stefan Arend

Es wird also eine Fülle weiterer eng aufeinander abgestimmter Maßnahmen und Produkte notwendig sein, um der Gesellschaft des langen Lebens mit vielen Millionen hochbetagter Menschen Mobilität zu garantieren und sie vor Gefahren und Risiken zu schützen, beispielsweise durch fachlich versierte Beratungen – auch über Entwicklungen der Fahrzeugtechnik, theoretische und praktische Schulungen für eine ältere Nutzungsgruppe (z. B. allgemeines Mobilitäts-, Fahr-, Fußgänger- und ÖPNV-Training), Rückmeldefahrten und verkehrspsychologischer und verkehrsmedizinischer Begleitung. Die EU-Kommission hat dazu bereits vor einigen Jahren mit ihrem „Elder-Safe-Report"[1] einen umfangreichen Aktionsplan präsentiert. Erforderlich sei, so heißt es in dem Report, „eine proaktive Strategie auf nationaler, regionaler und lokaler Ebene […]".[2] Auch die Forderungen der DEKRA im Verkehrssicherheitsreport „Mobilität im Alter" sind so etwas wie eine Checkliste für den Ausbau eines altengerechten Verkehrssystems.[3] Dabei erscheint es sinnvoll, auch Seniorenorganisationen und die Träger von Senioreneinrichtungen mit einzubeziehen.

In § 8 der Sozialen Pflegeversicherung (SGB XI) findet sich – neben Hunderten von Einzelregelungen und Bestimmungen zum Leistungsrecht und zur Absicherung und Unterstützung bei Pflegebedürftigkeit – die zentrale Aussage, dass Pflege in Deutschland nur als eine gesamtgesellschaftliche Aufgabe verstanden funktionieren und gelingen kann. So könne auch eine „neue Kultur des Helfens und der mitmenschlichen Zuwendung" entstehen.[4]

Diese Aussagen und die damit verbundene gesellschaftliche Zielsetzung einer neuen Kultur des Helfens durch menschliche Zuwendung sollten auch für die Fragen der Mobilität gelten. Denn auch der Zugang, der Erhalt und die Förderung von Mobilität in allen möglichen Ausprägungen können eben nur eine gesamtgesellschaftliche Aufgabe sein; man kann auch durchaus – wie beim Thema Pflege – von einer gesellschaftlichen Pflicht-Aufgabe sprechen.

1 www.road-safety.transport.ec.europa.eu/system/files/2021-07/eldersafe_final_report.pdf (abgerufen am 13.5.2024).

2 DEKRA (2021), S. 8.

3 DEKRA (2021), S. 65.

4 www.sozialgesetzbuch-sgb.de/sgbxi/8.html (abgerufen am 13.5.2024).

Dazu sind umfassende und tiefgreifendere Untersuchungen hochbetagter Personen notwendig, aber auch eine intensivere Auseinandersetzung mit dem Alter(n) aus gerontologischer Sicht. Auf dieser Basis ließen sich die jetzigen und künftigen (fachlichen) Diskussionen rund um das Themenspektrum Mobilität im Alter versachlichen und objektivieren und jedweder Form von Altersdiskriminierung entgegentreten.

Teil II

Der interdisziplinäre Ansatz zum Erhalt der Mobilität

Kapitel 1 Grundlagen und Überblick

Volkmar Bertke, Thomas Wagner

1.1 Einleitung

1.1.1 Demografischer Wandel

Der demografische Wandel und die damit einhergehende Alterung der Gesellschaft stellt auch die Verkehrswissenschaften vor viele Herausforderungen, die im Zusammenhang mit älteren Verkehrsteilnehmern stehen (siehe auch Teil I Kapitel 1). Wie in Bild 1.1 zu erkennen ist, liegt der Anteil von Personen über 65 Jahren sowohl in Deutschland als auch in anderen europäischen Ländern bei ca. einem Fünftel der Bevölkerung. In der 15. Bevölkerungsvorausberechnung zeigt sich ein sinkender Anteil von Personen zwischen 20- und 67 Jahren und ein steigender Anteil von Personen über 67 Jahren.[1] Während der Anteil der 20- bis 67-Jährigen im Jahr 2021 noch bei 62 % lag, wird für diese Altersgruppe im Jahr 2040 nur noch ein Anteil von 57 % und im Jahr 2070 von 56 % der Gesamtbevölkerung in Deutschland prognostiziert. Senioren (> 65 Jahre) besetzen somit bereits durch die zahlenmäßige Zunahme einen immer größer werdenden Anteil in der Gruppe der Verkehrsteilnehmer. Aktuell besitzen rund 81 % der Personen dieser Altersklasse einen Führerschein, und dieser Anteil wird sich vermutlich eher nach oben hin verändern, der Anteil älterer aktiver Verkehrsteilnehmer wird also weiter steigen.[2]

Demografische Effekte machen sich auch in der Fahrschulausbildung bemerkbar. Deren Beginn verschiebt sich seit 2013 vor allem in Städten und Ballungszentren um ca. 4 Jahre in Richtung „höheres Lebensalter". Durch die Verschiebung der Fahrausbildung und das damit verbundene spätere Ablegen der theoretischen und praktischen Fahrerlaubnisprüfung verfügen immer weniger junge Menschen über einen Führerschein. Diese Entwicklung spiegelt sich gleichzeitig in den aktuellen Zahlen des Kraftfahrt-Bundesamtes (KBA) wider: Demnach reduziert sich seit Jahren die Zahl junger Menschen, die in Deutschland einen Führerschein besitzen. Während 2015 noch ca. 4,7 Mio. junge Menschen zwischen 17 und 24 Jahren einen Führerschein besaßen, waren es zum 1. Januar 2019 nur noch 4,4 Mio. und zum 1. Januar 2024 noch knapp 4 Mio. (siehe Bild 1.2). Umgekehrt steigt die Zahl der älteren Verkehrsteilnehmer Jahr für Jahr stark an und hat sich seit 2015 mehr als verdoppelt (von knapp 6 auf ca. 13 Mio.).

1 Destatis (2.12.2022).

2 Destatis (2020).

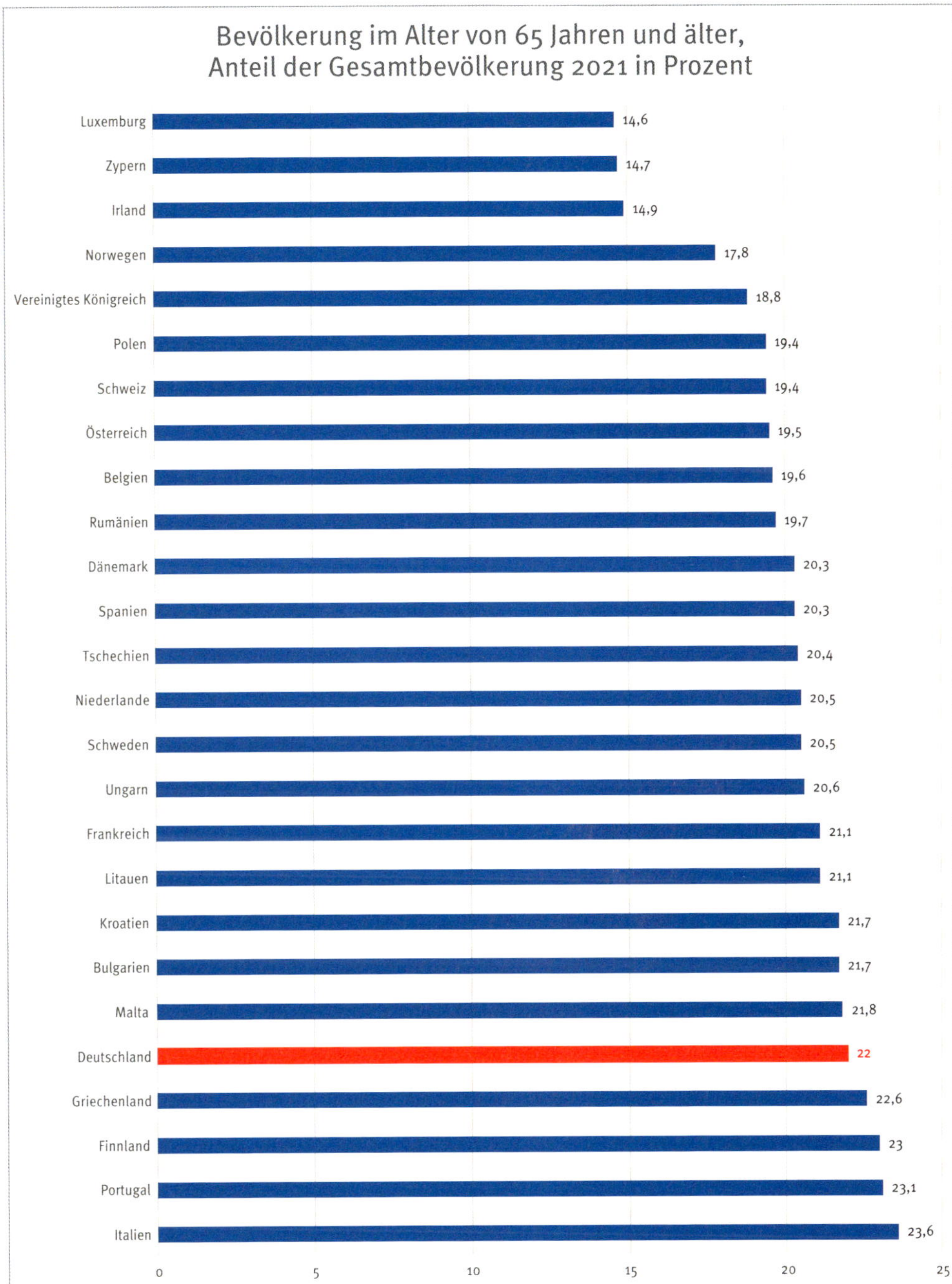

Bild 1.1 Ältere Menschen in Deutschland und anderen europäischen Staaten, 2021

Quelle: eigene Darstellung auf Basis der Daten von Destatis

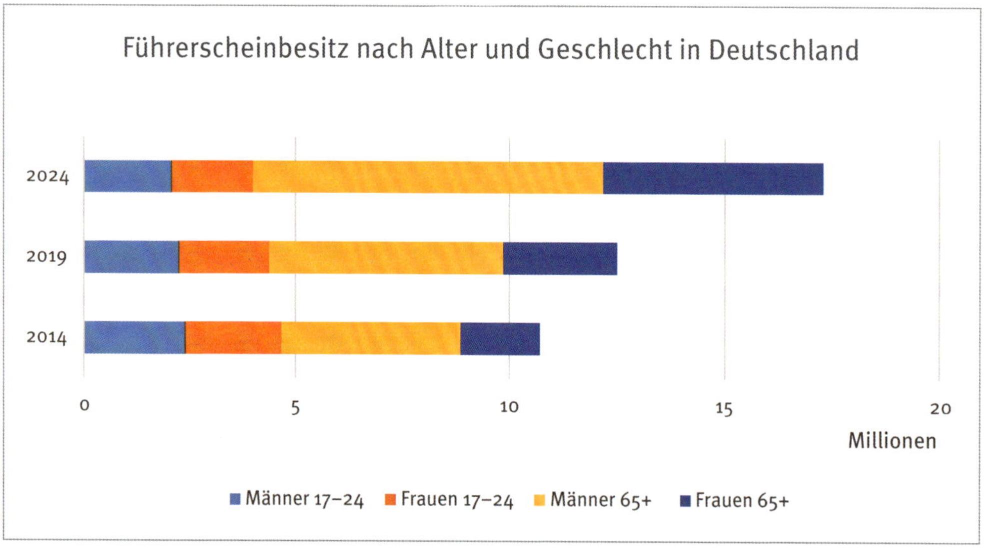

Bild 1.2 Entwicklung Führerscheinbesitz in Deutschland für die Jahre 2015, 2019 und 2024 Quelle: eigene Darstellung einer Auswertung auf Basis von Daten der KBA vom 1.1.2024

1.1.2 Mobilität und Alterungsprozesse

Mobilität spielt in jeder Lebensphase eine entscheidende Rolle, jedoch verändert sich ihre Bedeutung im Laufe der Zeit. Für junge Menschen ist der Erwerb der Fahrerlaubnis ein wichtiger Schritt in Richtung Unabhängigkeit und Eigenverantwortung, da sie die Möglichkeit bietet, flexibel und selbstbestimmt am gesellschaftlichen Leben teilzunehmen. Auch für ältere Menschen hat die Fahrerlaubnis einen besonderen Stellenwert, ist sie doch ein Symbol für Vitalität, Unabhängigkeit, Selbstbestimmung und gesellschaftliche Teilhabe. Der Verlust der Fahrerlaubnis bringt nicht nur praktische Einschränkungen mit sich, sondern kann auch psychosoziale Folgen wie Isolation und einen Verlust an Lebensqualität bedeuten.[3] Gerade in ländlichen Gebieten, wo alternative Verkehrsmittel oft fehlen, ist die Fahrerlaubnis essenziell, um Arztbesuche, Einkäufe oder soziale Kontakte zu ermöglichen. Zu dem Forschungsbereich liegen zahlreiche Studien vor, welche die hohe Bedeutung der Fahrerlaubnis für ältere Personen im Zusammenhang mit einer aktiven und selbstbestimmten Teilnahme am gesellschaftlichen Leben und am Straßenverkehr herausstellen (siehe Bild 1.3).[4]

3 Fastenmeier & Gstalter (2015).

4 Karthaus & Falkenstein (2015).

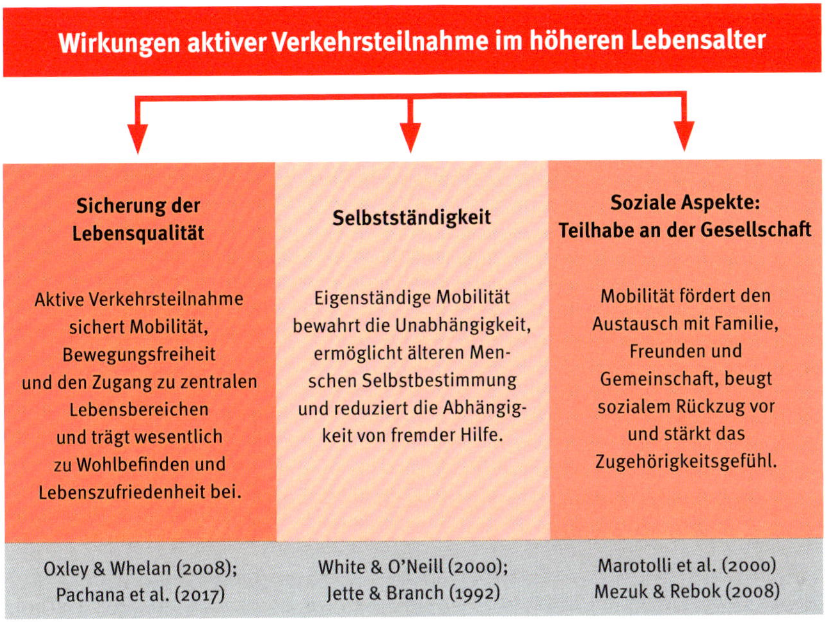

Bild 1.3 Bedeutung aktiver Verkehrsteilnahme
Quelle: eigene Darstellung der Forschungslage

In puncto Mobilität zeigen sich also zwei gegensätzliche Entwicklungen: Einerseits verliert die Nutzung des Automobils als Transport- und Fortbewegungsmittel an Relevanz und immer weniger junge Menschen besitzen überhaupt einen Führerschein. Gleichzeitig nehmen für ältere Menschen das eigene Auto und der Besitz eines Führerscheins an Bedeutung zu.

Das ausgeprägte Mobilitätsbedürfnis im höheren Lebensalter trifft immer wieder auf Forderungen nach altersabhängigen Überprüfungsmaßnahmen, die auf der Annahme mangelnder Fahrkompetenz älterer Menschen basieren. Solche Maßnahmen müssen sorgfältig begründet werden, um Akzeptanz zu finden und um die bekannten negativen Konsequenzen zu vermeiden.

Hierbei ist zu berücksichtigen, dass bei der Verkehrsteilnahme neben medizinisch-biologischen Aspekten auch die psychologisch-soziale Dimension zu betrachten ist. Ernst führt hierzu aus: „Altern bezieht sich nicht nur auf Veränderungen der körperlichen Funktionen, sondern ist aus gerontologischer Sicht immer ein Prozess, der [in] psychologischen und sozialen Dimensionen abläuft."[5] Der Alterungsprozess an

5 Ernst (1999), S. 17.

sich, auch der gesunde (abzugrenzen von krankhaften Verläufen bei z. B. demenziellen Erkrankungen),[6] kann zu funktionellen und strukturellen geistigen Abbauprozessen im Großhirn führen, die mit verkehrsrelevanten Beeinträchtigungen einhergehen können.[7] Daher kommt es mit zunehmendem Alter häufig zu Einschränkungen und Mobilitätsverlusten. Hieber et al. führen hierzu aus: „Das heißt, die Mehrzahl aller Menschen wird im Verlauf des Alternsprozesses mit Mobilitätsveränderungen konfrontiert werden und steht vor der Aufgabe, Möglichkeiten der Bewältigung zu entwickeln."[8] Der Zusammenhang mit der aktiven Teilnahme am Straßenverkehr als Fahrzeugführer ist evident: Eine im Alter abnehmende körperliche und psychophysische Leistungsfähigkeit kann zu plötzlichem Leistungsversagen, Ausfallerscheinungen oder Minderleistungen führen, welche in Unfällen oder unsicherer Fahrweise resultieren können. Zusammenfassend kann daher festgestellt werden, dass sich der natürliche Alterungsprozess hinsichtlich seiner Auswirkungen nicht nur auf körperliche und psychisch-kognitive Aspekte wie Einschränkungen der Beweglichkeit, erhöhte Verletzlichkeit oder verminderte Reaktionsfähigkeit beschränkt, sondern sich auf alle Lebensbereiche auswirkt, unter anderem Mobilität, Verkehrsteilnahme, Teilhabe an der Gesellschaft oder auch psychische Gesundheit. Hinsichtlich der Verkehrsteilnahme können aber auch Kompensationsmöglichkeiten angewandt werden, um diese Einschränkungen auszugleichen.[9]

1.1.3 Altersbezogene Pflichtuntersuchungen

Medienberichte über Unfälle mit älteren Kraftfahrern skizzieren ein oftmals verzerrtes und nichtrepräsentatives Lagebild, indem sie dieser Personengruppe negative Attribute wie „unsicher" oder „alterstypisch leistungsgemindert" zuschreiben.[10] Hakamies-Blomqvist hat sich mit diesem Thema in mehreren Studien und Veröffentlichungen auseinandergesetzt. Ihre Studien und Beiträge „Transportation in an Ageing Society: A Decade of Experience"[11] sowie der OECD-Bericht „Ageing and Transport" (2001) und „Ageing Europe: The Challenges and Opportunities for Transport Safety" (ETSC, 2003) kommen letztendlich zu dem Schluss, dass in der Öffentlichkeit weiterhin die Auffassung vorherrscht, ältere Kraftfahrer stellten ein erhebliches Gefährdungspotenzial dar, da

6 Vgl. Töpper (2017).

7 Hedden & Gabrieli (2004); Falkenstein & Sommer (2008).

8 Hieber et al. (2006), S. 21.

9 Siehe hierzu Teil III Kapitel 2.

10 Vgl. Birck (2011).

11 Hakamies-Blomqvist (2001).

sie altersbedingt sowohl körperlich als auch in ihren kognitiven Fähigkeiten nur eingeschränkt in der Lage seien, sicher am Verkehr teilzunehmen. Unter anderem wird von verpflichtenden Prüfungen ab Erreichen einer bestimmten Altersgrenze gesprochen, wie sie in anderen Ländern vorgeschrieben sind (siehe Tabelle 1.1).

Bereits auf dem 55. Verkehrsgerichtstag in Goslar wurde beispielsweise gefordert, dass durch empirische Forschung eine Risikoabschätzung bezüglich der Verkehrsteilnahme älterer Kraftfahrer erfolgen solle.[12] Dabei sei auch die Frage, ob es ab dem Erreichen eines bestimmten Lebensalters verpflichtende Eignungsuntersuchungen geben solle, zu diskutieren.

In Deutschland gibt es eine solche standardmäßige Ermittlung der aktuellen Leistungsfähigkeit bzw. Untersuchung von Führerscheinbesitzern ab einem bestimmten Lebensalter nicht. Kraftfahrer der Fahrerlaubnisgruppe 1 (u. a. Pkw und Motorrad) absolvieren die theoretische und praktische Prüfung nach ihrer Fahrschulausbildung als einzigen notwendigen Nachweis ihrer Leistungsfähigkeit beim Führerscheinerwerb. Die Erteilung und Verlängerung höherwertiger Fahrerlaubnisklassen der Gruppe 2 (Lkw und Personenbeförderung) sind an periodische „Checks" ausgewählter Komponenten der Leistungsfähigkeit gebunden, darunter Gesundheitsprüfungen und Untersuchungen des Sehvermögens im Abstand von 5 Jahren. Bei Führerscheinen der D-Klassen (Bus-Führerschein) wird zusätzlich ein psychologischer Leistungstest durchgeführt.

Die 3. EU-Führerscheinrichtlinie (in Kraft seit 2013) schreibt den Mitgliedsländern eine zeitliche Befristung des Führerscheins von 15 Jahren verbindlich vor. Entsprechend müssen (auch Pkw-)Führerscheine tatsächlich nach 15 Jahren erneuert werden. Jedoch ist die Verlängerung lediglich ein Verwaltungsakt ohne Überprüfung der Fahreignung. Es wird von einer fortbestehenden Eignung ausgegangen, die bis zum Lebensende besteht, sofern vorher keine Zweifel an der Fahreignung aufseiten der Führerscheinbehörde aufkommen. Solche Zweifel können unter anderem durch Fahrten unter Alkohol- oder Drogeneinfluss, bestimmte Krankheiten (z. B. Schlaganfall) oder auch Punkteverstöße hervorgerufen werden. Aber auch andere auffällige Verhaltensweisen im Verkehr, wie z. B. sehr langsames Fahren von älteren Personen, können in eine Überprüfung der Fahreignung einmünden. Insgesamt sollte in dem Zusammenhang erwähnt werden, dass sich über die Zeit der Blick auf das Thema und der Fokus in der Forschung verändert hat: Vor ungefähr 40 Jahren, als erste gerontologische Untersuchungen zur Mobilität erfolgten, stand das Fehlverhalten älterer Fußgänger sowie Unfallursachen

12 Deutscher Verkehrsgerichtstag (2017).

im Fokus der Forschung. Der damalige Blick wurde vorrangig auf die Verkehrssicherheit gerichtet. In den 1990er-Jahren wurden weitere Aspekte der Mobilität hinzugezogen, unter anderem die Mensch-Umwelt-Interaktion.[13] In den letzten 25 Jahren wurde Mobilität zunehmend ganzheitlich betrachtet, wobei auch z. B. sensorische und kognitive Einbußen, subjektive und objektive Schwierigkeiten der flexiblen Verkehrsmittelwahl sowie die Bereiche Individualverkehr und öffentliche Verkehrsmittel in die Betrachtung eingeschlossen wurden.[14]

1.1.4 Übersicht zu Regelungen und Methoden altersbezogener Pflichtuntersuchungen

In Europa gibt es nach Erteilung der Fahrerlaubnis weder einheitliche Regelungen für ärztliche Untersuchungen noch für zeitliche Abstände zwischen solchen Untersuchungen. In einigen Ländern werden die Auswirkungen meldepflichtiger Erkrankungen – unabhängig vom Alter – auf ihre Eignungsrelevanz überprüft (z. B. Estland, Finnland, Vereinigtes Königreich, Irland).

Die in den verschiedenen Ländern Europas verfolgten Ansätze sind an das kalendarische Alter gebunden und fokussieren vor allem auf die Beurteilung der körperlichen und geistigen Fitness. Dagegen spielen theoretische und praktische Befähigungsaspekte nur eine untergeordnete Rolle. Zudem gibt es keine einheitlichen Standards für solche Gesundheitsprüfungen. Die Länder unterscheiden sich z. T. stark voneinander bezüglich eingesetzter Methoden (Selbstauskunft, Untersuchung, Begutachtung), Umfang und Inhalt der Gesundheitsprüfung, Qualifikation des eingesetzten Personals und deren Stellung gegenüber dem Klienten. Einen Überblick über die unterschiedlichen Verfahrensweisen in den Ländern gibt Tabelle 1.1 mit Blick auf eine Pkw-Fahrerlaubnis der Gruppe 1.

Wie Tabelle 1.1 ebenfalls zu entnehmen ist, setzen die meisten angeführten Länder altersbezogene Pflichtuntersuchungen in Form von medizinischen oder kognitiven Tests ein. Viele Studien zu derartigen Screenings zeigen jedoch, dass solche Maßnahmen keinen nennenswerten Beitrag zur Verkehrssicherheit leisten und sogar negative Folgen haben können.[15] Eine weitere relevante Untersuchung hat beispielsweise die Sicherheitsbilanz in sechs australischen Bundesstaaten analysiert. Der einzige Staat ohne altersbezogene Überprüfungen, Victoria, schnitt dabei

13 Vgl. Ernst (1999).

14 Unter anderem Engeln & Schlag (2001); Falkenstein & Sommer (2008).

15 Fastenmeier, Gstalter & Gehlert (2014); Fastenmeier, Gstalter & Rompe (2015).

Tabelle 1.1 Übersicht zu Regelungen und Methoden altersbezogener Pflichtuntersuchungen in verschiedenen Ländern

Land	Alter der ersten Untersuchung	Erneuerung der Fahrerlaubnis (FE)	Ablauf/Regelung
Belgien	keine Altersbegrenzung	Erneuerung der FE alle 15 Jahre	keine Überprüfung/Assessments
Bulgarien	keine Altersbegrenzung	Erneuerung der FE alle 10 Jahre	keine Überprüfung/Assessments
Dänemark	70 Jahre	gültig bis 75 Jahre, danach erneute Überprüfung	ärztliche Tests; wenn Arzt Fahreignung nicht bestätigen kann, dann Durchführen einer praktischen Fahrprüfung Methoden: körperliche „Funktionsprüfung", Mini-Mental Test (m-MMSE) Kognitionstest (Clock-Drawing-Test) bei kognitiver Schwäche: Überweisung zu Hausarzt, Psychiater, Geriater, Neurologe für praktische Fahrverhaltensbeobachtung
Deutschland	keine Altersbegrenzung	Erneuerung der FE alle 15 Jahre (FE-Gr. 1)	keine Überprüfung/Assessments, aber mit Punktesystem
Estland	ab 65 Jahre	bis 65 Jahre: alle 10 Jahre (medizinische Untersuchung) ab 65 Jahre: alle 5 Jahre	ärztliches Attest von Allgemeinmediziner
Finnland	70 Jahre		medizinisches Gutachten (nicht älter als 6 Monate)
Frankreich	keine Altersbegrenzung	Erneuerung der FE alle 15 Jahre	keine Überprüfung/Assessments, aber mit Punktesystem
Großbritannien	70 Jahre	alle 3 Jahre	Selbstauskunft über Gesundheitszustand und Sehvermögen (Falschauskunft wird strafrechtlich verfolgt). Behörde trifft entweder Entscheidung über Fahreignung aufgrund der gegebenen Informationen oder kontaktiert Allgemeinmediziner für Untersuchung oder verlangt Fahrprüfung oder Sehtest
Griechenland	65 Jahre	alle 3 Jahre (oder eher, wenn vom Arzt empfohlen)	zwei Gesundheitsgutachten (Pathologe und Augenarzt), außerdem „Health Booklet" oder „Report of a Secondary Medical Committee"
Irland	70 Jahre (unter 60 Jahre: 10 Jahre gültig; ab 60 gültig bis zum 70. Geburtstag)	alle 1 bis 3 Jahre	Gutachten vom Arzt Gutachten: Geprüft werden visuelle und neurologische Einschränkungen; Ableitung von Kompensationsmöglichkeiten, zum Beispiel orthopädische Empfehlungen oder Beschränkungen (zum Beispiel nur tagsüber fahren, 30-km-Radius, maximale Höchstgeschwindigkeit)
Island	70 Jahre		regelmäßige ärztliche Untersuchung
Italien	50 Jahre	ab 50 Jahre: alle 5 Jahre ab 70 bis 80 Jahre: alle 3 Jahre ab 80 Jahre: alle 2 Jahre	ärztliche Untersuchung
Kroatien	70 Jahre		medizinisches Gutachten
Lettland [1]	Führerschein muss alle 10 Jahre erneuert werden	ab 60 alle 3 Jahre	Untersuchung bei Allgemeinmediziner
Litauen [1]	60	bis 55 Jahre: 10 Jahre gültig ab 60 Jahre: 5 Jahre gültig ab 70 Jahre: 2 Jahre gültig ab 80 Jahre: 1 Jahr gültig	Untersuchung bei Allgemeinmediziner
Luxemburg	60 Jahre	bis 70 Jahre: 10 Jahre gültig ab 70 Jahre: 5 Jahre ab 80 Jahre: 2 Jahre	medizinisches Gutachten von Hausarzt oder Société Nationale de Circulation Automobile (Ausschlussmerkmale: schwere Herz-Rhythmus-Störungen, Alkohol- oder BTM-Abhängigkeit, spezifische Medikamente oder Medikamentenkombination)
Malta	70 Jahre	5 Jahre	medizinisches Gutachten (vom Arzt auszufüllen) Kriterien: Sehvermögen, Diabetes, neurologische Erkrankungen etc. sowie Empfehlungen für Beschränkungen
Niederlande	70 Jahre	(vorher Erneuerung alle 10 bis 15 Jahre ohne medizinisches Gutachten) ab 70 Jahre: gültig für maximal 5 Jahre ab 75 Jahre: medizinisches Gutachten	medizinisches Gutachten vom Hausarzt (Sehvermögen, Diabetes, Nierenerkrankungen, Lungenerkrankungen, Herzerkrankungen etc.)
Norwegen	80 Jahre	maximal 3 Jahre	medizinisches Gutachten vom Hausarzt außerdem: Ärzte sind verpflichtet zu melden, wenn eine Person über eine längere Zeit (mindestens 6 Monate) nicht die gesundheitlichen Anforderungen für einen Führerschein hat
Österreich	keine Altersbegrenzung	Erneuerung alle 15 Jahre	
Polen	keine Altersbegrenzung	Erneuerung alle 15 Jahre	
Portugal	60 Jahre	ab 50 Jahre: 10 Jahre gültig (ohne medizinisches Gutachten) ab 60 Jahre: alle 5 Jahre mit medizinischem Gutachten ab 70 Jahre: alle 2 Jahre	medizinisches Gutachten über physische und mentale Fahreignung
Rumänien [1]	Führerschein ist 10 Jahre gültig	Erneuerung alle 15 Jahre	psychologisches und medizinisches Gutachten
Russland	keine Altersbegrenzung	Erneuerung alle 15 Jahre	
Schweden	keine Altersbegrenzung	Erneuerung alle 10 Jahre	
Schweiz	75 Jahre	2 Jahre	ärztliche Überprüfung von Sehvermögen, Hörvermögen und allgemeiner Gesundheitszustand neu seit 2020: Beschränkungen (bestimmte Strecken/Regionen, Höchstgeschwindigkeit)
Slowakei	65 Jahre	5 Jahre	medizinisches Gutachten
Slowenien	80 Jahre	alle 5 Jahre	medizinisches Gutachten
Spanien	65 Jahre	bis 65 Jahre: 10 Jahre ab 65 Jahre: 5 Jahre	medizinisch-psychologische Untersuchung in einem Medical Driving Test Center von einem Augenarzt, Psychologen und Praktischem Arzt
Tschechien	60 Jahre	gültig bis 65, 68 und ab 70 alle 2 Jahre	Untersuchung bei Allgemeinmediziner
Türkei	keine Altersbegrenzung		
Ungarn [1]	ab 40	ab 40 Jahre: 10 Jahre 40 bis 59 Jahre: 5 Jahre 60 bis 69 Jahre: 3 Jahre 70 Jahre und älter: 2 Jahre	Untersuchung bei Allgemeinmediziner
Zypern	70 Jahre	maximal 3 Jahre gültig	Gutachten von Allgemeinmediziner (auch Sehtest) (TOM 153B Formular)

Für die mit [1] gekennzeichneten Länder sind keine neueren Informationen vorhanden. Die Angaben stammen vom Europe Older Drivers 2015 Report, Tabelle S. 40.

Quelle: DEKRA Verkehrssicherheitsreport 2021

am besten ab. Weder ältere Fahrer noch andere Verkehrsteilnehmer profitierten von den Screenings in den anderen Staaten.[16]

Dies unterstreicht, dass die bislang angewandten Überprüfungsmaßnahmen die Verkehrssicherheit nicht verbessern. Auch eine Studie aus Dänemark zeigt, dass zusätzliche kognitive Tests zu den bestehenden medizinischen Checks keinen positiven Effekt auf die Sicherheit älterer Fahrer hatten.[17] Stattdessen führen solche Pflichtuntersuchungen oft zu Mobilitätsverlust, da viele ältere Menschen aus Angst vor Prüfungen freiwillig auf ihren Führerschein verzichten.[18] Dadurch sind sie gezwungen, alternative Verkehrsmittel zu nutzen, zu Fuß zu gehen oder auch Fahrrad zu fahren, was beides mit einem höheren Unfallrisiko verbunden ist. Stattdessen sollten nach Ansicht der Autoren gezielte Maßnahmen wie freiwillige Beratungsangebote oder Trainingsprogramme gefördert werden, um die Mobilität älterer Fahrer zu unterstützen, ohne ihre Unabhängigkeit einzuschränken. Bislang ist der Königsweg zur Lösung dieser schwierigen Aufgabe noch nicht gefunden.

1.2 Gesetzliche Grundlagen der Verkehrsteilnahme

Das Führen von Kraftfahrzeugen auf öffentlichen Straßen ist mit weitreichenden Gefahren verbunden. Im Zuge der Gefahrenabwehr setzt das Fahrerlaubnisrecht vor allem auf die staatlichen Schutzpflichten gemäß Art. 2 Grundgesetz. Seit 1909, als Kaiser Wilhelm das Gesetz über den Verkehr mit Kraftfahrzeugen erließ, bedarf derjenige, der auf öffentlichen Straßen ein Kraftfahrzeug führen will, einer Fahrerlaubnis. Eignung und Befähigung bilden dabei zentrale Anforderungen im Fahrerlaubnisrecht. Nach § 2 Abs. 4 des StVG ist die Eignung gegeben, wenn bestimmte positive Voraussetzungen vorliegen und bestimmte negative Tatsachen ausgeschlossen sind. Demnach ist geeignet, wer die notwendigen körperlichen und geistigen Anforderungen erfüllt und nicht erheblich oder wiederholt gegen verkehrsrechtliche Vorschriften oder Strafgesetze verstoßen hat.

Eignungsrelevant sind z. B. Erkrankungen oder gesundheitliche Beeinträchtigungen, also mangelndes Seh- oder Hörvermögen, Herz-, Gefäß- oder Nierenerkrankungen, aber auch Mängel im Zusammenhang mit Alkohol- oder Drogenkonsum oder Medikamenteneinnahme. Die Eignung zum Führen von Kraftfahrzeugen wird hierbei als zeitlich weitgehend stabile, von vorübergehenden (Situations- und) Befindlichkeitsparametern unabhängige Fähigkeit verstanden, die neben gesund-

16 Langford, Bohensky, Koppel & Newstead (2008).

17 Siren & Meng (2012).

18 Fastenmeier et al. (2014 und 2015).

heitlich-konstitutionellen Voraussetzungen auch Aspekte der Persönlichkeit und psychophysische Variablen im Sinne einer Disposition umfasst.[19] Der Eignungsbegriff vereinigt somit körperliche, geistige und verhaltensbezogene, also charakterliche Mindestvoraussetzungen zum sicheren Führen von Kraftfahrzeugen. Der Eignungsbegriff wird abgegrenzt von der Fahrsicherheit, auch als Fahrfähigkeit oder Fahrtüchtigkeit bezeichnet, also den aktuell verfügbaren körperlichen und geistigen Voraussetzungen für eine sichere Verkehrsteilnahme zum Zeitpunkt der Fahrt.

Mangelnde Fahrsicherheit wird durch das Strafrecht sanktioniert, denn in § 315c des Strafgesetzbuches (StGB) heißt es:

> *„Wer im Straßenverkehr ein Fahrzeug führt, obwohl er [...] nicht in der Lage ist, das Fahrzeug sicher zu führen, oder grob verkehrswidrig und rücksichtslos [...], und dadurch Leib oder Leben eines anderen Menschen oder fremde Sachen von bedeutendem Wert gefährdet, wird [...] bestraft."*

Dieser § 315c StGB bezieht sich auf den Zeitpunkt der Fahrt. Nach Alkohol- oder Drogenkonsum, bei Übermüdung oder Medikamenteneinwirkung etc. kann die Fahrsicherheit temporär nicht gegeben sein. Sie ist also situativ und zeitlich zu betrachten. Diese Zeitkomponente spielt bei der Differenzierung der Begriffe eine wesentliche Rolle: Einerseits die unbefristete, zeitlich stabile Disposition (Fahreignung) und andererseits die temporäre, situative oder momentane Verfassung (Fahrsicherheit).[20]

Im Falle eines erstmaligen Erwerbs einer Fahrerlaubnis wird die Fahreignung in Deutschland als gegeben unterstellt. Es erfolgt nur eine Überprüfung des Sehvermögens. Damit sind die Voraussetzungen zum Erwerb der Befähigung zum Fahren erfüllt. Der Begriff der Befähigung beschreibt den Erwerb theoretischer Kenntnisse und praktischer Fahrfähigkeit. Die Fahrschulausbildung wird durch das Ablegen einer theoretischen und praktischen Prüfung abgeschlossen. Im allgemeinen Sprachgebrauch werden Begriffe wie „Fahreignung", „Fahrkompetenz", „Fahrtauglichkeit", „Fahrtüchtigkeit" oder auch „Fahrfähigkeit" oft synonym benutzt. Wie oben ausgeführt, stehen die genannten Begriffe zwar allesamt mit den persönlichen Voraussetzungen zum sicheren Führen eines Kraftfahrzeugs in Zusammenhang, bezeichnen jedoch verschiedene Teilaspekte.

Die normative Vorschriftenwelt verlangt von jedem Fahrer die Umsetzung einer Selbstprüfungs- und Vorsorgepflicht.[21] Hierbei handelt es sich um Sorgfaltspflichten, sich selbst einen Überblick über die eigene

19 Berghaus & Brenner-Hartmann (2012).

20 Ebenda.

21 Mix, Lämmler & Steinhagen-Thiessen (2004); Neumann-Zielke (2004).

(momentane) Fahrsicherheit und (allgemeine) Fahreignung zu verschaffen und entsprechende Vorsorgemaßnahmen hinsichtlich der Verkehrsteilnahme zu treffen. Erst bei Fahrauffälligkeiten, die polizeilich erfasst werden, liegt es in der Aufgabe der zuständigen Verwaltungsbehörde, innerhalb des gültigen Rechtsrahmens weitere Maßnahmen zur Klärung zu veranlassen. Solche Maßnahmen können z. B. der Entzug der Fahrerlaubnis und gegebenenfalls das Anordnen eines ärztlichen Gutachtens (verkehrsmedizinische Untersuchung) oder einer Fahreignungsbegutachtung (medizinisch-psychologische Untersuchung) sein. Diese angeordneten Untersuchungen dienen dabei dem Ausräumen der von der Fahrerlaubnisbehörde aufgrund eigener Ermittlungen abgeleiteten Eignungszweifel.

Die Fahreignung kann durch Krankheiten eingeschränkt oder aufgehoben sein. Welche Erkrankungen einen Eignungsmangel in körperlicher oder geistiger Hinsicht darstellen, ist in der Fahrerlaubnis-Verordnung (FeV) detailliert beschrieben.[22] Zu den Erkrankungen, die die Fahreignung infrage stellen, gehören unter anderem Sehstörungen, Herz- und Gefäßkrankheiten und Krankheiten des Nervensystems. Zusammengefasst wird unter dem übergeordneten Begriff der Fahreignung die allgemeine, zeitlich unbegrenzte medizinische und psychologische Möglichkeit verstanden, ein Kraftfahrzeug sicher zu führen (entsprechend eines Persönlichkeitsmerkmals).

Neben Befähigung taucht in der Fachliteratur manchmal auch die Bezeichnung Fahrkompetenz auf. Während „Befähigung" vor allem die Perspektive des lernenden Fahrschülers adressiert, bezieht die Fahrkompetenz auch praktische Fahrerfahrung im Handlungsvollzug mit ein. Handlungsroutinen werden automatisiert und die Fahrfertigkeiten im Sinne einer „komplexen und interaktiven Tätigkeit" weiter ausgebaut.[23] Auch Jacobs schlägt diese Herangehensweise vor, da die Kompetenz z. B. durch Training auf die Fahreignung wirken kann.[24] Der Teilaspekt der Fahrbefähigung wird als „grundsätzliche Fertigkeit verstanden, ein Kraftfahrzeug im Straßenverkehr zu bewegen". Es handelt sich dabei um erlernte Fertigkeiten, die in der Fahrschule vermittelt und trainiert werden und die sich durch Fahrpraxis und Erfahrung verbessern. Diese Unterscheidung wird auch in der verkehrsrechtlichen Literatur vorgenommen: Koehl führt hierzu aus, dass die „praktischen Fahrfertigkeiten" einen wichtigen Teilbereich der Eignung darstellen.[25]

22 Siehe § 11, Anlage 4, 5 und 6 FeV.

23 Vgl. Burgard (2005).

24 Jacobs (2016).

25 Koehl (2017).

Eine Abgrenzung der Begriffe, welche sich nur unwesentlich in der Taxonomie von den obigen Ausführungen unterscheidet, wurde von Jacobs vorgenommen.[26] Ihr Modell zum sicheren Führen eines Kraftfahrzeugs beschreibt den Zusammenhang zwischen drei zentralen Einflussfaktoren: **Fahreignung**, **Fahrkompetenz** und **Fahrsicherheit**. Diese drei Dimensionen wirken in einem wechselseitigen Verhältnis zusammen und bestimmen gemeinsam, ob eine Person ein Fahrzeug sicher führen kann.

Die **Fahreignung** (Disposition) umfasst zeitlich stabile, personenspezifische Merkmale, die die grundsätzliche Fähigkeit zum Führen eines Fahrzeugs bedingen. Dazu zählen körperliche und geistige Voraussetzungen, charakterliche Eigenschaften sowie gesundheitliche und psychische Stabilität. Die Fahreignung wird auch als **Fahrtauglichkeit** bezeichnet und stellt eine Voraussetzung dar, um überhaupt dauerhaft fahrfähig zu sein.

Die **Fahrkompetenz** (Skill) bezieht sich auf erworbene Fähigkeiten und Fertigkeiten im Umgang mit dem Fahrzeug. Sie entwickelt sich durch **Training**, **Erfahrung** und **Übung** und umfasst sowohl theoretisches Wissen als auch praktische Handlungskompetenzen. Fahrkompetenz kann als Ausdruck der **Fahrfertigkeit** verstanden werden.

Die **Fahrsicherheit** (Present state) beschreibt den aktuellen, situativ und zeitlich variablen Zustand einer Person während der Fahrt. Sie hängt von kurzfristigen Faktoren wie Müdigkeit, emotionalem Zustand, Stress oder Substanzeinfluss ab. Sie wird auch als **Fahrtüchtigkeit** und **Fahrfähigkeit** bezeichnet.

Diese drei Dimensionen stehen in enger Wechselwirkung: Eine stabile **Fahreignung** bildet die Grundlage für den Erwerb und die Aufrechterhaltung von **Fahrkompetenz**. Beide Faktoren können die momentane **Fahrsicherheit** beeinflussen, die wiederum das tatsächliche Verhalten im Straßenverkehr bestimmt. Nur durch das (zuverlässige) Zusammenspiel dieser drei Komponenten ist das **sichere Führen eines Kraftfahrzeugs** gewährleistet.

1.3 Interdisziplinarität von Psychologie, Medizin und Pädagogik als Schlüssel für Mobilitätserhalt und zur Identifikation auffälliger Fahrer

Die Erhaltung der Mobilität älterer Kraftfahrer und die frühzeitige Identifikation verkehrsauffälliger Fahrer erfordern eine interdisziplinäre Herangehensweise, die sowohl medizinische als auch psychologische

26 Jacobs (2016).

Aspekte berücksichtigt. Die Zusammenarbeit von Medizin und Psychologie ist dabei von entscheidender Bedeutung, um eine ganzheitliche Beurteilung zu ermöglichen und altersbedingte Risiken im Straßenverkehr zu minimieren.[27]

1.3.1 Medizinische Aspekte – Physische und kognitive Gesundheit

Aus medizinischer Sicht spielen altersbedingte Erkrankungen und Einschränkungen eine wesentliche Rolle bei der Fahreignung älterer Fahrer (siehe auch Teil I Kapitel 2 und Teil II Kapitel 4). Zu den häufigsten altersassoziierten Problemen gehören sensorische Defizite, insbesondere im Bereich des Seh- und Hörvermögens, sowie motorische Einschränkungen, die die Fahrzeugkontrolle beeinträchtigen können.[28] Eine weitere wichtige medizinische Komponente betrifft kognitive Störungen, wie sie bei neurodegenerativen Erkrankungen (z. B. Alzheimer oder vaskuläre Demenz, vgl. besonders auch Teil II Abschnitt 4.3.8) auftreten, die das Entscheidungsverhalten und die Aufmerksamkeit im Straßenverkehr beeinträchtigen.[29]

Die medizinische Diagnostik konzentriert sich in diesem Kontext auf die Erkennung dieser körperlichen und kognitiven Defizite durch neurologische, geriatrische und ophthalmologische Untersuchungen. So wird beispielsweise das Sehvermögen mithilfe von Sehschärfetests und Untersuchungen des peripheren Gesichtsfelds beurteilt, während kognitive Tests wie die Mini-Mental State Examination (MMSE) zur Früherkennung von Demenzerkrankungen eingesetzt werden.[30] Studien zeigen, dass physische und kognitive Einschränkungen bei älteren Fahrern stark mit einer erhöhten Unfallwahrscheinlichkeit verbunden sind.[31]

1.3.2 Psychologische Aspekte – Kognitive und emotionale Faktoren

Die Psychologie ergänzt die medizinische Perspektive durch eine detaillierte Analyse kognitiver und verhaltensbezogener Faktoren, die für die sichere Fahrzeugführung entscheidend sind. Kognitive Funktionen wie Aufmerksamkeit, Reaktionsgeschwindigkeit und exekutive Kontrolle sind im Straßenverkehr von großer Bedeutung und können im Alter

27 Dickerson et al. (2007).
28 Owsley & McGwin (2010).
29 Carr & Ott (2010).
30 Folstein et al. (1975).
31 Edwards et al. (2008).

beeinträchtigt sein.[32] Die psychologische Diagnostik umfasst daher Tests, die spezifisch auf diese Funktionen abzielen. Der „Trail Making Test" (TMT)[33] oder der „Useful Field of View" (UFOV)-Test[34] sind Beispiele für solche Tests, die eine eingeschränkte Aufmerksamkeitsleistung und verlangsamte Informationsverarbeitung messen können. Neben den kognitiven Aspekten spielt auch die emotionale Verfassung eine wichtige Rolle. Angst vor dem Fahren oder mangelndes Selbstvertrauen können zu übervorsichtigem oder unsicherem Fahrverhalten führen, während übermäßiges Vertrauen in die eigenen Fähigkeiten bei gleichzeitig eingeschränkten Funktionen das Unfallrisiko erhöht.[35] Verkehrspsychologische Untersuchungen tragen zur Identifizierung solcher emotionaler Faktoren bei und bieten Ansätze zur Verhaltensmodifikation.

1.3.3 Pädagogische Aspekte – Perspektiven des Mobilitätserhalts durch Training

Verkehrspädagogen sind wesentliche Akteure in der Umsetzung von Trainingsmaßnahmen zum Mobilitätserhalt. Ihre didaktischen und methodischen Kompetenzen ermöglichen eine individuelle Anpassung von Schulungsinhalten und die individuelle Ausgestaltung von Trainings an die spezifischen Bedürfnisse der älteren Teilnehmer. Fahrlehrer vermitteln nicht nur technische Fähigkeiten, sondern fördern auch das Sicherheitsbewusstsein und die Selbstreflexion. Die Schulungen konzentrieren sich auf praktische Übungen und den sicheren Umgang mit komplexen Verkehrssituationen.

Wie Zwicker et al. hervorheben, leisten qualifizierte Fahrlehrer durch gezielte Schulungen einen entscheidenden Beitrag zum Mobilitätserhalt älterer Menschen, indem sie ihre didaktischen Kompetenzen nutzen, um auf die individuellen Bedürfnisse der Teilnehmer einzugehen.[36] Fahrtrainings, die speziell auf ältere Verkehrsteilnehmer zugeschnitten sind, bieten eine effektive Möglichkeit, die Fahrkompetenz nachhaltig zu fördern. Spezifische Fahrtrainings spielen eine entscheidende Rolle, um altersbedingte Leistungsdefizite zu kompensieren. Dabei werden praxisorientierte Ansätze verfolgt, die es älteren Fahrern ermöglichen, ihre Fähigkeiten zu überprüfen und gezielt zu verbessern. Zudem stärken Trainings das Bewusstsein für Gefahrensituationen und fördern eine defensive Fahrweise, die das Unfallrisiko reduziert. Gruppentrainings

32 Ball et al. (1993).

33 Reitan (1958).

34 Wood et al. (2014); Ball et al. (1993).

35 Eby et al. (2003).

36 Zwicker, Schlag, Gaster & Gehlert (2021).

schaffen unter anderem eine Plattform für sozialen Austausch und den Abbau von Unsicherheiten, die viele ältere Fahrer im Zusammenhang mit komplexen Verkehrssituationen empfinden. Arend legte überzeugend dar, dass diese Programme nicht nur praktische Unterstützung bieten, sondern auch das Selbstvertrauen der Teilnehmer fördern, was ein wesentlicher Faktor für den langfristigen Mobilitätserhalt ist.[37] Darüber hinaus tragen solche Maßnahmen dazu bei, ältere Fahrer mit neuen Verkehrsvorschriften und modernen Fahrzeugtechniken vertraut zu machen, wodurch sie besser an die Anforderungen des heutigen Straßenverkehrs angepasst sind.

1.3.4 Interdisziplinäre Zusammenarbeit – Ganzheitliche Beurteilung der Fahrfähigkeit

Die interdisziplinäre Zusammenarbeit von Medizin und Psychologie ermöglicht eine umfassende Bewertung der Fahrfähigkeit älterer Kraftfahrer. Geriater und Neurologen erfassen medizinische Risikofaktoren, während Verkehrspsychologen die kognitiven und emotionalen Dimensionen des Fahrverhaltens analysieren.[38] Die Schnittstelle zwischen den beiden Disziplinen zeigt sich besonders in der Diagnostik kognitiver Störungen. Während medizinische Tests kognitive Defizite wie Gedächtnisverlust oder Desorientierung identifizieren, tragen psychologische Tests dazu bei, das Ausmaß dieser Defizite in Bezug auf verkehrsrelevante Anforderungen zu spezifizieren. Studien zeigen, dass eine Kombination aus medizinischen und psychologischen Tests, ergänzt durch Fahrsimulationen oder reale Fahrprüfungen, eine höhere Validität bei der Vorhersage des Fahrverhaltens aufweist als die isolierte Anwendung eines der Verfahren.[39]

Präventive Maßnahmen wie Fahrtrainings oder rehabilitative Ansätze profitieren ebenfalls von der interdisziplinären Zusammenarbeit. Während medizinische Interventionen, z. B. die Anpassung von Seh- oder Hörhilfen, physische Defizite ausgleichen können, zielen psychologische Trainings auf die Verbesserung von Aufmerksamkeit und Reaktionsgeschwindigkeit.[40] In einigen Fällen kann auch eine Reduzierung der Fahrzeiten oder -strecken als eine maßgeschneiderte Lösung empfohlen werden, um eine bessere Verkehrssicherheit zu gewährleisten, ohne

37 Arend (2023).

38 Anstey et al. (2005).

39 Freund, Gravenstein, Ferris & Shaheen (2002); Freund, Colgrove, Petrakos & McLeod (2008).

40 Brouwer & Ponds (1994).

die Mobilität vollständig einzuschränken.[41] Die Interdisziplinarität von Psychologie, Medizin und Pädagogik spielt eine zentrale Rolle bei der Erhaltung der Mobilität älterer Kraftfahrer und der Identifikation auffälliger Fahrer. Durch die Zusammenarbeit der Disziplinen können sowohl physische als auch kognitiv-emotionale Faktoren umfassend beurteilt und mithilfe pädagogischer Ansätze gezielte Maßnahmen zur Erhaltung der Mobilität unter Berücksichtigung der Verkehrssicherheit entwickelt werden.

1.4 Einzelfallgerechte Ansätze zur Einschätzung der Fahrkompetenz

Juristisch bedeutet Einzelfallgerechtigkeit, dass konkrete Fälle individuelle Berücksichtigung bei der Rechtsanwendung erfahren (zu rechtlichen Aspekten siehe auch Teil II Kapitel 2). Eine Identifizierung unsicherer älterer Verkehrsteilnehmer, bevor eine Auffälligkeit beobachtet wird, ist vor diesem Hintergrund schwierig und stellt seit Jahren ein Problem dar. Dies beschäftigt so verschiedene Berufsgruppen wie Politiker, Juristen, (Verkehrs-)Mediziner, Neuro- und Verkehrspsychologen. Der Verkehrsgerichtstag in Goslar 1995 stellte hinsichtlich älterer Verkehrsteilnehmer (Arbeitskreis I) damals fest, dass diese Gruppe nicht häufiger als andere Altersgruppen im Verkehr auffällig wird. Daher wurde auch kein Handlungsbedarf für verpflichtende Gesundheitsuntersuchungen bei Erreichen einer bestimmten Altersgrenze gesehen und nur die Empfehlung zu freiwilligen Gesundheitschecks ausgesprochen.

Demgegenüber wurde auf dem 55. Verkehrsgerichtstag in Goslar 2017, mehr als 20 Jahre später, unter anderem gefordert, dass durch empirische Forschung eine Risikoabschätzung bei älteren Kraftfahrern erfolgen solle. In den damaligen Empfehlungen wurde eine qualifizierte Rückmeldefahrt vorgeschlagen, deren Ergebnis ausschließlich dem Betroffenen mitgeteilt wird.

Dieses innovative Konzept der Rückmeldefahrt soll eine realistische Selbsteinschätzung der eigenen Fahrkompetenz fördern und als freiwillige Maßnahme konzipiert werden. Neben einem sachlich neutralen Status quo bezüglich der Fahrkompetenz soll das Feedback nach einer Rückmeldefahrt im Einzelfall auch Möglichkeiten aufzeigen, wie eine sichere Verkehrsteilnahme erreicht werden kann (z. B. durch Fahrtrainings). Zudem sollen die Selbstein- bzw. -überschätzung korrigiert oder auch Empfehlungen zu weiterer Diagnostik gegeben werden. Da es oftmals die Familie, Angehörige oder Hausärzte sind, die Zweifel an der

41 Bédard et al. (2004).

Fahrkompetenz äußern, könnten hier durch eine entsprechende fachliche Rückmeldung zum einen Entlastung und zum anderen Möglichkeiten für weitere Maßnahmen geschaffen werden. Die Rückmeldefahrt bietet außerhalb des gesetzlichen Rahmens mehrere Vorteile. Einerseits folgt sie einem Freiwilligkeits- und Vertrauensprinzip außerhalb eines laufenden Verwaltungsverfahrens. Das bedeutet, dass das Ergebnis (positiv oder negativ) dieser freiwilligen Maßnahme nicht an die Verkehrsbehörde gemeldet, sondern vertraulich behandelt wird und es somit nicht zum Entzug der Fahrerlaubnis kommen kann (siehe hierzu auch Teil II Kapitel 3). Nach Zwicker et al. dient sie primär der Sensibilisierung der Teilnehmer für ihre eigene Fahrkompetenz sowie der Identifikation möglicher Schwächen.[42] Auch Poschadel et al. betonen, dass Rückmeldefahrten eine wichtige Ergänzung darstellen, um Fahrfertigkeiten zu verbessern und Unsicherheiten zu reduzieren.[43]

Alternativ zur Beobachtung des Fahrverhaltens werden psychometrische Verfahren wie z. B. Useful field of View (UFOV) oder Trail Making Test (TMT) ergänzend eingesetzt. Diese standardisierten Tests bieten eine wissenschaftlich fundierte Basis zur Beurteilung spezifischer Defizite, erlauben jedoch nur eingeschränkte Rückschlüsse auf das tatsächliche Verkehrsverhalten, da sie keine komplexen Verkehrssituationen abbilden. Ergänzend kommen Fahrsimulatoren als diagnostisches Instrument zum Einsatz. Diese ermöglichen es, kritische Verkehrssituationen wie plötzliche Hindernisse oder schwierige Wetterbedingungen in einer sicheren und kontrollierten Umgebung zu testen. Fahrsimulatoren besitzen eine hohe Validität bei der Vorhersage des realen Fahrverhaltens älterer Fahrer.[44] Sie bieten eine präzise Möglichkeit, sowohl die kognitiven als auch die motorischen Reaktionen in Verkehrssituationen zu messen und altersbedingte Einschränkungen gezielt zu diagnostizieren.

Die Diagnostik auffälliger verkehrsrelevanter Leistungsparameter älterer Kraftfahrer ist von zentraler Bedeutung für die Verkehrssicherheit. Die Früherkennung potenzieller Defizite ermöglicht es, präventive Maßnahmen zu ergreifen und die Teilnahme älterer Fahrer am Straßenverkehr sicherer zu gestalten. Die Identifikation auffälliger älterer Fahrer erfordert eine systematische diagnostische Herangehensweise, die neben Fahrten im realen Verkehr sowohl psychometrische als auch funktionelle Tests umfasst. Die Diagnostik auffälliger älterer Kraftfahrer zielt darauf ab, verkehrsrelevante Leistungsparameter wie kognitive, motorische und sensorische Fähigkeiten zu bewerten, um potenzielle Defizite früh-

42 Zwicker, Schlag, Gaster & Gehlert (2021).

43 Poschadel, Bönke, Blöbaum & Rabczinski (2012).

44 Galski, Ehle, McDonald & Mackevich (2000).

zeitig zu erkennen. Hierbei kommen unter anderem psychometrische Testverfahren zum Einsatz, die für das sichere Fahren relevant sind und somit die Grundlage für zielgerichtete Maßnahmen zur Verkehrssicherheit schaffen. Einige Beispiele für validierte Tests sind in Teil II Kapitel 3 dargelegt. Wissenschaftliche Studien belegen die Validität verschiedener Testverfahren, wobei die Kombination aus psychometrischen Tests, Fahrsimulationen und realen Fahrverhaltensbeobachtungen als vielversprechender Ansatz zur Identifikation auffälliger Fahrer gilt.

Fazit: Es ist heute möglich, individuelle Stärken und Schwächen älterer Fahrer zu identifizieren. Neben umfangreichen Erkenntnissen zu Risiko- und Schutzfaktoren existieren valide Konzepte zur fundierten Diagnostik, die durch Methoden der Beobachtung des Fahrverhaltens und der Rückmeldefahrt ergänzt werden können. Für ihre breitere Anwendung – auf freiwilliger Basis und anlassbezogen – müssen mehr Anreize geschaffen werden, wobei der Mobilitätserhalt oberste Priorität behalten sollte.

Was aber tun, wenn die Unfallzahlen unter den älteren Fahrern weiter stetig steigen und sich abzeichnet, dass freiwillige Rückmeldefahrten diesen Trend nicht aufhalten können? Wenn Eigenverantwortung sozusagen verweigert wird?

Dann sollte die Balance zwischen Eigenverantwortung und staatlicher Regulation neu überdacht werden. Dabei erscheint fachlich geboten, aber auch verhältnismäßig, eine altersabhängige obligatorische Überprüfung vorzusehen. Der DEKRA Verkehrssicherheitsreport 2021 hatte als Mindestalter 75 Jahre vorgeschlagen. Wenn zuvor freiwillige Rückmeldefahrten in Anspruch genommen wurden, kann der Termin zur „Pflichtteilnahme" schrittweise und maximal um bis zu 5 Jahren nach hinten verlagert werden. Dann läge das Eintrittsalter zur verpflichtenden Rückmeldefahrt bei 80 Jahren. Diese Verknüpfung von freiwilligen Maßnahmen mit dem Eintrittsalter zur Rückmeldefahrt als Verpflichtung wäre ein Anreiz für die Inanspruchnahme auf freiwilliger Basis und weiterer Maßnahmen zur Erhaltung der Fahrkompetenz. Hier könnten auch Trainingsprogramme wie Fahrsicherheitstrainings zur verbesserten Bewältigung von Gefahrensituationen oder auch Informations- und Beratungsangebote platziert werden.

Kapitel 2 Juristische Grundlagen und Fragestellungen

Ulrike Dronkovic

Den Fahrerlaubnisbehörden obliegt die Aufgabe, für eine möglichst hohe Sicherheit der Verkehrsteilnahme Sorge zu tragen. Hierbei sind ihr gesetzliche Regelungen an die Hand gegeben, nach denen sie Tätigkeit entfalten kann oder je nach Lage des Falles auch muss. Während bei Verkehrsverstößen das begangene Unrecht durch Bußgeldstellen oder die Justiz geahndet wird, werden die Fahrerlaubnisbehörden präventiv tätig, d. h. mit der Maßgabe, die aktive Teilnahme am Straßenverkehr – in der Regel im Hinblick auf das Führen von fahrerlaubnispflichtigen Fahrzeugen – zu verhindern, sobald feststeht, dass Eignung und/oder Befähigung nicht (mehr) bestehen. Soweit sich Anhaltspunkte ergeben, die Zweifel erwecken, eröffnen sich aus den gesetzlichen Vorschriften Überprüfungsmöglichkeiten für die Fahrerlaubnisbehörden.

2.1 Juristische Grundlagen

Während § 2 der Fahrerlaubnis-Verordnung (FeV) die eingeschränkte Zulassung von Personen zum Straßenverkehr regelt, bietet § 3 FeV eine – nicht unumstrittene[1] – Rechtsgrundlage für die Fahrerlaubnisbehörde, bei Eignungszweifeln einzuschreiten. Hiernach können das Führen von Fahrzeugen oder Tieren untersagt, Beschränkungen auferlegt oder Auflagen erteilt werden. Allerdings beziehen sich die vorgenannten Vorschriften allgemein auf das Führen von Fahrzeugen und Tieren und finden mithin im Wesentlichen Anwendung auf Fragestellungen rund um das Führen fahrerlaubnisfreier Fahrzeuge.

Vergleichbare Vorschriften bezogen auf das Führen fahrerlaubnispflichtiger Kraftfahrzeuge befinden sich hingegen in den §§ 2 und 3 des Straßenverkehrsgesetzes (StVG). Dort wird neben der Eignung auch die Befähigung zum Führen von fahrerlaubnispflichtigen Fahrzeugen vorausgesetzt.

2.1.1 Eignung zum Führen von Kraftfahrzeugen

Im Hinblick auf das Führen von Kraftfahrzeugen gelten insbesondere die Vorschriften der §§ 2 (Fahrerlaubnis und Führerschein) und 3 StVG (Entziehung der Fahrerlaubnis). In § 2 StVG ist aufgelistet, welche Voraussetzungen erfüllt werden müssen, um eine Fahrerlaubnis zu erhalten; nach § 2 Abs. 2 Nr. 3 StVG muss der Fahrerlaubnisbewerber geeignet sein.

1 Vgl. VGH München, Urt. v. 24.4.2024 – 11 BV 23.1631, BeckRS 2024, 12149.

Dies gilt selbstverständlich über den Zeitpunkt der Erteilung fort. Soweit Eignung oder Befähigung nicht mehr bestehen, ist die Fahrerlaubnis nach § 3 Abs. 1 StVG durch die zuständige Fahrerlaubnisbehörde zu entziehen.[2]

2.1.2 Eignungszweifel

Ergeben sich aus Sicht der Behörde Eignungszweifel, eröffnet sie ein verwaltungsrechtliches Verfahren, um dies konkret aufzuklären. Hohes Alter alleine genügt nicht, um Eignungszweifel zu begründen bzw. die Nichteignung zu vermuten.[3]

Im Rahmen der Eignungsprüfung durch die zuständige Fahrerlaubnisbehörde eröffnet sich in der Fahrerlaubnis-Verordnung der Maßnahmenkatalog der §§ 11, 13, 13a und 14 FeV. Es besteht je nach Einzelfall die Möglichkeit, ein ärztliches Gutachten gemäß § 11 Abs. 2 FeV anzuordnen, beispielsweise um abzuklären, ob trotz bekannter Erkrankung (z. B. Diabetes, Polyneuropathie, Parkinson-Syndrom etc.) weiterhin ein Kraftfahrzeug sicher geführt werden kann. Die Anordnung, eine medizinisch-psychologische Untersuchung gemäß § 11 Abs. 3 FeV durchführen zu lassen, kommt beispielsweise dann in Betracht, wenn keine konkrete Diagnose bekannt ist und sich anderweitig, z. B. durch die Schilderung von Zeugen, Anhaltspunkte für Eignungszweifel ergeben haben.

Daneben besteht die Möglichkeit, ein Sachverständigengutachten eines amtlich anerkannten Sachverständigen oder Prüfers (aaSoP) für den Kraftfahrzeugverkehr gemäß § 11 Abs. 4 FeV anzuordnen, soweit zuvor eingeholte Gutachten dies erforderlich erscheinen lassen oder aber, wenn Behinderungen des Bewegungsapparates vorliegen, die eine Klärung, ob mit den erforderlichen technischen Hilfsmitteln ein sicheres Führen des Fahrzeugs gelingt, nötig werden lassen.

Unter das ärztliche Gutachten gemäß § 11 Abs. 2 FeV zählt auch das Gutachten des Facharztes für Rechtsmedizin und damit auch die chemisch-toxikologische Untersuchung. Diese dient in aller Regel der Abklärung von Konsumverhalten bezogen auf Betäubungsmittel, Cannabis oder Medikamente.

Steht hingegen von vorneherein nach gesicherten Erkenntnissen fest, dass keine Eignung gegeben ist, besteht für Aufklärungsmaßnahmen keine Notwendigkeit mehr; dann hat die Behörde die Fahrerlaubnis nach § 3 StVG zu entziehen.[4]

2 Haus et al. (2021), § 3 StVG, Rn. 8.

3 Hühnermann, in: Burmann et al. (2024), § 2, Rn. 8c.

4 Kalus (2016), Rn. 63.

2.1.3 Maßnahmenkatalog der Fahrerlaubnisbehörde bei Eignungszweifeln

§ 11 FeV umfasst den allgemeinen Maßnahmenkatalog, welcher der Fahrerlaubnisbehörde zur Verfügung steht. Sofern Zweifel an der Eignung oder Befähigung aufkommen, ergibt sich aus § 11 FeV, in welcher Form, z. B. durch welchen Arzt, eine Überprüfung vorgenommen werden soll. Erhält die Behörde beispielsweise Kenntnis von Anhaltspunkten für eine Erkrankung, die in Anlage 4 zur FeV aufgelistet ist, so kann für die Frage, ob die Erkrankung tatsächlich besteht und ob, falls ja, diese die Eignung oder Befähigung zum Kraftfahren in Abrede stellt, das Gutachten eines entsprechenden Facharztes mit verkehrsmedizinischer Qualifikation angeordnet werden. Hierneben enthält § 11 FeV die von der Behörde zu beachtenden Förmlichkeiten, die vor dem Hintergrund, dass von der Behörde veranlasste Maßnahmen in aller Regel ganz erheblich in den Privatbereich der Betroffenen eingreifen, anspruchsvoll ausgestaltet sind.

In § 13 FeV sind die Maßnahmen in Zusammenhang mit Alkoholauffälligkeiten geregelt, in § 13a FeV speziell bezogen auf Auffälligkeiten in Verbindung mit Cannabiskonsum, während § 14 FeV sich mit der Klärung von Eignungszweifeln im Hinblick auf Betäubungsmittel und Arzneimittel befasst. Die Regelungen der §§ 13, 13a und 14 FeV gehen denen des § 11 FeV als lex specialis vor.

Anlage 4, die unter dem Titel „Eignung und bedingte Eignung zum Führen von Kraftfahrzeugen" geführt wird, bildet das Herzstück in der Frage der Eignungsbeurteilung. Hier sind die wesentlichen körperlichen bzw. gesundheitlichen Beeinträchtigungen mit entsprechenden Anmerkungen dazu aufgelistet, in welchen Fällen und zum Teil auch unter welchen Voraussetzungen eine Eignung zum Führen von Kraftfahrzeugen besteht oder auch nicht. Auch eine Unterteilung in die Fahrerlaubnisklassen der Gruppe 1 (Motorrad, Pkw etc.) und der Gruppe 2 (Lkw, Personenbeförderung etc.) wird vorgenommen; dies vor dem Hintergrund, dass die Anforderungen an die Fahrerlaubnisklassen der Gruppe 2 höher angesetzt werden, als dies bei den Fahrerlaubnisklassen der Gruppe 1 der Fall ist.

2.2 Verwaltungsverfahren

2.2.1 Kenntniserlangung der Behörde

Die Fahrerlaubnisbehörde hat grundsätzlich Informationen nachzugehen, sobald diese geeignet sind, Eignungszweifel begründen zu können.

Wesentlicher Zuträger von Informationen ist in diesem Zusammenhang die Polizei, da diese durch die Vorschrift des § 2 Abs. 12 StVG gehalten ist, Informationen über Tatsachen, die auf nicht nur vorübergehende Mängel hinsichtlich der Eignung oder der Befähigung zum Führen von

Kraftfahrzeugen schließen lassen, an die Fahrerlaubnisbehörden zu übermitteln. Die meisten Polizeidienststellen halten hierfür ein entsprechendes Muster vor, das – bei Aufkommen entsprechender Verdachtsmomente – mit einer einzelfallbezogenen Sachverhaltsschilderung an die zuständige Fahrerlaubnisbehörde weitergeleitet wird.

Eine vergleichbare Vorschrift findet sich für die Justiz in Nr. 45 Abs. 2 MiStra (Anordnung über Mitteilungen in Strafsachen). Hiernach ordnen Richter oder Staatsanwälte die Mitteilung von Anhaltspunkten für Erkrankungen oder Mängel, welche die Eignung zum Führen von Kraftfahrzeugen längere Zeit beeinträchtigen oder aufheben können, an die Fahrerlaubnisbehörde an.

Auch den von Dritten mitgeteilten Eignungsbedenken gehen die Fahrerlaubnisbehörden nach, jedenfalls soweit diese sich unter Klarnamen, d. h. unter Benennung des eigenen Namens und der zutreffenden Anschrift, an die Behörde wenden. Einen wesentlichen Anteil in diesem Bereich dürften die Meldungen von Familienmitgliedern und Nachbarn ausmachen.

Anonymen Anzeigen wird hingegen in aller Regel nicht nachgegangen.[5]

2.2.2 Überprüfungsverfahren der Behörde

Soweit die Behörde sich veranlasst sieht, aufgrund einer sogenannten Quermitteilung oder aufgrund aus dem persönlichen Umfeld des Betroffenen mitgeteilter Eignungszweifel ein Verfahren einzuleiten, erfolgt regelmäßig zunächst eine Einladung an den Betroffenen, einen persönlichen Termin mit der Behörde zu vereinbaren und hierzu auch den Führerschein mitzubringen.

Im Rahmen der persönlichen Vorsprache versucht der Behördenmitarbeiter, sich einen allgemeinen Eindruck vom Betroffenen zu verschaffen, insbesondere im Hinblick auf geistige und körperliche Fähigkeiten. Bei dieser Gelegenheit wird der Betroffene auch nach vorhandenen Erkrankungen und der Einnahme von Medikamenten gefragt. Sofern sich aus der persönlichen Vorsprache keine weitergehenden Erkenntnisse ergeben, die Eignungszweifel aber nicht per se verneint werden können, wird regelmäßig ein Fragebogen für den Hausarzt mitgegeben, um den Gesundheitszustand des Betroffenen weiter aufzuklären.

2.2.3 Überprüfungsanordnung

Ergeben sich aufseiten der Fahrerlaubnisbehörde konkrete Eignungszweifel, die sich nicht unmittelbar durch den Betroffenen aufklären

5 Rebler (2023), S. 287 ff.

lassen, ergeht in aller Regel eine Überprüfungsanordnung. Bei dieser Anordnung, ein medizinisch-psychologisches Gutachten einer anerkannten Begutachtungsstelle für Fahreignung oder ein fachärztliches Gutachten beizubringen, handelt es sich nach herrschender Meinung in der Rechtsprechung nicht um einen Verwaltungsakt (§ 35 VwVfG), sondern vielmehr um eine vorbereitende Maßnahme der Fahrerlaubnisbehörde, um ein solches Gutachten sodann zur Beurteilung verwenden zu können; um also die Frage zu klären, ob Kraftfahreignung (wieder) besteht oder nicht. Die Tatsache, dass die Anordnung nicht als Verwaltungsakt angesehen wird, führt juristisch dazu, dass diese Anordnung nicht eigenständig mit einem Rechtsmittel einer rechtlichen Überprüfung – sei es durch eine Widerspruchsbehörde oder ein Verwaltungsgericht – zugeführt werden kann. Es besteht also keine unmittelbare Möglichkeit, auf juristischem Wege eine Überprüfungsanordnung auf ihre Rechtmäßigkeit hin überprüfen zu lassen.

Für den Fall, dass einer Anordnung nicht Folge geleistet wird, da man davon ausgeht, dass die Anordnung nicht rechtmäßig ist, besteht die Gefahr, dass die Behörde eine Entziehungsverfügung ausspricht oder einen Versagungsbescheid erlässt, und zwar begründet auf die Nichteignungsfiktion des § 11 Abs. 8 FeV. Bei der Entziehungsverfügung handelt es sich zweifellos um einen Verwaltungsakt, der mit Widerspruch oder Klage überprüfbar ist. In diesen Fällen gilt zu beachten, dass die Nichteignungsfiktion des § 11 Abs. 8 FeV nur dann greift, wenn die zuvor ausgesprochene Anordnung rechtmäßig erfolgt ist. Problematisch sind Fälle, in denen der Betroffene einer nicht rechtmäßigen Anordnung Folge leistet, also ein Gutachten vorlegt. Wenn dieses Gutachten neben den Feststellungen zur behördlichen Frage sogenannte neue Tatsachen mit sich bringt, lässt dies zwar im Nachhinein nicht die Anordnung rechtmäßig werden. Allerdings darf die Behörde diese neuen Tatsachen zur Begründung einer negativen Entscheidung heranziehen.

An die Rechtmäßigkeit einer durch die Fahrerlaubnisbehörde veranlassten Überprüfungsanordnung werden aufgrund der Eingriffsintensität hohe Anforderungen gestellt (vgl. insbesondere § 11 Abs. 6 FeV), insbesondere muss die zutreffende Rechtsgrundlage, auf die die Behörde ihre Überprüfungsanordnung stützen möchte, angegeben sein; aber auch die richtige Facharztbezeichnung bei einer Gutachtenanordnung nach § 11 Abs. 2 FeV ist erforderlich. Eine im gerichtlichen Verfahren nachgeschobene Begründung heilt die zuvor in der Anordnung enthaltenen Mängel nicht, hebt diese also nicht auf, da es für die Rechtmäßigkeit der Anordnung auf den Zeitpunkt ihres Erlasses ankommt.[6]

6 OVG Bautzen, Beschl. v. 18.5.2020 – 6 B 346/19, zfs 2020, 416 m. Anm. Haus, BeckRS 2020, 11729.

2.3 Meldung durch den behandelnden Arzt

Für den Arzt des Betroffenen stellt sich die Kenntnis vom Krankheitsbild häufig als echte Dilemmasituation dar; hier gilt es, im Einzelfall abzuwägen, inwieweit die ärztliche Verschwiegenheitspflicht den Arzt (noch oder nicht mehr) hindert, eignungsrelevante Tatsachen an die Behörde weiterzuleiten. Denn der behandelnde Arzt ist nach den eindeutigen gesetzlichen Bestimmungen seinem Patienten an erster Stelle zur Verschwiegenheit verpflichtet, um das im Behandlungskontext wichtige Vertrauensverhältnis zu schützen.

Allerdings wird es – ähnlich wie die Beratung bei Medikamenten, die die Reaktionsfähigkeit einschränken – der ärztlichen Aufklärungs- und Beratungspflicht unterliegen, sofern sich für den behandelnden Arzt offensichtliche Anhaltspunkte für Bedenken am Fortbestand der Eignung ergeben.

Dies dürfte sich umso mehr aufdrängen, wenn der unter einer fahreignungsrelevanten Erkrankung leidende Patient „mit dem Autoschlüssel in der Hand" im Behandlungsraum sitzt.

2.3.1 Meldepflicht vs. Verschwiegenheitspflicht

Die Konfliktlage entsteht dann, wenn der behandelnde Arzt begründete Eignungszweifel aufgrund des aktuellen Zustandes des Patienten erlangt, den Patienten hiervon in Kenntnis setzt und Handlungsempfehlungen ausspricht, gleichwohl aber zu befürchten ist bzw. sich konkret andeutet, dass der Patient sich als aktiver Kraftfahrer entfernen wird – obwohl eine Selbst- und Fremdgefährdung zu erwarten ist, bei der ein Schadeneintritt wahrscheinlicher erscheint als dessen Ausbleiben.

Hier wird der behandelnde Arzt im Einzelfall ganz individuell abwägen müssen, ob die jeweilige Situation sich als rechtfertigender Notstand darstellt, also der Einzelfall es zulässt, dass der Meldung ausnahmsweise der Vorzug gegenüber der ansonsten grundsätzlich einzuhaltenden ärztlichen Verschwiegenheitspflicht einzuräumen ist.

2.3.2 Verwaltungsrechtliche Konsequenz

Rechtswidrig erlangte Informationen, die Eignungszweifel begründen können, sind für die Fahrerlaubnisbehörde gleichwohl verwertbar. Im Rahmen einer Interessenabwägung – Verletzung der Rechte des Betroffenen einerseits und Wahrung der Verkehrssicherheit andererseits – gilt das vorzugswürdige Interesse der Allgemeinheit und eröffnet daher der Behörde die Möglichkeit, Zweifeln nachzugehen, um möglicherweise nicht mehr geeigneten Fahrerlaubnisinhabern die Fahrerlaubnis zu entziehen.

2.4 Freiwillige Maßnahmen

Soweit eine freiwillige Maßnahme einerseits eine verlässliche Kontrolle der eigenen Fähigkeiten bietet, diese andererseits gleichwohl nicht unmittelbar die Gefahr einer Denunziation birgt, wäre sie für Fahrerlaubnisinhaber – insbesondere für diejenigen im bereits vorgerückten Lebensalter – zu empfehlen.

Hierbei ist jedoch zu berücksichtigen, dass die Fahrerlaubnisbehörde zu jeglicher Maßnahme, die sich nicht unmittelbar aus der FeV ergibt, im Rahmen eigenen Ermessens entscheiden muss, welchen Wert sie einer derartigen Maßnahme beimisst; mit anderen Worten: ob sie die Maßnahme als Nachweis für eine weiterhin vorliegende Eignung gelten lässt oder ob sie gleichwohl am Maßnahmenkatalog der FeV festhalten möchte.

2.4.1 Modul bei einer Begutachtungsstelle für Fahreignung

Zum einen bieten viele Träger von Begutachtungsstellen für Fahreignung (BfF) Module zur Überprüfung der Fahrtauglichkeit an. Hierin kann beispielsweise ein kurzer medizinischer Check enthalten sein, in dem der Allgemeinzustand, bekannte Krankheiten, verordnete Medikation und Sehfähigkeit untersucht und abgefragt werden. Sodann durchlaufen die Probanden psychophysische Testverfahren, bei denen sie auf Belastbarkeit, Orientierungsleistung, Konzentrationsleistung, Aufmerksamkeitsleistung und Reaktionsfähigkeit überprüft werden. Dies ist vergleichbar mit den Tests, die auch mit Berufskraftfahrern ab Erreichen des 50. Lebensjahrs durchgeführt werden. Im Anschluss erhalten die Probanden – je nach Anbieter – eine mehr oder weniger deutliche Empfehlung.

Gelingt dem Probanden nicht, vollständig zu überzeugen, ist jedoch die Nichteignung noch nicht positiv festgestellt, besteht regelmäßig noch die Möglichkeit, sich im Rahmen einer verkehrspsychologischen Fahrverhaltensbeobachtung zu bewähren. Hier wird überprüft, ob aufgrund ausreichender Kompensation weiterhin die Fahraufgabe zufriedenstellend gelöst wird.

Da diese Module außerhalb eines verwaltungsrechtlichen Überprüfungsverfahrens angeboten und durchlaufen werden können, unterliegen die dort gewonnenen Erkenntnisse der Verschwiegenheitspflicht, d. h., dass es dem Untersuchenden nur mit ausdrücklichem Einverständnis des Untersuchten gestattet ist, Informationen weiterzugeben.

2.4.2 Rückmeldefahrt

Die Rückmeldefahrt soll Fahrerlaubnisinhabern die Möglichkeit verschaffen, das eigene Verhalten und die Fahrkompetenz in realen Verkehrssituationen zu reflektieren. Da diese Maßnahme ausschließlich auf freiwilliger Basis angeboten wird, ermöglicht sie eine „gefahrlose" Überprüfung im Rahmen eines entstehenden Vertraulichkeitsverhältnisses, da die jeweils Beteiligten das Ergebnis einer Rückmeldefahrt für sich behalten. Im Rahmen der Durchführung einer Rückmeldefahrt ist daher die Verschwiegenheit zugunsten des Probanden schriftlich zu vereinbaren, um eine ausreichende Vertrauensgrundlage aufzubauen und damit auch konkret einen Anreiz zu schaffen, sich einer Rückmeldefahrt zu stellen.

Soweit die Rückmeldefahrt – wie bislang überwiegend üblich – durch Fahrschulen, aber auch durch Prüforganisationen wie DEKRA, die Landesverkehrswachten, den ADAC und andere Automobilclubs angeboten werden, ist in einer Mehrzahl der Fälle aufgrund des Berufsstandes des Anbieters nicht per se eine (gesetzliche) Verschwiegenheitspflicht anzunehmen. Da Ziel sein sollte, einer möglichst großen Anzahl an Freiwilligen den Anreiz zu bieten, die eigenen Fähigkeiten bezogen auf die aktive Teilnahme am Straßenverkehr als Kraftfahrer kritisch, aber auch mit konstruktivem Ansatz überprüfen zu lassen, wird dies nur unter der Bedingung, dass grundsätzlich Verschwiegenheit besteht, erreicht werden können.

Hinsichtlich der – sicherlich überschaubaren – Fälle, bei denen sich von vorneherein die Ungeeignetheit des Probanden förmlich aufdrängt, werden sich die Beteiligten ähnliche Gedanken machen müssen wie behandelnde Ärzte bezüglich der ärztlichen Schweigepflicht. Hier werden Erwägungen anzustellen sein, inwieweit sich möglicherweise ein rechtfertigender Notstand ergibt, der den – vorliegend aufgrund vertraglicher Vereinbarung – zur Verschwiegenheit Verpflichteten ausnahmsweise und unter sorgfältiger Abwägung der entgegenstehenden Interessen zu einer Meldung veranlassen könnte. Aus reinem Selbstschutz wäre zuvorderst die Entscheidung zu treffen, ob ausreichend Anhaltspunkte ersichtlich sind, die ein Unterbinden der Fahrt angezeigt erscheinen lassen. Wenn eine Beratung nicht eigeninitiativ erfolgt, sondern beispielsweise deswegen, weil Angehörige Bedenken tragen, kann es hilfreich sein, diese in den Prozess einzubinden und gemeinsam mit der betroffenen Person Lösungsmöglichkeiten zu erarbeiten.

2.5 Zivilrechtliche Konsequenzen

2.5.1 Selbstprüfungspflicht des Fahrerlaubnisinhabers

Grundsätzlich obliegt es – unabhängig vom Lebensalter – jedem Verkehrsteilnehmer **vor** Antritt der Fahrt, sich selbst ausreichend auf Befähigung und Eignung zu kontrollieren, um eine Gefährdung anderer geringstmöglich zu halten. Hilfreich wäre sicherlich für den Einzelnen, da sich körperliche bzw. gesundheitliche Einschränkungen häufig schleichend einstellen, eine Rückmeldung aus dem persönlichen, beispielsweise familiären, Umfeld zu erhalten.

2.5.2 Regress des Haftpflichtversicherers

Im Schadensfall besteht das Risiko eines Regresses durch den eigenen Haftpflichtversicherer. Diese Möglichkeit wird eingeräumt, sofern der Versicherungsnehmer eine oder auch mehrere sogenannte Obliegenheitspflichtverletzungen begeht. Hierbei unterscheidet das Gesetz zwischen Obliegenheitspflichtverletzungen vor und nach dem Versicherungsfall, also vor oder nach dem Schadeneintritt, mit anderen Worten: dem Verkehrsunfall. Für den Versicherungsnehmer, der – trotz klar äußerlich erkennbarer Anzeichen – die Fahrt antritt, obwohl keine ausreichende Befähigung oder Eignung vorliegt, kommt hier eine Obliegenheitspflichtverletzung vor dem Versicherungsfall infrage.

2.5.3 Beweislast des Haftpflichtversicherers

Soweit der Versicherer den Nachweis der mangelnden Eignung und/oder Befähigung und deren Kenntnis durch den Versicherungsnehmer im Zeitpunkt des Fahrtantritts erbringen kann, ergeben sich durchsetzbare Regressansprüche, wobei diese – bei einer einzelnen Obliegenheitspflichtverletzung vor dem Versicherungsfall – durch das Gesetz auf einen Betrag in Höhe von 5 000 € begrenzt sind.

Ergeben sich nachweisbare Anhaltspunkte für die vorsätzliche Herbeiführung des Versicherungsfalls, mit anderen Worten: war zum Fahrtantritt offensichtlich, dass der Eintritt des Versicherungsfalls wahrscheinlicher war als dessen Ausbleiben, käme unter Umständen auch eine vollständige Leistungsbefreiung des eigenen Haftpflichtversicherers infrage. Dies hätte zur Folge, dass der Betroffene den Fremdschaden vollständig unmittelbar alleine zu tragen hätte.

Kapitel 3 Verkehrspsychologische Grundlagen

Volkmar Bertke & Maria Winkler

3.1 Typische Defizite älterer Kraftfahrer

3.1.1 Einführende Bemerkungen zur Fahrkompetenz

Bevor die typischen Defizite älterer Kraftfahrer in den Blick genommen werden, ist zunächst zu fragen, welche Voraussetzungen notwendig sind, um ein Kraftfahrzeug sicher im Verkehr zu bewegen. Dabei handelt es sich um eine komplexe und schwierige Frage, die auch nach einer komplexen Antwort verlangt.

Eine sichere Verkehrsteilnahme und das Führen eines Kraftfahrzeuges erfordern ein breites Spektrum an Fähigkeiten, Fertigkeiten und körperlichen und geistigen Leistungsvoraussetzungen. Die meisten aktiven Verkehrsteilnehmer würden vermutlich eine Reihe von Aspekten aufzählen: von ausreichender Sehfähigkeit über schnelle Reaktionsfähigkeit, notwendige Regelkenntnisse, vorhandene Fahrerfahrung, kompetente Fahrzeugbedienung bis hin zu Risiko- und Sicherheitsbewusstsein. Als Oberbegriffe sind sensorische, kognitive und motorische Faktoren zu nennen, aber auch psychologische Faktoren wie Selbstwirksamkeit, Vermeidungsverhalten oder Erwartungen sowie politische und gesellschaftliche Einflüsse könnten in die Diskussion zur Fahrkompetenz einbezogen werden.

Burgard[1] betrachtet die Fahrkompetenz als Summe von psychischen und physischen Leistungsvoraussetzungen, Persönlichkeit und Erfahrung, welche moderiert wird durch technische Systeme und äußere Verkehrsbedingungen. Mit Hilfe dieses Spektrums an Fähigkeiten und Fertigkeiten ist der Fahrer in der Lage, seine Fahraufgaben zu bewältigen. Burgard stellte dies in einem multimodalen Konzept der Fahrleistung dar, in dem die Fahrkompetenz als zentrale Determinante fungiert. Diese wird durch Erfahrung, Persönlichkeitsmerkmale sowie psychische und physische Voraussetzungen beeinflusst. Die daraus resultierende Fahrleistung wird zusätzlich durch interne Bedingungen (z. B. Alter, Krankheit, Ermüdung), technische Faktoren (z. B. Fahrerassistenzsysteme) und externe Umweltbedingungen (z. B. Witterung, Straßenverhältnisse) moduliert.

Ein erweitertes Modell mit Ausdifferenzierungen der Fahrkompetenz auf Basis der Darstellung von Burgard zeigt Bild 3.1.

1 Burgard (2005).

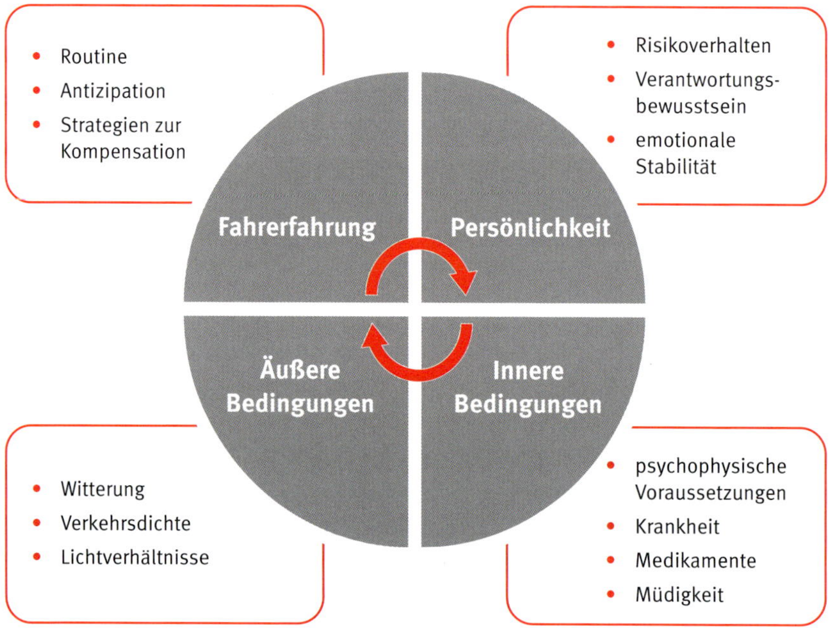

Bild 3.1 Multidimensionales Konzept der Fahrkompetenz
Quelle: eigene erweiterte Darstellung nach Burgard (2005)

Die Fahrkompetenz umfasst geistige und körperliche Fähigkeiten, Einstellungen und Werte, Emotionen sowie verkehrsbezogene Handlungspräferenzen, aber auch Wissen, z. B. die Kenntnis von Verkehrsregeln. Vereinfacht ausgedrückt könnte man sagen, dass derjenige über Fahrkompetenz verfügt, der die Verkehrsregeln kennt und über solche Eigenschaften verfügt, die ihm ein sicheres Führen von Kraftfahrzeugen ermöglichen.

Dreh- und Angelpunkt von Fahrkompetenz ist aber auch die Fähigkeit, das eigene Wissen und Können richtig einzuschätzen und mit einem sicherheitskonformen Wollen, also der Motivation zur Einhaltung der Grundregeln im Straßenverkehr, zu verbinden. Diesbezüglich gibt § 1 der StVO vor, dass alle Verkehrsteilnehmer sich so zu verhalten haben, *„dass kein Anderer geschädigt, gefährdet oder mehr, als nach den Umständen unvermeidbar, behindert oder belästigt wird."* Wenn sich ein älterer Fahrer mit langjähriger Erfahrung seiner reduzierten Tagessehschärfe und seiner nachlassenden Reaktionsfähigkeit und der damit einhergehenden geringeren Sicherheit in der Fahrzeugbedienung bewusst ist und sich deshalb im Verkehr besonders aufmerksam und vorsichtig verhält, dann wird der Geist von § 1 StVO umgesetzt.

Eine mehrdimensionale Betrachtungsweise erscheint auch dann zielführend, wenn es um die Entwicklung von Interventionen und die Verbesserung von Verkehrsplanung geht.[2] Das wichtige Zusammenwirken von personellen und umweltbezogenen Faktoren wird auch in einem mobilitätsbezogenen Altersmodell von 2008 thematisiert, das auf der SOK-Theorie (Selektion-Optimierung-Kompensation) basiert.[3] Es handelt sich um ein bewährtes theoretisches Gerüst zur Erklärung verkehrsbezogener Anpassung im Alter. Es zeigt, dass ein positives Selbstbild bei der Anpassung an altersbedingte Einschränkungen beibehalten werden kann und eine Vorgehensweise mittels Optimierung und Kompensation einen bedeutenden Einfluss hat.

3.1.2 Verkehrsverhalten älterer Kraftfahrer

Der Alterungsprozess verursacht aus psychologischer Sicht funktionelle und strukturelle zerebrale Veränderungen, die verschiedene kognitive Funktionsbereiche betreffen, von denen sich manche auf die Fahreignung auswirken.[4] Insbesondere sind Einschränkungen der Aufmerksamkeits- sowie der Exekutivfunktionen anzuführen, wie bereits vielfach durch verschiedene Studien belegt wurde.[5] Eine Verschlechterung der Fahrkom-

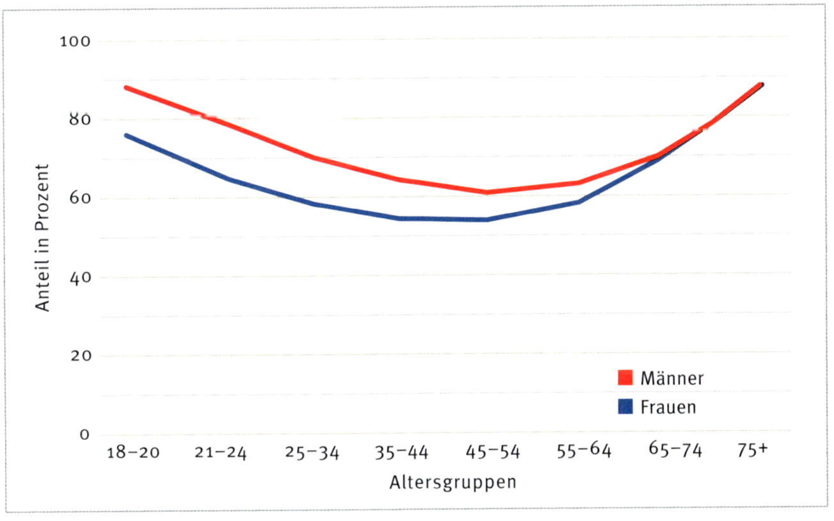

Bild 3.2 Anteil Fehlverhalten von Pkw-Fahrern 2019 in Deutschland nach Altersgruppen
Quelle: eigene Darstellung nach Daten von Destatis (2021)

2 Burgard (2005).

3 Engeln & Schlag (2008).

4 Hedden & Gabrieli (2004); Falkenstein & Sommer (2008); Salthouse (1996).

5 Golz et al. (2004); Mathias & Lucas (2009).

petenz ist aufgrund des Abbaus kognitiver, sensorischer und motorischer Funktionen mit steigendem Alter zu erwarten.[6]

Diese Entwicklung spiegelt sich auch in den Unfallstatistiken wider: So dokumentiert der DEKRA Verkehrssicherheitsreport eine signifikante Verschiebung in der Altersverteilung verkehrsunfallbeteiligter Personen. Während im Jahr 2014 Fahrerinnen und Fahrer ab 75 Jahren noch in deutlich geringerem Maße an Unfällen beteiligt waren als jüngere Verkehrsteilnehmer – insbesondere Fahranfänger –, zeigt sich im Jahr 2019 eine Angleichung der Unfallbeteiligung beider Gruppen. Die über 75-Jährigen liegen mittlerweile gleichauf mit den Jüngeren und weisen damit eine vergleichbare unfallstatistische Risikobelastung auf.[7]

Zudem verursachen ältere Kraftfahrer pro gefahrenem Kilometer die meisten Unfälle, insbesondere, wenn sie eine geringe Kilometerleistung aufweisen. Der sogenannte „low-mileage bias" zeigt, dass niedrige Fahrleistung ein zusätzlicher Risikofaktor im Alter ist.[8] Neben der geringen Fahrleistung werden insbesondere psychologische Faktoren – wie eine abnehmende kognitive Leistungsfähigkeit – als zentrale Ursachen für das erhöhte Unfallrisiko älterer Fahrer identifiziert.[9]

Betrachtet man die Fehlverhaltensweisen im Straßenverkehr, so unterscheiden sich ältere und jüngere Verkehrsteilnehmer dahingehend, dass erstere häufiger in komplexen Verkehrssituationen Unfälle verursachen.[10] Mit Abstand am häufigsten treten bei älteren Menschen Fehlverhalten bei Manövern wie Abbiegen, Wenden und Rückwärtsfahren sowie im Kontext von Vorrangregelungen auf. Dies ist in Bild 3.3 dargestellt. Als Ursache dafür werden oftmals die nachlassende psychische und physische Leistungsfähigkeit und deren Auswirkung auf verkehrsrelevante Faktoren sowie Krankheiten (und Medikation) gesehen. Neben den Bewegungseinschränkungen (z. B. Schwierigkeiten, den Kopf beim Abbiegen zu bewegen) sind vor allem die psychophysische Leistungsfähigkeit wie Aufmerksamkeitssteuerung und Reaktionsgeschwindigkeit sowie Schwierigkeiten beim Ausführen von Mehrfachtätigkeiten (Informationsverarbeitung und geteilte Aufmerksamkeit) als Ursachen zu nennen. Ältere Fahrer haben vor allem Schwierigkeiten bei komplexen oder zeitkritischen Fahraufgaben oder dem Fahrzeughandling bei plötzlichen und unerwarteten Ereignissen.

6 Anstey & Wood (2011).
7 DEKRA Verkehrssicherheitsreport (2021).
8 Casutt et al. (2013); Langford et al. (2006).
9 Ball et al. (1993); Parker, McDonald, Rabbitt & Sutcliffe (2000).
10 Destatis (2022).

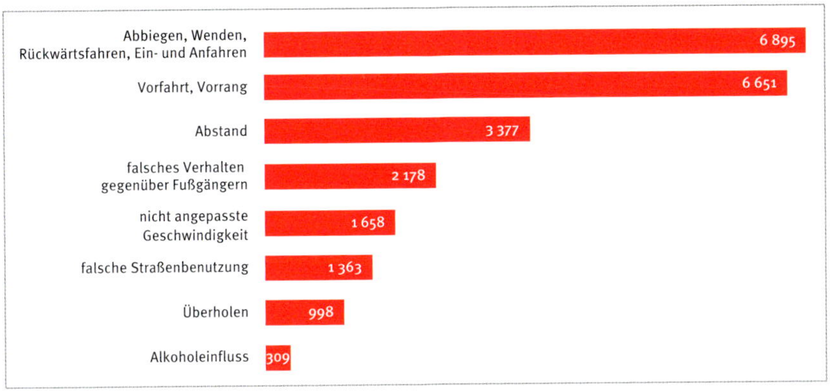

Bild 3.3 Fehlverhalten der Seniorinnen und Senioren im Alter von 65 und älter als Fahrerinnen und Fahrer von Personenkraftwagen 2021
Quelle: eigene Darstellung nach Daten von Destatis (2022)

An Kreuzungen beispielsweise ist es notwendig, innerhalb einer kurzen Zeit die Verkehrslage zu analysieren, Vorfahrtregeln zu beachten und entsprechende Fahrmanöver, z. B. einen Abbiegevorgang, auszuführen. Diese Anforderungen können schnell zu Überforderungen führen, was sich in einer erhöhten Unfallhäufigkeit in diesen Bereichen widerspiegelt (Abbiegevorgang, Vorfahrt). Mit fortschreitendem Alter steigt die Wahrscheinlichkeit für eine Reduktion des Seh- und Hörvermögens (Sehschärfe, Blendempfindlichkeit), und es ist ein Nachlassen der kognitiven Leistungsfähigkeit zu erwarten.

Ältere Kraftfahrer zeigen mitunter ein verändertes Sicherheitsempfinden im Straßenverkehr, das eng mit altersbedingten physischen und kognitiven Veränderungen zusammenhängt. Studien weisen darauf hin, dass fluide kognitive Fähigkeiten wie die schnelle Informationsverarbeitung und die flexible Anpassung an komplexe Verkehrssituationen im Alter nachlassen können.[11] Diese Veränderungen führen dazu, dass ältere Fahrer Verkehrssituationen oft als herausfordernder empfinden und ein gesteigertes Unsicherheitsgefühl entwickeln können. Es ist jedoch nicht prognostizierbar, ab wann diese Veränderungen auftreten, da das kalendarische Alter nicht unbedingt etwas über das biologische Alter und die physisch-psychische Verfassung aussagt. Nachgewiesen ist jedoch, dass die sogenannte „fluide Intelligenz" (geistige Flexibilität und Verarbeitungsgeschwindigkeit) im Alter nachlässt, während die „kristalline" Intelligenz, beispielsweise das verbale Wissen (Wortschatz, Allgemeinwissen und Sprachverständnis), sogar noch zunehmen kann (vgl. Bild 3.4).[12]

11 Vgl. Rudinger & Kocherscheid (2011); BASt-Bericht M231 (2012).

12 Vgl. Baltes (1993).

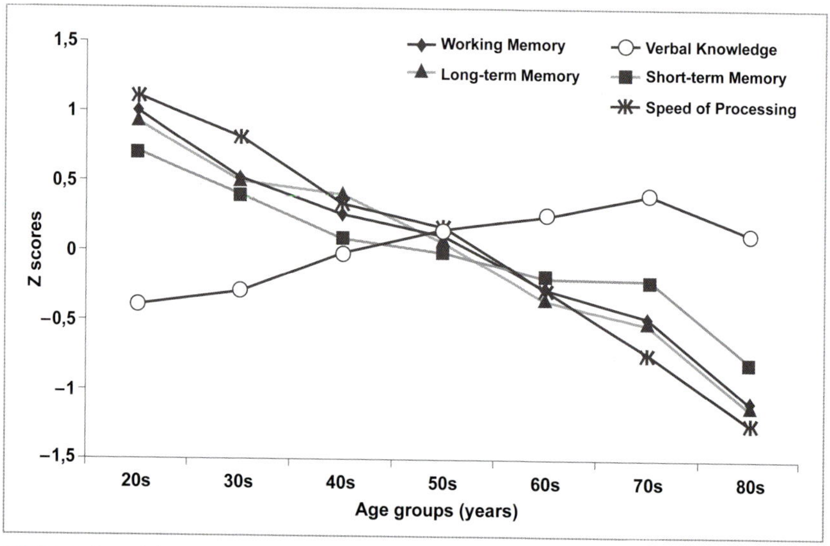

Bild 3.4 Kognitive Funktionen im Alter Quelle: Park et al. (2002)

Töpper et al. haben diese Forschungserkenntnisse zusammengefasst und ein Schaubild entwickelt, welches den Zusammenhang zwischen Alter und Fahrkompetenz abbildet (vgl. Bild 3.5).[13]

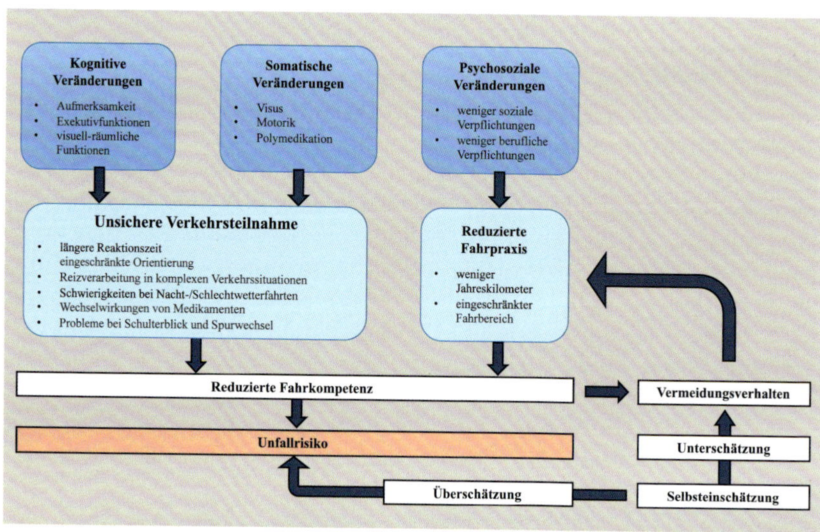

Bild 3.5 Alter und Fahrkompetenz Quelle: adaptiert nach Töpper et al. (2022)

13 Töpper, Schulz, Spannhorst, Beblo & Driessen (2021a); Töpper, Spannhorst, Beblo, Driessen & Schulz (2021b).

3.1.3 Kognitive Veränderungen und der Einfluss auf die Fahreignung

Im Bereich der Fahreignung sind altersbedingte kognitive Veränderungen besonders relevant. Mit zunehmendem Alter nehmen sowohl die sensorischen als auch die kognitiven und motorischen Funktionen ab, was die Verkehrssicherheit gefährden kann.[14] In Studien wurde umfassend dokumentiert, dass das Altern mit einer Verlangsamung der kognitiven Verarbeitungsgeschwindigkeit, einer Abnahme der Arbeitsgedächtnisleistung und einer Verschlechterung der räumlichen Orientierung einhergeht.[15] Auch Aufmerksamkeit, Reaktionsvermögen und Urteilsfähigkeit nehmen im Alterungsprozess deutlich ab.[16] Diese nachlassenden kognitiven Funktionen erschweren die Wahrnehmung und Verarbeitung von Verkehrsinformationen und verzögern adäquates Handeln. Insbesondere in komplexen Verkehrssituationen – etwa beim Überqueren von Kreuzungen oder bei plötzlich auftretenden Gefahren – kann ein verlangsamtes Reaktionsvermögen das Unfallrisiko älterer Fahrer erheblich erhöhen.[17]

Weiter gelten insbesondere die Informations-Verarbeitungsgeschwindigkeit sowie exekutive Funktionen wie Planen, Entscheiden und Reagieren als zentrale Voraussetzungen für sicheres Verhalten im Straßenverkehr. Salthouse hebt hervor, dass diese kognitiven Fähigkeiten im Alter signifikant nachlassen, was sich negativ auf die Steuerung von Aufmerksamkeit und Reaktionsschnelligkeit auswirkt. Mathias und Lucas zeigen, dass altersbedingte Defizite in der Koordination und Kontrolle zielgerichteter Handlungen – also in den Exekutivfunktionen – dazu führen können, dass ältere Fahrer in komplexen Verkehrssituationen kognitiv überfordert sind. Dies erhöht das Risiko für Fehlentscheidungen und Unfälle.[18] Besonders in plötzlich auftretenden, entscheidungsrelevanten Situationen wird deutlich, dass ältere Personen oft nicht mehr in der Lage sind, schnell und situationsangemessen zu reagieren, was eine erhebliche Gefährdung der Verkehrssicherheit darstellen kann.[19]

Zudem wurde eine signifikant höhere Unfallwahrscheinlichkeit bei älteren Personen mit kognitiven Beeinträchtigungen beobachtet.[20] Ein zentrales Problem ist die Multitasking-Fähigkeit: Ältere Fahrer haben

14 Hedden & Gabrieli (2004); Falkenstein & Sommer (2008).

15 Salthouse (1996); Baltes & Lindenberger (1997).

16 Vgl. Anstey, Wood, Lord & Walker (2005).

17 Charlton, Oxley, Fildes & Les (2011).

18 Mathias & Lucas (2009).

19 Vgl. Burgard (2005).

20 Sears, Fraade Blanar, Hansen, Chan, Thompson, Crane & Ebel (2018).

Schwierigkeiten, mehrere Reize oder Aufgaben gleichzeitig zu verarbeiten – etwa beim Navigieren und gleichzeitigen Beobachten des Verkehrs. Das erhöht besonders in städtischen, komplexen Verkehrssituationen – wie z. B. Kreuzungen – die Gefahr von Fehlentscheidungen.[21]

3.1.4 Krankhafte Alterungsprozesse und der Einfluss auf die Fahreignung

Krankhafte Alterungsprozesse sind besonders eignungsrelevant, da mit ihnen ein kognitiver Abbau infolge neurodegenerativer Erkrankungen einhergeht. Solche pathologischen Alterungsprozesse – darunter vor allem Demenzerkrankungen wie Alzheimer, aber auch Parkinson-Syndrome oder zerebrovaskuläre Ereignisse wie Schlaganfälle – beeinträchtigen zentrale kognitive und motorische Funktionen in erheblichem Maße (siehe auch Teil II Kapitel 4). Dies hat unmittelbare Auswirkungen auf die Verkehrssicherheit, da Fähigkeiten wie Gedächtnisleistung, räumliche Orientierung, Urteilsvermögen und exekutive Kontrolle entscheidend für eine sichere Fahrzeugführung sind.

Die Dimension dieser Problematik zeigt sich auch in der demografischen Entwicklung: Im Jahr 2023 lebten in Deutschland etwa 1,8 Mio. Menschen mit einer diagnostizierten Demenz – Tendenz steigend, wie die Deutsche Alzheimer Gesellschaft 2023 berichtete. Diese Zahl verdeutlicht nicht nur die wachsenden Herausforderungen für das Gesundheits- und Sozialsystem, sondern auch für die Verkehrspolitik und die zuständigen Aufsichtsbehörden. Bereits in frühen Krankheitsstadien zeigen insbesondere Alzheimer-Patientinnen und -Patienten deutliche kognitive Einbußen, etwa in Form von Gedächtnisstörungen, Orientierungsproblemen, einer verminderten Entscheidungsfähigkeit sowie einer Abnahme exekutiver Funktionen – allesamt Fähigkeiten, die essenziell in komplexen Verkehrssituationen sind.[22]

Bereits in frühen Stadien der Demenz tritt eine Beeinträchtigung der Verkehrszeicheninterpretation auf, was die Verkehrssicherheit erheblich gefährden kann.[23] Diese Defizite beeinträchtigen die Fähigkeit, Verkehrssituationen korrekt zu entschlüsseln und angemessen darauf zu reagieren.

Neben Demenz stellt auch z. B. die Parkinson-Krankheit einen Risikofaktor dar: Diese führt neben motorischen Einschränkungen auch zu kognitiven Defiziten, die die Fahreignung beeinflussen. Die Bewegungskontrolle ist bei Parkinson-Patienten stark eingeschränkt, was sich in ver-

21 Shinar (2005); Wood, Chaparro, Carberry & Hickson (2006).

22 Bäckman et al. (2005); Collie & Maruff (2000); Salmon (2012); Cushman et al. (2008); Senese et al. (2009).

23 Salmon (2012); Töpper et al. (2014).

langsamten Reaktionen und einer eingeschränkten Koordination zeigt.[24] Auch diese Defizite erhöhen das Risiko für Verkehrsunfälle erheblich.

Es wurde festgestellt, dass Parkinson-Patientinnen und -Patienten häufig Schwierigkeiten haben, mehrere Aufgaben gleichzeitig zu bewältigen.[25] Diese sogenannten Dual-Task-Defizite treten insbesondere dann auf, wenn motorische und kognitive Anforderungen parallel bewältigt werden müssen – eine Situation, die im Straßenverkehr regelmäßig vorkommt.

Die reduzierte Multitasking-Fähigkeit kann dabei zu verzögerten Reaktionen oder fehlerhaften Entscheidungen führen und stellt somit ein erhebliches Sicherheitsrisiko dar. In solchen Fällen wird empfohlen, eine verkehrsmedizinische Begutachtung vorzunehmen, um festzustellen, ob die Fahreignung noch gegeben ist.

3.2 Funktionen sicherer Verkehrsteilnahme – ein Überblick

In der Forschung zur Verkehrssicherheit besteht weitgehende Einigkeit darüber, dass bestimmte körperliche und psychische Funktionen maßgeblich zur sicheren Verkehrsteilnahme beitragen. Besonders hervorgehoben werden dabei folgende Funktionsbereiche:

- Sensorik, visuelle Wahrnehmung, Sehfähigkeit, Gesichtsfeld
- motorische Fähigkeiten (z. B. Beweglichkeit Halswirbelsäule)
- neuropsychologische Funktionen (Aufmerksamkeit, exekutive Funktionen, Konzentration)
- Persönlichkeit, Motivation, Emotion (Selbsteinschätzung).

Zahlreiche Studien haben sich mit dem Zusammenhang zwischen psychologischen Testergebnissen und tatsächlichem Unfallgeschehen befasst.[26] Parallel dazu wurden mithilfe bildgebender Verfahren jene Hirnareale identifiziert, die während der aktiven Verkehrsteilnahme besonders aktiviert werden.[27] Weitere Ansätze versuchten, verkehrsrelevante Funktionen durch Testdiagnostik offenzulegen.[28] Neben körperlichen Aspekten sowie Einstellung und Persönlichkeit des Individuums scheinen vor allem kognitive Funktionsbereiche von entscheidender Bedeutung für eine sichere Verkehrsteilnahme zu sein. Karner & Biehl (2001)

24 Cushman Stein & Duffy (2008); Senese, Ruotolo & Ruggiero (2009).

25 Bartmann Wild, de Lima & Balardin (2013).

26 Laukka et al. (1995); Risser et al. (2000).

27 Walter et al. (2001).

28 De Raedt et al. (2000); Bukasa et al. (2001); Lundqvist et al. (2001).

heben folgende verkehrspsychologischen und verkehrsmedizinischen Leistungsfaktoren hervor:

- Belastbarkeit
- Reaktionsfähigkeit
- Orientierungsleistung
- Koordination
- Konzentration
- Aufmerksamkeit
- Gesichtsfeld/Visus
- Abschätzen von Distanzen.

Eine andere Herangehensweise zur Identifikation der wichtigen Funktionen ist ein Blick auf an Unfällen beteiligte und als unsicher bezeichnete Verkehrsteilnehmer mit der Fragestellung, welche Funktionen bei diesen Kraftfahrern reduziert oder beeinträchtigt sind und inwieweit dadurch Rückschlüsse auf sicherheitsrelevante Funktionsbereiche gezogen werden können. Zwischen 40 und 50 % der Unfallgeschehnisse lassen sich auf visuelle Probleme und dadurch auf eine zu späte oder inadäquate Wahrnehmung des Verkehrsgeschehens zurückführen.[29]

Gut 37 % werden zurückgeführt auf den psychologischen Faktor der Entscheidungsproblematik in Situationen, in denen unter Zeitdruck richtig zu entscheiden und dann entsprechend zu reagieren ist (zeitkritische Entscheidungen). Motorische Probleme oder Beeinträchtigungen spielen in dem Zusammenhang hingegen kaum eine Rolle, wenngleich natürlich eine gewisse motorische Kompetenz notwendig ist, um beispielsweise das Gaspedal oder das Lenkrad entsprechend zu bedienen. Auch die Beweglichkeit der Halswirbelsäule sollte ausreichend sein, um beispielsweise einen Schulterblick bei Abbiegemanövern zu gewährleisten.

Aus der neurologischen Forschung ist ebenfalls bekannt, dass nach einem Schlaganfall- und/oder Schädelhirntrauma kognitive und medizinische Einbußen auftreten können.[30] Als verkehrskritische Auswirkungen dieser Erkrankungen sind unter anderem Medikamenteneinnahme und Gesichtsfeldeinschränkungen zu nennen. Nach Erkrankungen sind Aufmerksamkeitsleistungen oft beeinträchtigt und können eine sichere Verkehrsteilnahme erschweren.[31] Dem Konstrukt Aufmerksamkeit wird eine zentrale Bedeutung bei der Verkehrsteilnahme beigemessen und kann aus psychologischer Sicht in drei Arten unterteilt werden:

---

29 Nagayama (1978); Cohen (2001).

30 Vgl. Jacobs (2016).

31 Schubert & Lalouschek (2011a, 2011b).

- selektive Aufmerksamkeit (richtet sich auf ausgewählte Reize)
- geteilte Aufmerksamkeit (gleichzeitige Beachtung mehrere Reize)
- Daueraufmerksamkeit (anhaltende Konzentrationsfähigkeit auf eine bestimmte Sache oder Handlung).

Eine Schwächung der exekutiven Funktionen wie kognitive Flexibilität oder Problemlösefähigkeit kann in einem stressbehafteten Verkehrsgeschehen eine Überforderung des Fahrers zur Folge haben.[32] Dies äußert sich insbesondere bei komplexen Verkehrssituationen, in denen mehrere Entscheidungen unter Zeitdruck getroffen werden müssen. Greift man diesen Gedanken auf, so kann Autofahren definiert werden als „eine komplexe kognitive Alltagsaufgabe, die sich aus der dynamischen Interaktion zwischen Autofahrern und dem Verkehrssystem ergibt".[33] Die Bedeutung der erwähnten Exekutivfunktionen ist in diesem Zusammenhang jedoch noch unklar, da die Studienlage nicht eindeutig ist. Burgard (2005) führt an, dass sich in verschiedenen Studien die Entscheidungszeit bei älteren Autofahrern als relevanter Faktor gezeigt hat. Generell wird der Reaktionsgeschwindigkeit eine hohe Wichtigkeit beigemessen.[34] Weiterhin sind Belastbarkeit und Orientierung als nennenswerte kognitive Kompetenzen anzuführen: Bei Belastbarkeit ist der Blick auf eine stressbehaftete Verkehrsteilnahme, z. B. zur Rushhour, gerichtet. Hohe mentale Belastung beeinträchtigt nachweislich die Fahrleistung: So leiden visuelle Such- und Entscheidungsprozesse während der Fahrt, wenn zusätzliche Aufgaben hinzukommen.[35] Telefongespräche verlängern die Reaktionszeit – ein Effekt, der bei älteren Fahrern besonders ausgeprägt ist und die Verkehrssicherheit mindert.[36]

Aus der Forschungs- und Datenbasis kann abgeleitet werden, dass für eine sichere Verkehrsteilnahme ausreichende Wahrnehmungs- und Informationsverarbeitungskapazitäten notwendig sind und dabei eine ständige Anpassung an eine sich verändernde Verkehrsumwelt vorgenommen werden muss. Die bereits erwähnten sensorischen, kognitiven und motorischen Faktoren sind im Zusammenspiel für eine sichere Verkehrsteilnahme von erheblicher Wichtigkeit. Aber auch die Wahrnehmung der eigenen Einbußen oder Leistungsbeeinträchtigungen und die Reaktion darauf, die Kompensation, ist von großer Bedeutung. Es liegen zahlreiche Studien bezüglich der notwendigen Funktionen für eine sichere Verkehrsteilnahme sowie bezüglich der Auswirkungen von Beeinträchti-

32 Falkenstein & Poschadel (2008).

33 Poschadel et al. (2006).

34 Vgl. Bukasa, Chaloupka & Christ (2001).

35 Recartes & Nunes (2003).

36 Alm & Nilsson (1995).

gungen infolge von Erkrankungen vor.[37] Für ein weiteres Verständnis mit Praxisbezug sei auf die „Begutachtungsleitlinien zur Kraftfahreignung" sowie die Fahrerlaubnis-Verordnung (FeV) verwiesen, in denen diese Aspekte differenziert aufgeführt werden. Burgard fasste die Teilkompetenzen beim Autofahren in einer Übersicht zusammen.[38] Dabei unterscheidet sie zwischen visuellen Fähigkeiten (Sehfähigkeit), motorischen Fähigkeiten sowie psychophysischen Aspekten. Letztere umfassen kognitive Teilfunktionen wie Aufmerksamkeit, Konzentration, Orientierung, Reaktionsfähigkeit, Belastbarkeit und Auffassungsgeschwindigkeit, die für die sichere Wahrnehmung, Verarbeitung und Umsetzung verkehrsrelevanter Informationen von zentraler Bedeutung sind.

3.2.1 Compliance und Delinquenz

Die Compliance, also die Bereitschaft, sich an Verkehrsregeln zu halten, stellt einen zentralen Aspekt der Fahreignung – nicht nur bei älteren Kraftfahrern – dar. Diese Regelkonformität ist von entscheidender Bedeutung für die Verkehrssicherheit, da eine hohe Compliance in der Regel mit einem vorsichtigen und sicherheitsbewussten Fahrverhalten verbunden ist, wodurch das Unfallrisiko minimiert wird.[39]

Insgesamt fahren ältere Verkehrsteilnehmer tendenziell defensiver, wählen geringere Geschwindigkeiten und vermeiden risikoreiche Fahrmanöver. Sie sind also grundsätzlich bemüht, sich regelkonform zu verhalten und potenzielle Risiken zu minimieren. Diese Form der Compliance zeigt sich auch in der bewussten Anwendung von Kompensationsstrategien: Ältere Fahrer meiden beispielsweise Nachtfahrten oder dichten Stadtverkehr.[40] Demnach spiegelt sich diese Form der Compliance auch in der bewussten Anwendung von Kompensationsstrategien wider, bei denen ältere Fahrer bestimmte Risikosituationen wie das Fahren bei Dunkelheit oder in dichtem Stadtverkehr meiden. Diese Strategien werden vor allem dann eingesetzt, wenn ältere Fahrer ihre eigene nachlassende Leistungsfähigkeit erkennen. Im Gegensatz dazu erhöht eine mangelnde Compliance, die häufig auf kognitive Defizite zurückzuführen ist, das Risiko delinquenter Handlungen im Straßenverkehr. Ältere Kraftfahrer weisen tendenziell eine geringere Neigung zu absichtlicher Delinquenz auf als jüngere Fahrer, die öfter risikoreiches Verhalten zeigen.

Dennoch können altersbedingte Beeinträchtigungen wie die nachlassende Reaktions- und Multitasking-Fähigkeit sowie Verschlechterungen

37 Ball et al. (1998); Owsley et al. (1998).

38 Burgard (2005).

39 Hakamies-Blomqvist (1994).

40 Charlton, Oxley, Fildes & Les (2006).

des Arbeitsgedächtnisses die Einhaltung von Verkehrsregeln erschweren, ablesbar an nicht erkannten Geschwindigkeitsbeschränkungen oder einer unzureichenden Interpretation von Gefahrensituationen.[41]

Gleichzeitig zeigen Studien, dass ein erheblicher Teil der älteren Fahrer seine Fähigkeiten oft nicht realistisch einschätzt. 65 % der älteren Autofahrer schätzen sich selbst als besser und 31,9 % als gleichwertig im Vergleich zu Gleichaltrigen ein – auch diejenigen, die objektiv als unsicher galten.[42] Diese Diskrepanz unterstreicht die Problematik unrealistischer Selbsteinschätzungen in dieser Bevölkerungsgruppe. Weitere Untersuchungen zeigen, dass viele ältere Fahrer ihre Fahrkompetenz im Vergleich zu Gleichaltrigen überschätzen – ein Phänomen, das als „better-than-average-effect" (siehe Abschnitt 3.2.2) bekannt ist.[43] Diese unrealistische Selbsteinschätzung führt häufig dazu, dass notwendige Anpassungen des Fahrverhaltens unterbleiben und unterstützende Maßnahmen wie Fahrerassistenzsysteme oder Rückmeldefahrten nicht in Anspruch genommen werden. Die mangelnde Einsicht in eigene Defizite erschwert somit eine effektive Selbstregulation und kann langfristig die Regelkonformität im Straßenverkehr gefährden.

Zu diesem Ergebnis kommt auch Ruckriegel, die in ihrer Untersuchung eine Diskrepanz zwischen der subjektiven Selbsteinschätzung älterer Kraftfahrer und objektiv gemessenen fahrrelevanten Fähigkeiten feststellte.[44] Im Ergebnis schätzten ältere Kraftfahrer ihre Fahrfähigkeiten häufig höher ein, als dies objektive Tests oder Beobachtungen im Straßenverkehr bestätigen können. Die Diskrepanz zwischen subjektiver Wahrnehmung und objektiven Leistungstests kann dazu führen, dass sicherheitsrelevante Defizite übersehen oder nicht erkannt werden.

Ein weiterer Aspekt ist die rigide Selbstwahrnehmung (d. h. starre Überzeugungen und/oder unzureichende Anpassungsbereitschaft), bei der ältere Fahrer trotz offensichtlicher Einschränkungen an ihrem gewohnten Fahrverhalten festhalten. Engeln und Schlag (2008) argumentieren, dass viele ältere Fahrer nicht aufgrund einer bewussten Einsicht in ihre Defizite Kompensationsstrategien anwenden, sondern eher als Reaktion auf negative Erlebnisse oder unangenehme Verkehrssituationen. Diese mangelnde Veränderungsmotivation führt laut Hassan et al. (2015) dazu, dass unsicheres Fahrverhalten fortgesetzt wird, wodurch sich die Delinquenzgefahr im Straßenverkehr erhöht.

41 Salthouse (1996); Shinar (1978); Schlag et al. (2019).

42 Freund, Colgrove, Burke & McLeod (2005).

43 Marotolli & Richardson (2006).

44 Ruckriegel (2022).

Die Fähigkeit zur Problemeinsicht wird durch neurodegenerative Erkrankungen wie Alzheimer weiter beeinträchtigt. Personen, die an Demenz leiden, zeigen oft eine stark eingeschränkte Fähigkeit, ihre eigenen kognitiven Defizite zu erkennen, woraus eine erhöhte Wahrscheinlichkeit von Regelverstößen und riskantem Verhalten im Straßenverkehr resultiert.[45] Diese Einschränkungen betreffen insbesondere die exekutiven Funktionen, die für die Handlungsorganisation und Entscheidungsfindung verantwortlich sind.

Eine verminderte Fähigkeit älterer Fahrer zur Unterdrückung aufsteigender emotionaler Impulse (Inhibitionskontrolle) führt dazu, dass Handlungen nicht mehr angemessen gesteuert werden können. Dies fördert die Anfälligkeit für abweichendes Verkehrsverhalten, obwohl die Fahrer grundsätzlich regelkonform handeln möchten.[46] Zusammenfassend lässt sich sagen, dass der Zusammenhang zwischen Compliance und Delinquenz bei älteren Verkehrsteilnehmern durch das Zusammenspiel von kognitiven Einschränkungen, Selbstüberschätzung und fehlender Einsicht in die eigene nachlassende Leistungsfähigkeit geprägt ist.

3.2.2 „Better-than-average-effect“

Eine Verzerrungstendenz in der Selbstwahrnehmung älterer Fahrer ist der „Better-than-average-effect“, womit ausgedrückt wird, dass Personen ihre eigenen Fähigkeiten als besser als die des Durchschnitts, hier als gleichaltrige Fahrer, einschätzen und sich selbst nicht als potenzielles Risiko im Verkehr sehen. Personen, die sich und ihre Fähigkeiten überschätzen, hinterfragen selbst nach Beinahe-Unfällen oder Hinweisen des sozialen Umfeldes ihre Mobilität nicht ausreichend und stellen das Autofahren auch nicht ein.

Solche Fehleinschätzungen der eigenen Fahrkompetenz sind sehr stabil und finden sich auch in Studien, in denen eine Fahrverhaltensbeobachtung durchgeführt wurde. In der prägnanten Veröffentlichung „Übermut tut selten gut: Selbstüberschätzung und defizitäres Fahrverhalten“ wurde der Zusammenhang zwischen Selbstüberschätzung und riskantem Fahrverhalten beleuchtet.[47] Die Untersuchung zeigte, dass viele Autofahrer ihre fahrerischen Fähigkeiten überschätzen – mit der Folge, dass sie häufiger risikoreiches Verhalten zeigen und somit ein erhöhtes Unfallrisiko eingehen. Besonders auffällig war dies bei älteren Verkehrsteilnehmern: Deren subjektive Selbsteinschätzung wich häufig deutlich von den Ergebnissen objektiver Fahrtests ab. So stellte die Studie fest, dass sich kein

45 Meng & Siren (2012).

46 Falkenstein & Sommer (2008).

47 Schlüter, Austerschmidt, Schulz, Beblo, Driessen, Kreisel & Töpper (2023).

Teilnehmer schlechter als mit der Schulnote „3" bewertete, obwohl ein Viertel der Probanden von einem erfahrenen Verkehrspsychologen aufgrund der beobachteten Fahrweise als nicht fahrsicher eingestuft wurde. Immerhin aber schätze die Mehrheit der Probanden ihre Fahrkompetenz weitgehend korrekt ein. Auffallend war, dass die „Überschätzer" eine geringere Fahrpraxis und schlechtere Testergebnisse bei den kognitiven Leistungstests auswiesen und zudem ein höheres Vermeidungsverhalten (keine Autobahn oder lange Strecken mehr; keine Nachtfahrten etc.) zeigten.

Als Fazit kann festgehalten werden, dass ältere Pkw-Fahrerinnen und Pkw-Fahrer zumeist über viel Fahrerfahrung (jahrzehntelange aktive Verkehrsteilnahme) verfügen und glauben, damit die Einschränkungen vollständig kompensieren zu können. Daraus kann ein übermäßig positives Selbstbild entstehen. Eine realistische Selbsteinschätzung im Hinblick auf das Fahren ist aber wichtig, denn nur dann kann das Fahrverhalten entsprechend angepasst werden. Die Autoren empfehlen die Einführung von Programmen zur Verbesserung der Selbstwahrnehmung, z. B. Rückmeldefahrten oder Trainings, um das Bewusstsein für eigene Defizite zu schärfen. Ziel ist es, durch eine realistischere Selbsteinschätzung das Fahrverhalten sicherer zu gestalten und langfristig die Verkehrssicherheit zu erhöhen.

3.2.3 Persönlichkeitsfaktoren und Verkehrsteilnahme

Die Verkehrsteilnahme älterer Menschen wird auch erheblich durch individuelle Persönlichkeitsmerkmale beeinflusst. In der psychologischen Forschung haben die „Big Five" der Persönlichkeitsfaktoren[48] – Extraversion, Neurotizismus, Verträglichkeit, Gewissenhaftigkeit und Offenheit für Erfahrungen – besondere Relevanz für das Verkehrsverhalten. Insbesondere die Dimension der Gewissenhaftigkeit spielt eine zentrale Rolle, da hoch gewissenhafte ältere Menschen tendenziell vorsichtiger und regelkonformer fahren, was zu einem defensiveren Fahrstil führt.[49] Ältere Fahrer, die eine höhere Gewissenhaftigkeit aufweisen, neigen daher eher zu einem sicheren und kontrollierten Fahrstil.

Ältere Verkehrsteilnehmer zeigen außerdem häufig eine niedrigere Ausprägung in der Dimension Neurotizismus, was mit einer geringeren emotionalen Reaktivität und dadurch mit einem ruhigeren Fahrverhalten verbunden ist.[50] Verträglichkeit und Extraversion hingegen haben eher indirekte Auswirkungen: Ältere Personen mit hoher Verträglichkeit

48 Costa & McCrae (1992).

49 Lajunen & Özkan (2004).

50 Eby, Molnar & Zhang (2010).

neigen dazu, kooperativer im Straßenverkehr zu agieren, während geringe Extraversion mit einem vorsichtigen Fahrverhalten assoziiert wird.[51] Diese Persönlichkeitsmerkmale können jedoch in Wechselwirkung mit altersbedingten physischen und kognitiven Einschränkungen das Unfallrisiko beeinflussen. So kann nach Oxley & Whelan selbst eine hohe Gewissenhaftigkeit die altersbedingte Verlangsamung der Reaktionsfähigkeit, welche die Sicherheit im Straßenverkehr beeinträchtigt, nicht immer vollständig kompensieren.[52]

Persönlichkeitsfaktoren wie Rigidität und die Abnahme von Selbstkritik spielen im Alter eine bedeutende Rolle bei der Verkehrsteilnahme, da sie das Fahrverhalten älterer Menschen direkt beeinflussen können. Rigidität, definiert als eine verminderte Flexibilität im Denken und Handeln, nimmt bei einigen älteren Menschen zu und kann dazu führen, dass sie sich schwerer an veränderte Verkehrssituationen anpassen oder neue Verkehrstechnologien akzeptieren können.[53] Dies kann problematisch sein, insbesondere in komplexen Verkehrssituationen, in denen schnelles Reagieren und Entscheiden sowie eine flexible Anpassung des Fahrverhaltens erforderlich sind. Die Abnahme von Selbstkritik, wie sie häufig bei älteren Verkehrsteilnehmern beobachtet wird, kann in einer unrealistisch positiven Einschätzung der eigenen Fahrkompetenzen resultieren.[54] Als mögliche Folge unterschätzen sie potenzielle Risiken oder erkennen nicht, wenn ihre Fähigkeiten aufgrund altersbedingter Einschränkungen wie verminderter Reaktionsgeschwindigkeit oder kognitiver Defizite nachlassen. Diese Fehleinschätzungen können das Unfallrisiko erhöhen, da ältere Fahrer in einem solchen Fall weder ihre Fahrweise anpassen noch das Fahren ganz aufgeben, selbst wenn dies aus Sicherheitsgründen empfohlen wäre.

Maßnahmen zur Förderung der Verkehrssicherheit, welche durch die Wechselwirkung der Persönlichkeitsmerkmale mit altersbedingten physischen und kognitiven Veränderungen negativ beeinflusst werden kann, sollten daher auch auf die Unterstützung bei der Selbstreflexion und die Schulung in adaptivem Verhalten abzielen. Diese Zusammenhänge wurden von Holte weitgehend beschrieben: Er untersuchte die Rolle von Persönlichkeitsfaktoren bei älteren Kraftfahrern und identifizierte spezifische Probleme, die im Kontext mit der Verkehrsteilnahme auftreten. Es zeigt sich, dass ältere Fahrer aufgrund von Persönlichkeitsmerkmalen wie erhöhter Vorsicht und geringerer Risikobereitschaft zwar tendenziell

51 Lajunen & Özkan (2004).

52 Oxley & Whelan (2008).

53 Holte (2018).

54 Eby, Molnar & Zhang (2010); Schlüter et al. (2023).

defensiver fahren, jedoch auch Schwierigkeiten haben können, sich an komplexe Verkehrssituationen anzupassen. Dies kann zu Unsicherheiten führen, insbesondere in dynamischen Verkehrssituationen, die schnelles Handeln erfordern. Zudem zeigen ältere Fahrer häufig eine Tendenz zu Vermeidungstaktiken, z. B. das Meiden von unbekannten Strecken oder Fahrten bei schlechten Sichtverhältnissen und in der Nacht. Diese Verhaltensweisen lassen sich als Ausdruck einer geringeren Selbstwirksamkeitserwartung deuten.[55] Im Straßenverkehr kann diese reduzierte Handlungssicherheit indirekt zu einem erhöhten Unfallrisiko führen, etwa wenn es infolge unsicherer oder zögerlicher Fahrmanöver zu kritischen Situationen kommt.

Holte weist darauf hin, dass altersbedingte Abnahmen bei Persönlichkeitsmerkmalen wie Extraversion und Offenheit für neue Erfahrungen bei einigen älteren Fahrern mit einer geringeren Bereitschaft einhergehen, sich auf neue Verkehrstechnologien oder -strategien einzulassen. Diese verringerte Anpassungsbereitschaft kann ihre Flexibilität im Straßenverkehr beeinträchtigen und stellt eine alterspsychologisch erklärbare Herausforderung bei der Verkehrsteilnahme dar.

3.2.4 Anforderungen an die psychische Leistungsfähigkeit

Die Leistungsfähigkeit ist „mit geeigneten, objektivierbaren psychologischen Testverfahren" zu erfassen.[56] Abgesehen von den bereits genannten körperlichen Kriterien, welche für eine sichere Verkehrsteilnahme erfüllt sein müssen, werden in den „Begutachtungsleitlinien zur Kraftfahreignung" (BGL) im Weiteren auch Kriterien angegeben, welche die psychische Leistungsfähigkeit betreffen. Für eine sichere Verkehrsteilnahme kommt insbesondere den folgenden psychischen Dimensionen eine zentrale Bedeutung zu (vgl. BGL):

- Auffassung und Orientierung
- Konzentrations- und Aufmerksamkeitsleistung
- Reaktionsverhalten
- Belastbarkeit
- sensomotorische Koordination.

Ausgehend von diesen Bereichen finden sich auf dem Feld der Fahreignungsbegutachtung verschiedene Tests mit unterschiedlichen Herangehensweisen. Neben dem „Wiener Testsystem", dem TAP-M, ist auch der „Corporal Plus" weit verbreitet und wird unter anderem in Begutachtungsstellen für Fahreignung zur Prüfung der psychophysischen

55 Bandura (1997).

56 Begutachtungsleitlinien zur Kraftfahreignung (2022).

Leistungsfähigkeit eingesetzt. Er ermöglicht eine objektive Erfassung fahreignungsrelevanter kognitiver Leistungen.

Psychophysische Leistungsmessung am Beispiel „Corporal Plus"

Im Rahmen von behördlich angeordneten Fahreignungsbeurteilungen, z. B. medizinisch-psychologische Untersuchung (MPU), werden oftmals computergestützte Verfahren zur Messung der psychophysischen Leistungsfähigkeit eingesetzt. Es handelt sich dabei um psychometrische Testbatterien, bei denen die Probanden bestimmte Aufgaben an einem Computer absolvieren müssen. Dabei sind Testresultate im erweiterten Durchschnittsbereich zu erreichen. Die verschiedenen Tests und Subtests sind verschiedenen psychischen Dimensionen zugeordnet. Tabelle 3.1 zeigt die Zuordnung der Anforderungsbereiche nach der Fahrerlaubnis-Verordnung (FeV) zu kognitiven Leistungsbereichen.

Kritische Anmerkungen zu Untersuchungen am Computer

Es ist anzumerken, dass die Subtests der Untersuchungen am Computer mit der Leistung oder Fahrkompetenz eines Kraftfahrers im Straßenverkehr nicht unmittelbar zusammenhängen müssen. Die Bearbeitung der Testbatterie in einem eng definierten Zeitfenster erlaubt eine statusbezogene Einschätzung kognitiver Mindestanforderungen für eine zuverlässige Ausführung psychomotorischer Handlungen, darunter auch die Leistungsfaktoren für eine sichere Verkehrsteilnahme und Fahrzeugführung. Hinsichtlich ihrer prognostischen Validität im Hinblick auf das tatsächliche Fahrverhalten bleibt ihre Aussagekraft jedoch begrenzt.[57] So können Einzeltests zur Orientierung, z. B. Visuelles Scanning (siehe Bild 3.6), nicht alleine für eine valide Prognose der Fahreignung herhalten, da das Fahrverhalten eine überaus komplexe Interaktion zwischen dem Fahrer und seiner Fahraufgabe darstellt, an deren Bewältigung eine Vielzahl von Einflussgrößen, auch motivationaler Art, beteiligt sind.

Das Programm wird zudem mittels eines Computers ausgeführt und die Eingaben für die korrekte Richtung bzw. Position der angezeigten Objekte (Pfeil oder Kreuz) erfolgt über das Drücken der entsprechenden Tasten auf der angeschlossenen Tastatur. Auch daher ist eine Übertragung der Ergebnisse in den Alltag, wie beispielsweise eine Validierung an einem externen Kriterium wie der Fahrverhaltensbeobachtung, schwierig. Bei erheblichen Minderleistungen in den Testergebnissen der Untersuchungen am Computer kann das sichere Führen von Kraftfahrzeugen jedoch beeinträchtigt sein.

57 Vgl. Falkenstein et al. (2012).

Tabelle 3.1 Zuordnung der Anforderungsbereiche nach FeV zu kognitiven Leistungsbereichen

Anforderungsbereich nach FeV	Kognitiver Leistungsbereich
Reaktionsfähigkeit	• Alertness • allgemeine Reaktionsbereitschaft • Aufmerksamkeitsaktivierung
Konzentrationsleistung	• selektive Aufmerksamkeit oder konzentrierte Aufmerksamkeit • Ausrichten von Aufmerksamkeit auf relevante Reize • Ausblenden irrelevanter Reize
Aufmerksamkeitsleistung	• geteilte Aufmerksamkeit • Aufmerksamkeitsteilung auf mindestens zwei Informationsquellen
Orientierungsleistung	• visuell-räumliche Aufmerksamkeit • Zielorientierung im Verkehrsraum
Belastbarkeit	• längerfristige Ausrichtung von Aufmerksamkeit

Quelle: Nädtke & Berg (2025)

Sind Testergebnisse zuverlässige Indikatoren für Fahrsicherheit und Fahreignung?

Die Frage, inwieweit sich Fahrsicherheit und Fahreignung bei älteren Kraftfahrern zuverlässig vorhersagen lassen, wird in der Forschung intensiv untersucht – insbesondere im Hinblick auf die kognitiven und neuropsychologischen Funktionen, die für sicheres Fahren erforderlich sind. Verschiedene psychologische Testverfahren haben sich dabei als nützliche Instrumente zur Beurteilung einzelner Leistungsbereiche erwiesen, die zu den grundlegenden Voraussetzungen der Fahreignung zählen.

Das Autofahren stellt auf unterschiedlichen kognitiven Ebenen Anforderungen an Fahrzeugführende:

- bewusstseinspflichtige Prozesse wie Denken und Planen
- bewusstseinsfähige Prozesse wie Wahrnehmen und Bewerten
- automatisch ablaufende Prozesse wie Schalten und Kuppeln.

Aus diesem Tätigkeitsprofil ergeben sich Anforderungen an die psychomotorische Koordinationsfähigkeit, an intellektuelle und kognitive Leistungen sowie an die Fähigkeit zur regelkonformen Teilnahme am Straßenverkehr.

Insofern erheben die fünf beispielhaft aufgelisteten Tests jeweils spezifische kognitive Fähigkeiten, die für die sichere Fahrzeugführung bedeutsam sind.

Intrinsische Alertness	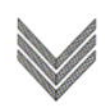	Der Corporals Pfeil erscheint immer mittig und zeigt nach unten. Sobald er erscheint, soll so schnell wie möglich mit der „unten“ Taste reagiert werden.
Selektive Aufmerksamkeit	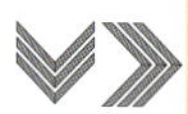	Gleichzeitige Darbietung von zwei Corporals Pfeilen: Einer erscheint in der Mitte und einer am Rand, beide können in alle vier Richtungen zeigen. Zu reagieren ist nur mit der „unten“ Taste, wenn mindestens ein Pfeil nach unten zeigt.
Verteilte Aufmerksamkeit	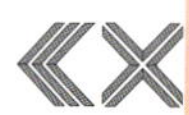	Der Corporals Pfeil erscheint immer mittig und kann in alle vier Richtungen zeigen. Ein Kreuz erscheint am Bildschirmrand. Zu reagieren ist erst auf die Richtung des Pfeils und dann auf die Position des Kreuzes.
Visuelles Scanning	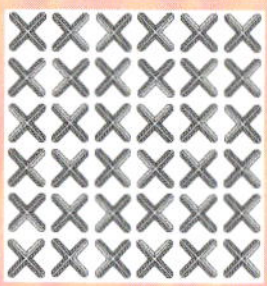	Zielreiz: Kreuz mit hellgrauer Markierung unten. Die Matrizen sind zeilenweise und so schnell wie möglich nach dem Zielreiz zu durchsuchen. Zu reagieren ist mit Taste „unten“, wenn er entdeckt wurde, ansonsten mit Taste „rechts“, wenn er nicht in der Matrix enthalten ist.
Daueraufmerksamkeit	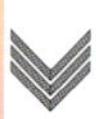	Der Corporals Pfeil erscheint immer am Rand (oben, links, unten, rechts) und kann in alle vier Richtungen zeigen. Zu reagieren ist nur mit der „unten“ Taste, wenn der Pfeil nach unten zeigt.

Bild 3.6 Zusammenfassung der Testverfahren des Corporal-Plus
Quelle: eigene Darstellung auf Basis der Testmanuale

1. **Trail Making Test – TMT** (Reitan, 1958): Der Trail Making Test (Teile A und B) ist ein weitverbreiteter neuropsychologischer Test, der exekutive Funktionen, Aufmerksamkeit und Verarbeitungsgeschwindigkeit misst. Besonders Teil B, der zwischen Zahlen und Buchstaben wechselt, hat sich als nützlich bei der Vorhersage eines Kennwertes für Fahrkompetenz erwiesen. Dobbs & Shergill und Lundberg et al. haben berichtet, dass eine schlechte Leistung in Teil B des TMT mit schlechterer Fahrleistung korreliert.[58]
2. **Useful Field of View – UFOV** (Ball et al., 1988): Der „Useful Field of View"-Test ist ein visueller Aufmerksamkeitstest, der häufig zur Beurteilung der Fahrkompetenz älterer Fahrer verwendet wird. Er misst die Fähigkeit, visuelle Informationen aus dem peripheren Sichtfeld schnell und genau zu erfassen. In verschiedenen Studien konnte

58 Dobbs & Shergill (2013); Lundberg & Hakamies-Blomqvist (2003a); Lundberg, Hakamies-Blomqvist, Almkvist & Johansson (2003b).

nachgewiesen werden, dass der UFOV-Test signifikant mit der Fähigkeit zum sicheren Fahren älterer Fahrer korreliert.[59]

3. **Mini-Mental State Examination – MMSE** (Folstein, 1975): Die Mini-Mental State Examination ist ein Screening-Instrument zur Bewertung der kognitiven Funktionen. Obwohl es nur ein grobes Maß für kognitive Fähigkeiten ist, hat es sich in einigen Studien als eines der nützlichen Instrumente bei der Einschätzung der Fahreignung erwiesen, insbesondere in Kombination mit anderen Tests. Crizzle et al. wiesen nach, dass eine niedrige MMSE-Punktzahl mit einer höheren Wahrscheinlichkeit für Fahrunsicherheiten korreliert.[60]
4. **Wechsler Adult Intelligence Scale – WAIS-III** (Wechsler, 1997): Insbesondere der Digit Symbol Substitution Test (DSST) der WAIS-III, der die Verarbeitungsgeschwindigkeit misst, wurde häufig mit Fahrkompetenz in Verbindung gebracht. Hunt et al. konnten zeigen, dass die Leistung in diesem Test signifikant mit dem Leistungsvermögen älterer Fahrer im Straßenverkehr korreliert.[61]
5. **Cognitive Behavioral Driver's Inventory – CBDI** (Duquette, 2010): Dies ist ein spezielles Instrument zur Beurteilung der kognitiven Fähigkeiten, die für das Fahren wichtig sind, und enthält Tests zu Reaktionszeit, Aufmerksamkeit und exekutiven Funktionen. Der CBDI ist besonders hilfreich bei der Identifizierung von älteren Fahrern mit potenziellen Defiziten in der Fahreignung.[62]

Zusammengefasst gibt es eine Reihe von neuropsychologischen Tests, die als prädiktiv für die Fahrkompetenz bei älteren Menschen gelten, wobei visuelle Aufmerksamkeit, Verarbeitungsgeschwindigkeit und exekutive Funktionen besonders relevant sind.

Einschränkend gilt: Testergebnisse allein sind nicht aussagekräftig genug, um Fahrkompetenz sicher beurteilen zu können. In Deutschland müssen die Testergebnisse in allen Leistungstests jeweils dem Prozentrang-16-Kriterium genügen (altersunabhängige Normwerte), Werte unterhalb dieses Schwellenkriteriums sind als Hinweise auf potenzielle eignungsrelevante Mängel zu werten.[63] Sofern dieser Wert von 16 unterschritten wird, kann mittels einer psychologischen Fahrverhaltensbeobachtung das Kompensationsvermögen geprüft werden. In der einschlägigen Fachliteratur wird wiederholt darauf hingewiesen, dass Personen, die in

59 Edwards et al. (2006); Owsley et al. (1998).

60 Crizzle, Classen, Bédard, Lanford & Winter (2012).

61 Hunt, Morris, Edwards & Wilson (1997).

62 Schunke & Sundet (2000).

63 Golz et al. (2004).

psychometrischen Leistungstests das geforderte Mindestkriterium – etwa das Prozentrang-16-Kriterium – nicht erreichen, dennoch in praktischen Fahrverhaltensbeobachtungen eine ausreichende Fahrleistung zeigen.[64] Dieser Unterschied zwischen Test- und Praxisleistung wird häufig durch kompensatorische Faktoren erklärt, wie etwa eine langjährige Fahrpraxis, routiniertes Verhalten, eine ausgeprägt sicherheitsorientierte Fahrhaltung oder auch der gezielte Einsatz technischer Unterstützungssysteme (Fahrerassistenzsysteme).[65] Der Aspekt der Kompensation wird in Abschnit 3.4 ausführlich beleuchtet.

3.3 Diagnostik und Messung

3.3.1 Methoden der Diagnostik

Neben den im vorherigen Abschnitt beschriebenen Testverfahren werden in der Diagnostik älterer Fahrer häufig spezialisierte Fahrsimulatoren eingesetzt, die es ermöglichen, komplexe Verkehrssituationen in einer kontrollierten Umgebung nachzustellen und das Fahrverhalten unter realitätsnahen Bedingungen zu bewerten.[66] Fahrsimulationen bieten den Vorteil, kritische Fahrsituationen wie plötzliche Hindernisse oder schwierige Wetterbedingungen sicher zu testen und dabei sowohl kognitive als auch motorische Reaktionen mit hoher Validität bei der Vorhersage des tatsächlichen Fahrverhaltens zu messen.[67]

Die frühzeitige Identifikation verkehrsauffälliger älterer Kraftfahrer ist entscheidend, um präventive Maßnahmen wie Fahrtrainings oder Einschränkungen der Fahrerlaubnis zu implementieren und somit das Unfallrisiko zu minimieren. Eine weitverbreitete Methode zur Früherkennung ist das Screening bei Hausärzten, das insbesondere auf die Feststellung kognitiver und physischer Defizite abzielt.[68] Hierfür werden standardisierte Tests wie die Mini-Mental State Examination (MMSE) eingesetzt, um kognitive Beeinträchtigungen zu detektieren, die sich negativ auf die Fahrkompetenz auswirken können.[69]

Ein weiterer Ansatz zur Früherkennung besteht in der Anwendung von Fragebögen zur Selbsteinschätzung des Fahrverhaltens. Wie bereits beschrieben, unterschätzen viele ältere Fahrer ihre eigenen Defizite

64 Fimm et al. (2015); Niemann & Hartje (2013); Poschadel et al. (2012).

65 De Raedt & Ponjaert-Kristoffersen (2000); Engeln & Schlag (2008).

66 Holland et al. (2005).

67 Galski, Ehle, McDonald & Mackevich (2000).

68 Adler & Rottunda (2006).

69 Folstein et al. (1975).

häufig oder erkennen diese nicht.[70] Dieser Befund verdeutlicht die Notwendigkeit professioneller Überprüfungen durch Verkehrspsychologen oder Fahrprüfer. Allerdings ist die Implementierung flächendeckender Screening- und Diagnosesysteme mit verschiedenen Herausforderungen verbunden. Es besteht die Schwierigkeit, validierte Tests zu entwickeln, die eine zuverlässige Vorhersage des Fahrverhaltens ermöglichen. Vorgeschriebene Überprüfungen ohne klar validierte Verfahren können zum ethischen Problem werden, da sie die Mobilität und Selbstbestimmung älterer Menschen einschränken – ohne nachweislich ihre Sicherheit im Straßenverkehr zu verbessern.[71] Daher ist es wichtig, dass diagnostische Maßnahmen sensibel gestaltet werden und auf die spezifischen Bedürfnisse älterer Fahrer Rücksicht nehmen.

3.3.2 Psychologische Fahrverhaltensbeobachtung

Da die psychologische Fahrverhaltensbeobachtung in ein komplexes Überprüfungsverfahren von Fahreignung eingebunden ist und sich zudem von einer verwandten Methodik, der sogenannten Fahrprobe, unterscheidet, sind nachfolgende Vorbemerkungen wesentlich. Bei der psychologischen Fahrverhaltensbeobachtung handelt es sich um ein standardisiertes, verkehrspsychologisches Untersuchungsverfahren, das unter realitätsnahen Verkehrsbedingungen durchgeführt wird und der Beurteilung der kognitiven, psychischen und verhaltensbezogenen Leistungsvoraussetzungen für eine sichere Verkehrsteilnahme dient. Dieses Verfahren ist nicht mit der im Fahrerlaubnisrecht vorgesehenen Fahrprobe gemäß § 11 Abs. 4 der Fahrerlaubnis-Verordnung (FeV) gleichzusetzen. Letztere stellt ein behördlich angeordnetes, rechtlich normiertes Prüfverfahren dar, das in begründeten Einzelfällen zum Einsatz kommt, etwa wenn Bewegungsbehinderungen existieren oder aus anderen Gründen seitens der Fahrerlaubnisbehörde Zweifel an der körperlichen Eignung zum Führen von Kraftfahrzeugen bestehen. Die Fahrprobe erfolgt dabei in der Regel unter Beteiligung eines Sachverständigen oder Prüfers (§ 11 Abs. 4 Satz 2 FeV) und kann insbesondere bei körperlichen Einschränkungen (z. B. nach Schlaganfall, bei Parese oder anderen Mobilitätsbeeinträchtigungen) zur Feststellung dienen, ob der Betroffene mit einem individuell angepassten Fahrzeug den Anforderungen des Straßenverkehrs noch gerecht werden kann. Ergänzende Regelungen finden sich in der Straßenverkehrs-Zulassungs-Ordnung (StVZO) sowie in den §§ 21 ff. FeV, etwa zur Beschränkung oder Auflage im Führerschein. Die FeV regelt in § 11 Abs. 9 in Verbindung mit

70 Eby, Molnar, Shope, Vivoda & Fordyce (2003).

71 Gandolfi (2020).

Anlage 5, welche Nachweise im Rahmen einer Eignungsuntersuchung für bestimmte Fahrerlaubnisklassen erforderlich sind. Zur Überprüfung der psychophysischen Leistungsvoraussetzungen dürfen ausschließlich Testgeräte und Testsysteme eingesetzt werden, deren Eignung von einer unabhängigen Stelle gemäß § 71a FeV bestätigt wurde.

Die Erfassung der psychophysischen Leistungsfähigkeit wird in der alltäglichen Praxis in einer Begutachtungsstelle für Fahreignung vorgenommen und erfolgt in der Regel im Rahmen von behördlich angeordneten medizinisch-psychologischen Untersuchungen aufgrund von Eignungszweifeln. Die erforderlichen Leistungsvoraussetzungen zur Verkehrsteilnahme sind in der Fahrerlaubnis-Verordnung dargelegt (Anlage 5):

- Belastbarkeit
- Orientierungsleistung
- Konzentrationsleistung
- Aufmerksamkeitsleistung
- Reaktionsfähigkeit.

Die verkehrspsychologische Eignungsdiagnostik zum Nachweis einer ausreichenden geistigen und kognitiven Leistungsfähigkeit erfolgt mittels standardisierter und computergestützter Verfahren (z. B. Wiener Testsystem, Corporal Plus), welche die o. g. Parameter abprüfen. Dabei ist zu beachten, dass die ermittelten Testergebnisse nur eingeschränkt aussagekräftig für eine Prognose des Verkehrsverhaltens sind, denn aktive Fahrzeugführung ist mehr als die Summe einzelner Leistungsparameter. Daher können einzelne kognitive Leistungstests mit abstrakten Aufgaben lediglich zeigen, ob verkehrsbedeutsame, kognitive Leistungsfunktionen in ausreichendem Maße vorhanden sind. Auch persönlichkeitsrelevante, risikoreiche Einstellungen zum Straßenverkehr oder generelle Fahrkompetenzen werden mittels Computer-Leistungstest nicht erkannt.

Werden Einschränkungen der Leistungsfähigkeit durch normabweichende Testergebnisse festgestellt, kann ergänzend die genannte **Psychologische Fahrverhaltensbeobachtung** durchgeführt werden. Mit diesem psychologischen Testverfahren wird das konkrete Fahrverhalten beobachtet. Die übergeordnete Frage lautet, ob der Kraftfahrer hinreichend sicher in der Lage ist, den Anforderungen für das sichere Führen von Kraftfahrzeugen gerecht zu werden bzw. über ausreichende Kompensationsmöglichkeiten verfügt. Dabei spielt der Begriff der „psychischen Leistungsfähigkeit" eine zentrale Rolle. Darunter versteht man alle kognitiven Funktionen des zentralen Nervensystems, die für das sichere Führen eines Fahrzeugs notwendig sind – etwa die Fähigkeit zur Navigation im Straßennetz, zur Steuerung des Fahrzeugkurses sowie zur gezielten Bedienung des Fahrzeugs. Diese Anforderungen bilden die

Grundlage für eine differenzierte neuropsychologische Einschätzung der Fahreignung älterer Menschen.[72]

Die psychologische Fahrverhaltensbeobachtung ermöglicht es, das real beobachtete Fahrverhalten älterer Menschen unter tatsächlichen Verkehrsbedingungen zu analysieren und damit eine valide Basis zur individuellen Beurteilung der Fahrkompetenz zu schaffen.[73] In einer späteren Stellungnahme wird diese Methode als „Gold-Standard" in der Leistungsüberprüfung bezeichnet.[74] Sie ist besonders wertvoll für ältere Fahrer, da standardisierte apparative (Screening-)Tests deren spezifische Stärken und Kompensationsmöglichkeiten oft nicht erfassen. Auch die wissenschaftliche Datenbasis lässt erkennen, dass eine praktische psychologische Fahrverhaltensbeobachtung mit standardisierten Elementen (Fahrstrecke, Dauer, beobachtbare Dimensionen etc.) ein zuverlässiges Kriterium zum Abschätzen des noch vorhandenen Leistungsvermögens darstellt. Der Teilnehmer kann durch eine psychologische Fahrverhaltensbeobachtung unter Beweis stellen, dass es ihm aufgrund seiner hohen Fahrerfahrung, trotz nachgewiesener Einschränkungen, möglich ist, aktuell noch sicher am Verkehr teilzunehmen.

Eine solche Fahrt wird von einem erfahrenen Verkehrspsychologen geleitet und zur Eigen- und Fremdsicherung von einem Fahrlehrer begleitet, der gegebenenfalls eingreifen kann (§ 2 Abs. 15 StVG). Die Fahrstrecke enthält verschiedene Fahraufgaben, die zu bewältigen sind. So müssen neben Fahrstreifenwechsel und der Beachtung von Vorfahrtregelungen auch Lichtzeichenanlagen und Kreuzungssituationen enthalten sein. Die Fahraufgaben können in folgende Dimensionen unterteilt werden: „Handlungszuverlässigkeit", „Orientierungsleistung", „Konzentrationsleistung/Aufmerksamkeitsleistung" und „risikobezogene Selbstkontrolle" (vgl. Tabelle 3.2).

Dabei werden weniger einzelne Verhaltensweisen im Sinne von „wird der Blinker richtig gesetzt" oder „wird der Schulterblick ausgeführt" beobachtet, als ein Muster von verschiedenen sicherheitsrelevanten Verhaltensweisen überprüft. Die registrierten Auffälligkeiten (Fehler) werden in einen Streckenverlaufsplan und Beobachtungsbogen übertragen und die allgemeine Qualität der Verkehrsteilnahme wird bewertet.

Ziel der Fahrverhaltensbeobachtung ist es, festzustellen, ob eine Person trotz vermuteter oder festgestellter körperlicher oder geistiger Einschränkungen in der Lage ist, ein Kraftfahrzeug sicher im Straßenverkehr zu führen. Besteht die Person diese spezielle Beobachtungsfahrt, bedeutet

72 Vgl. Begutachtungsleitlinien zur Kraftfahreignung (2022).

73 Fastenmeier (2015).

74 Fastenmeier & Strohbeck-Kühner (2019).

Tabelle 3.2 Dimensionen und Merkmale einer Fahrverhaltensbeobachtung

Beschreibungsdimension	Definition/Erläuterung	Beispiele
Orientierungsleistung	Fähigkeit, den Bedeutungsgehalt einer Verkehrssituation oder von Verkehrszeichen zu erkennen	• Gegenverkehr beim Abbiegen • Erkennen von Gefahren
Konzentrationsleistung/ Aufmerksamkeitsleistung	u. a. Fähigkeit zum Beachten von relevanten Informationen; gleichzeitiges Beachten mehrerer Objekte	• Veränderungen beachten (z. B. Ende einer Geschwindigkeitsbeschränkung)
risikobezogene Selbstkontrolle	u. a. Fähigkeit zu diszipliniertem und sicherheitsbezogenem Fahrverhalten	• Konfliktvermeidung • angemessene Geschwindigkeit
Handlungszuverlässigkeit	u. a. Fähigkeit zum kompetenten Umgang mit dem Fahrzeug (Fahrzeugbedienung)	• Spur halten • rechtzeitiges Reagieren/Bremsen

Quelle: nach Schubert & Wagner (2003)

dies, dass sie trotz der festgestellten Einschränkungen oder Auffälligkeiten in der Lage ist, sicher am Straßenverkehr teilzunehmen bzw. dass sie ein ausreichendes Kompensationsvermögen besitzt.

Bielefelder On-Road Studie

In der Bielefelder On-Road-Studie[75] unter der Leitung des Neuropsychologen Dr. Töpper wurde eine per Zeitungsannonce gewonnene Stichprobe von älteren Kraftfahrern umfassend neuro- und verkehrspsychologisch untersucht. Die Studie zielte darauf ab, die Fahrkompetenz älterer Kraftfahrer zu untersuchen, um Risiken beim Autofahren im Alter festzustellen und einen Risikobogen zu entwickeln und zu validieren (**SAFE-R**: Seniorenberatung aufgrund fahreignungsrelevanter Einschränkungen, auf den weiter unten noch eingegangen wird), der auf evidenzbasierten Risikofaktoren beruht und zwischen fahrsicheren und fahrunsicheren Kraftfahrern differenzieren kann.

Neben einem standardisierten Computertest wurde auch eine neuropsychologische Testbatterie durchgeführt. Weiterhin wurden Angaben zu gesundheitlichen Aspekten wie Vorerkrankungen und Medikamenteneinnahme, aber auch zu Biografie und Verkehrsvorgeschichte (gefahrene Jahreskilometer, Unfälle etc.) eingeholt.

Insgesamt konnten 89 Probanden (33 Frauen und 56 Männer) im Alter von 63 bis 94 Jahren (Mittelwert 77 Jahre) untersucht werden. Nach einer psychologischen Fahrverhaltensbeobachtung, die 85 Studienteilnehmer

75 2017–2019, nicht eigenständig publiziert, vgl. DEKRA Verkehrssicherheitsreport (2021).

Tabelle 3.3 Ergebnisse der Fahrverhaltensbeobachtung (in Klammern steht die Anzahl der jeweils zugeordneten Probanden)

Fit	Unfit
uneingeschränkte Fahrtüchtigkeit ohne Fahrstunden gegeben (41)	noch nicht uneingeschränkt fahrtüchtig; Fahrstunden vorgeschlagen (24)
uneingeschränkte Fahrtüchtigkeit mit Fahrstunden gegeben (16)	nicht fahrtüchtig (4)

Quelle: eigene Berechnung anhand von Originaldaten der Studie

absolvierten, wurden die Teilnehmer anhand standardisierter Protokolle in vier Kategorien eingeteilt, welche wiederum zwei übergeordneten Bereichen, **Fit** oder **Unfit**, zugeordnet wurden (siehe Tabelle 3.3).

Nahezu die Hälfte der Stichprobe (41 Personen) konnte die Fahrverhaltensbeobachtung ohne jegliche Bedenken und Auffälligkeiten absolvieren und bekam dies entsprechend positiv mitgeteilt. 16 Teilnehmer zeigten wiederholt Fehler, die jedoch noch nicht in den kritischen Bereich eingeordnet wurden (z. B. beim Spurwechsel, aber ohne Gefährdung anderer) und bekamen die Empfehlung, Fahrstunden zu nehmen, um das überwiegend unsichere Fahrverhalten mittels Fahrtraining abzubauen. Eine Gruppe von 24 Probanden zeigte teils erhebliche Fehler, die sowohl die Fahrzeugbedienung als auch die Anpassung an das Verkehrsgeschehen betrafen. Diese Verhaltensweisen waren nicht ausschließlich auf kognitive Einschränkungen zurückzuführen, wie z. B. eine verlangsamte Reaktion, sondern auch auf persönlichkeitsrelevante Einstellungen. Beispielsweise gestanden sich einige Teilnehmer eine „zeitliche Toleranz" bei roten Ampeln zu oder hielten die Regelungen an Zebrastreifen für eine persönliche und situative Auslegungssache.

Insgesamt zeigte ca. die Hälfte der Teilnehmer zwar Fehler bei der Verkehrsteilnahme, dies war jedoch im Urteil des Verkehrspsychologen und des Fahrlehrers durch Fahrstunden mit Training spezifischer Manöver (z. B. Abbiegeverhalten und Spurwechsel) korrigierbar. Lediglich vier Teilnehmer zeigten erhebliche Auffälligkeiten mit Gefährdungspotenzial, sodass ihnen dringend empfohlen wurde, nicht mehr aktiv als Fahrer am Verkehr teilzunehmen. Diese Einstufung ging in der Regel mit wiederholten Eingriffen des Fahrlehrers bei der Fahrt einher (Bremsen, Lenkeingriff), sodass die Fahrt ohne die Eingriffe nicht unfallfrei abgelaufen wäre.

Die statistische Auswertung ergab, dass es signifikante Unterschiede in der Qualität der Verkehrsteilnahme zwischen den Altersklassen gab: So waren in der Einstufung „Unfit", also als gegenwärtig nicht fahrtüchtig eingeschätzt, 78,6 % der Teilnehmer über 75 Jahre und lediglich 21,4 % unter 75 Jahre alt. Die unter 75-jährigen Probanden schnitten zudem

Tabelle 3.4 Ergebnisse des Subtests „Konzentration“ nach Altersklassen (Fehleranzahl und Reaktionszeit)

	Altersklasse	Mittelwert
Subtest Konzentration Fehleranzahl (roh)	63–74 Jahre	1,9
	über 75 Jahre	4,9
Subtest Konzentration Reaktionszeit (Millisekunden)	63–74 Jahre	867,7
	über 75 Jahre	1 012,6

Quelle: eigene Berechnung anhand von Originaldaten der Studie

in einigen Bereichen des kognitiven Tests deutlich besser ab (vgl. Tabelle 3.4). Als ein Beispiel sei der Subtest „Konzentration" genannt, bei dem die jüngere Altersklasse im Mittelwertvergleich drei Fehler weniger machte und eine ca. 150 Millisekunden kürzere Reaktionszeit aufwies.

Die Ergebnisse des Computertests waren auch im realen Verkehrsverhalten zu beobachten: Bei der Gruppe der über 75-jährigen Teilnehmer zeigte sich ein signifikanter Zusammenhang (r = .63) zwischen den Ergebnissen des Computertests und den Fehlern im Bereich „Risikobezogene Selbstkontrolle" (z. B. angemessene Geschwindigkeit). Bei der Gruppe der unter 75-jährigen Teilnehmer konnte ein solcher Zusammenhang nicht gefunden werden, und ihre Fähigkeit zu sicherheitsbezogenem Fahrverhalten war überwiegend unbeeinträchtigt. Für beide Altersgruppen hingegen stellten die aus der Unfallstatistik bekannten Bereiche des Kreuzungsgeschehens (Abbiegen, Erkennen von Gefahren) oftmals besonders kritische Punkte während der Verkehrsteilnahme dar.

Sicherheitsbezogenes Fahrverhalten resultiert nicht nur aus richtigem und schnellem Reaktionsvermögen, sondern auch aus der Sozialkompetenz und sicherheitsrelevanten Einstellungen. So sollte der Fahrzeugführer sich als Teil eines Verkehrsgeschehens betrachten, in dessen Vordergrund die Sicherheit aller Verkehrsteilnehmer steht. Es wäre für die Verkehrssicherheit von Vorteil, im Laufe des Lebens selbstkritisch die eigene Fahrkompetenz zu bewerten und sich nicht zu scheuen, externe Hilfe aufzusuchen.

3.3.3 Rückmeldefahrt

In den vergangenen Jahren wurden verstärkt Konzepte zur Rückmeldefahrt entwickelt,[76] um älteren Verkehrsteilnehmenden eine objektive und realitätsnahe Einschätzung ihres Fahrverhaltens zu ermöglichen.

76 Fastenmeier et al. (2023); Schleinitz et al. (2020).

Das Verfahren basiert auf einem standardisierten Protokoll zur Fahrverhaltensbeobachtung im Realverkehr, ergänzt durch qualifiziertes Feedback. Ziel ist es, individuelle Stärken und Schwächen frühzeitig zu erkennen – ohne den Charakter eines behördlichen Gutachtens (vgl. auch Teil II Kapitel 5).

Die Evaluation zeigt, dass Teilnehmende die Rückmeldefahrt als hilfreich und motivierend empfinden, insbesondere im Hinblick auf typische Herausforderungen komplexer Verkehrssituationen. Fastenmeier et al. empfehlen sie daher als freiwilliges Angebot zur Förderung von Verkehrssicherheit und Mobilität älterer Menschen.[77] In Kombination mit Trainings oder Beratungen stärkt sie die Selbsteinschätzung und Handlungssicherheit.

Ein zentrales Element des Rückmeldeverfahrens ist das im Rückmeldeprotokoll integrierte Ampelsystem, also die farbliche Codierung in Rot, Gelb und Grün, das eine visuell leicht erfassbare Einschätzung des Fahrverhaltens ermöglicht: Bei Grün ist das Fahrverhalten ausreichend sicher bzw. gut bis sehr gut, hier liegen sichere Handlungen vor. Gelb kennzeichnet Situationen, in denen es Anlass zur Vorsicht gab – kleine Unsicherheiten, gelegentliche Nachlässigkeiten oder verbesserungswürdige Handlungen. Rot hebt kritische Punkte hervor, bei denen das Verhalten eindeutig riskant oder fehlerhaft war und dringender Handlungsbedarf besteht.

Dieses einfache, intuitive Rückmeldeschema erhöht die Anschaulichkeit der Beobachtungsergebnisse und erleichtert deren Verständlichkeit – auch für Personen mit geringer Testerfahrung oder kognitiven Einschränkungen. Indem das Ampelsystem unmittelbar an konkrete Fahrsituationen rückgekoppelt wird, unterstützt es eine präzise Selbsteinschätzung und fördert die Akzeptanz des Feedbacks. Es trägt somit wesentlich dazu bei, dass Rückmeldefahrten nicht nur als Bewertung, sondern als lernorientierter, konstruktiver Prozess erlebt werden.

Da die Rückmeldefahrt außerhalb gesetzlicher Begutachtungsrahmen stattfindet, erfolgt keine Meldung an Behörden – selbst bei auffälligem Fahrverhalten. Diese Vertraulichkeit reduziert die psychologische Hürde zur Teilnahme und ermöglicht eine unterstützende, nicht-sanktionsorientierte Intervention. Im Bedarfsfall können weiterführende Maßnahmen wie medizinische oder psychologische Abklärungen empfohlen bzw. vereinbart werden. Im Unterschied zur psychologischen Fahrverhaltensbeobachtung, die als Testverfahren auf das Kompensationsvermögen abzielt, verfolgt die Rückmeldefahrt einen beratungsorientierten, präventiven Ansatz. Ihr besonderer Wert liegt in der Kombination

77 Fastenmeier, Plewka, Gstalter, Gaster & Gehlert (2023).

aus realistischer Fahrsituation, unmittelbarem Feedback und freiwilliger Teilnahme – eine konstruktive Grundlage zur Förderung sicherer Mobilität im Alter. Im Unterschied zur psychologischen Fahrverhaltensbeobachtung stellt die Rückmeldefahrt einen ressourcenorientierten Praxistest dar, der die Selbstregulation der Teilnehmenden stärken soll, indem er ihnen hilft, eine realistische und adäquate Einschätzung der eigenen Fähigkeiten zu entwickeln.

Beispielhaft sei auf eine Untersuchung von Schlag et al. verwiesen, welche zeigt, dass Rückmeldefahrten ein effektives Instrument zur Steigerung der Fahrkompetenz älterer Autofahrer sind.[78] In der Untersuchung wurden systematische Beobachtungen und Bewertungen des Fahrverhaltens durchgeführt, gefolgt von qualifiziertem Feedback. Die Ergebnisse verdeutlichen, dass ältere Fahrer, die Rückmeldungen zu ihrem Verhalten erhielten, bei einer zweiten Fahrt signifikant weniger Fahrfehler machten. Dies zeigt, dass gezielte Rückmeldungen nicht nur die Selbstwahrnehmung fördern, sondern auch konkrete Verhaltensverbesserungen bewirken können. Rückmeldefahrten bieten somit eine effektive Möglichkeit, altersbedingte Einschränkungen zu kompensieren, die Verkehrssicherheit zu erhöhen und die Mobilität älterer Fahrer langfristig zu erhalten.

3.3.4 Gold-Standard

Eine Kombination aus verkehrsmedizinischen und verkehrspsychologischen Untersuchungen, testpsychologischer Fahreignungsdiagnostik und psychologischer Fahrverhaltensbeobachtung könnte eine Vorgehensweise sein, um eine hohe Aussagekraft in der Beurteilung verkehrsbedeutsamer Leistungsfunktionen zu sichern. Fastenmeier & Strohbeck-Kühner haben die psychologische Fahrverhaltensbeobachtung daher auch als „Gold-Standard" der Leistungsüberprüfung bezeichnet.[79]

Dabei wird deutlich, dass dieses aufwendige Verfahren eine geeignete apparative Ausstattung, hohe fachliche Kompetenz sowie ausreichende personelle, finanzielle und zeitliche Ressourcen erfordert – Voraussetzungen, die in den meisten klinischen Versorgungseinrichtungen nicht erfüllt werden können. Entsprechend handelt es sich um ein äußerst zeit- und kostenintensives Vorgehen, das dort kaum realisierbar ist. Grundsätzlich besitzen alle Verkehrsteilnehmer die Möglichkeit, ihre psychophysische Leistungsfähigkeit in Verkehrsinstituten überprüfen zu lassen. Allerdings machen die meisten betroffenen Fahrer von dieser Möglichkeit in der Praxis nur selten Gebrauch.

78 Schlag, Zwicker & Gehlert (2019).

79 Fastenmeier & Strohbeck-Kühner (2019).

3.3.5 Diagnostik anhand des Fragebogens „SAFE-R"

Wie bereits in der Einleitung erwähnt, existieren Kurztests, die in der klinischen Praxis angewendet werden und eine erste Einschätzung des Ausmaßes von Einschränkungen ermöglichen oder Hinweise auf verkehrsrelevante Beeinträchtigungen liefern. Ein valides, gut erprobtes und wissenschaftlich fundiertes Beurteilungsverfahren ist der Fragebogen SAFE-R (Seniorenberatung aufgrund fahreignungsrelevanter Einschränkungen), der auf Basis empirischer Daten entwickelt wurde.[80] Dabei handelt es sich um einen Risikoeinschätzungsbogen, welcher als Fremdbeurteilungsinstrument zur Erfassung fahreignungsrelevanter Risiken von Senioren genutzt werden kann. Es werden eigene Angaben des Klienten/Patienten und, sofern möglich, auch Informationen von Angehörigen ebenso erfasst wie medizinische Befunde. Das Erhebungsinstrument hat eine kurze Bearbeitungszeit (unter 10 Minuten) und liefert im Ergebnis einen Punkte-Score, welcher – wie bei der Rückmeldefahrt – analog zu einem Ampel-Modell anschaulich eine Einschätzung liefert (vgl. Bild 3.7). Der Vorteil dieses Modells liegt auch in dieser einfachen Ergebnisdarstellung, mit deren Hilfe das Ergebnis in der Patientenberatung verständlich vermittelt werden kann. Die Einschätzungsgrundlage kann folgendermaßen verstanden werden:

- **„Grün"** bedeutet keine Hinweise auf Beeinträchtigungen.
- **„Gelb"** verweist auf weiteren diagnostischen Klärungsbedarf.
- **„Rot"** bedeutet, dass dringend empfohlen wird, von einer weiteren Verkehrsteilnahme abzusehen. Eine ärztliche Weiterbehandlung oder weitergehende Diagnostik wird nahegelegt.

Für den SAFE-R konnte in verschiedenen Studien eine gute Sensitivität und Spezifität nachgewiesen werden, sodass er als valides diagnostisches Instrument gelten kann, um eine erste Einschätzung bezüglich einer potenziell beeinträchtigten Fahrkompetenz zu geben und beeinträchtigte ältere Pkw-Fahrer zu identifizieren.

3.4 Kompensation, Training und Assistenz – Strategien für sicheres Fahren im Alter

3.4.1 Einschränkungen und Kompensationsmaßnahmen

Die Kompensation von Eignungsmängeln stellt ein wichtiges Thema in der heutigen Fahreignungsbewertung/-begutachtung dar. Einen differenzierten Überblick, inwiefern Einschränkungen durch bestimmte Maßnahmen ausgeglichen werden können, zeigt Tabelle 3.5.

80 Töpper, Schulz, Spannhorst, Beblo & Driessen (2021a).

© PD Dr. Max Töpper, Dr. Stefan Spannhorst, Dr. Philipp Schulz
✉ SAFE-R@gmx.de

SAFE-R

Seniorenberatung Aufgrund Fahreignungsrelevanter Einschränkungen – revidierte Fassung –

Name: ______________________ Geb.-Dat.: ____________________ Geschlecht: ☐ w ☐ m

Motorisierte Teilnahme am Straßenverkehr? ☐ ja ☐ nein Testdatum: ______________

BITTE BEACHTEN SIE: Der SAFE-R kann eine erste Einschätzung der **Fahrsicherheit** von Seniorinnen und Senioren mit oder ohne leichte kognitive Beeinträchtigung (MCI nach Petersen 2004) gewährleisten, ist aber KEIN Ersatz für eine ausführliche Fahreignungsdiagnostik. Bitte beachten Sie bei Ihrer Beurteilung auch die derzeit gültigen Begutachtungsleitlinien zur Kraftfahreignung. Auswahl und Gewichtung der Risikofaktoren wurden auf der Basis wissenschaftlicher Evidenz und eigener Fahrverhaltensdaten vorgenommen (Toepper et al. 2021; Schulz et al. 2021). Bei einem Trennwert von 0-9 versus 10+ (Gesamtpunktwert) weist der SAFE-R in unserer Stichprobe eine diagnostische Genauigkeit von 81% auf mit einer Sensitivität von 95% bei einer Spezifität von 75% (AUC = 0,903).

	Antwort/ Rohwert	**Bewertung**	
1. Alter (in Jahren)		bis 76 J.: **0**	≥ 77 J.: **3**
2. Gesundheit: Anzahl verschreibungspflichtiger Medikamente		0-1: **0**	≥ 2: **3**
3. Fahrpraxis: Fahrleistung in den letzten 12 Monaten (in km)		≥ 6501: **0**	bis 6500: **4**
4. Unfallgeschichte: Gab es in den letzten zwei Jahren Polizeikontrollen aufgrund auffälliger Fahrweise, Verkehrsdelikte oder selbstverschuldete (Bagatell-) Unfälle?		nein: **0**	ja: **1**
5. Externe Bedenken: Beifahrer fühlt sich unsicher/Berichte über unsicheres Fahren		nein: **0**	ja: **1**
6. Visus: Hinweise auf unkompensierte Visuseinschränkung (reduzierte binokulare Tagessehschärfe: Sehtafel/Pocketcard; Gesichtsfeldauffälligkeit: Fingerperimetrie)		nein: **0**	ja: **2**
7. Motorik: HWS-Beweglichkeit eingeschränkt? (< 65° nach rechts oder links)		nein: **0**	ja: **3**
8. Vermeidung: Vermeiden Sie aufgrund von Unsicherheit Fahrten bei schlechtem Wetter UND Fahrten bei Dunkelheit UND komplizierte Einparkmanöver?		0-2x ja: **0**	3x ja: **5**
9. Verarbeitungsgeschwindigkeit: Bearbeitungszeit Trail Making Test A[1] (in Sek.)		bis 46 s: **0**	≥ 47 s: **2**
10. Kognitive Flexibilität: Bearbeitungszeit Trail Making Test B[1] (in Sek.)		bis 114 s: **0**	≥ 115 s: **2**
11. Planung/Räumliches Denken: Bearbeitungszeit Snellgrove Maze Task[2] (in Sek.)		bis 36 s: **0**	≥ 37 s: **3**
GESAMT PUNKTE			Summe:

0 – 9 GESAMTPUNKTE	10 – 17 GESAMTPUNKTE	18 – 29 GESAMTPUNKTE
Aktuell keine Bedenken bezüglich **Fahrsicherheit**	**Fahrsicherheit** aktuell zweifelhaft Weitere Abklärung empfohlen	Aktuell erhebliche Bedenken bezüglich **Fahrsicherheit** Abklärung erforderlich

[1]Reitan, R. M. (1992). Trail Making Test. Tucson: Reitan Neuropsychology Laboratory
[2]Snellgrove, C. A. (2005). Cognitive screening for the safe driving competence of older people with mild cognitive impairment or early dementia. Australian Safety Bureau.

Bild 3.7 Fragebogen SAFE-R Quelle: Töpper et al. (2021a)

Tabelle 3.5 Kompensationsmaßnahmen und -verhalten bei kognitiven Leistungseinschränkungen (vgl. Begutachtungsleitlinien zur Kraftfahreignung, 2022)

Leistungseinschränkung	Kompensationsverhalten/-maßnahmen
Aufmerksamkeitsdefizite	• Geschwindigkeitsbegrenzungen • Abstand halten • vorausschauende Fahrweise • Vermeidung von Ablenkung im Auto (Multimedia, Gespräche)
Gedächtnisprobleme	• Fahren in vertrautem Umfeld
Orientierungsprobleme	• Vermeidung von komplexen Verkehrssituationen • Verwendung eines Navigationssystems • Fahren in vertrautem Umfeld
visuelle Wahrnehmung	• Geschwindigkeitsbegrenzungen • Fahren nur bei Tageslicht • zusätzliche Spiegel
motorische Einschränkung	• Automatikfahrzeug • Handgas/-bremse • zusätzliche Spiegel • Einstiegshilfen
eingeschränkte Belastbarkeit	• zeitliche Begrenzung der Fahrzeit • Planen von Fahrten • verantwortungsvolle Grundeinstellung

3.4.2 Modell der Kompensationsmöglichkeiten

Ein bekanntes und etabliertes Modell zur Beschreibung von Fahraufgaben (Michon, 1985) beschreibt die Verkehrsteilnahme als eine hierarchisch geordnete Verbindung von Teilaufgaben auf drei Ebenen.[81] Dieses Modell, welches gleichfalls auf Kompensationsmöglichkeiten angewandt werden kann, unterscheidet folgende Ebenen:

- strategische Ebene
- taktische Ebene
- operationale Ebene.

Die strategische Ebene beinhaltet Kompensationsmöglichkeiten, die ohne Zeitdruck vor der Fahrt festgelegt werden können (z. B. die Wahl des Fahrzeitpunkts und der Fahrstrecke). Diese Ebene ist aufgrund der oftmals nicht mehr vorhandenen beruflichen Tätigkeit, welche in der

81 Vgl. Brouwer (2002, 1994); Pfafferott (1994); Michon (1985).

Regel mit festen Terminen einhergeht, am einfachsten umzusetzen; wenn also kein Fahrzwang mehr besteht.

Die taktische Ebene umfasst die risikoarme Fahrweise durch die Geschwindigkeitsanpassung oder durch einen größeren Abstand zu vorausfahrenden Fahrzeugen. Die Fähigkeit zur Selbsteinschätzung (z. B. längere Reaktionszeiten) und zur vorausschauenden Verkehrsteilnahme ist auf dieser Ebene besonders wichtig.

Die problematischste Ebene hingegen ist die operationale Ebene: Dabei handelt es sich um das unmittelbare Exekutivverhalten, also Handlungen zur Gefahrenabwehr, z. B. ein Spurwechsel oder das Ausweichen vor plötzlich auftauchenden Verkehrshindernissen; zeitkritische Entscheidungen, die insbesondere für ältere Fahrer eine besondere Herausforderung darstellen.

3.4.3 Fahrerassistenzsysteme – geeignete Hilfsmittel?

Fahrerassistenzsysteme (FAS) können zur Unterstützung bei der Verkehrsteilnahme oder als eigenständige Kompensationsstrategie eingesetzt werden. Hinsichtlich der Aufmerksamkeit kann z. B. ein Notbremsassistent eine wichtige und sinnvolle Hilfe darstellen. Zu einer besseren Orientierung kann ein Navigationssystem genutzt werden. Auch die Spurhalte- oder Spurwechselassistenten sind als wichtig und nützlich anzusehen. Jakobs et al. führen dazu aus, dass FAS die Einschränkungen der älteren Fahrer kompensieren und damit die Verkehrssicherheit erhöhen können.[82]

Beispielsweise kann ein Adaptiver Tempomat (ACC) dabei helfen, den Abstand zum vorausfahrenden Fahrzeug einzuhalten und gegebenenfalls eine Gefahrenbremsung durchführen, was bei einer eingeschränkten Reaktionsgeschwindigkeit besonders hilfreich ist. Auch die Automatische Notbremsung (AEB) kann in Gefahrensituationen schneller als ein Mensch reagieren, indem sie eine Bremsung einleitet, wenn ein Auffahrunfall droht. Ebenfalls können sensorische Defizite durch den Einsatz von elektronischen Systemen kompensiert werden: Viele ältere Fahrer haben Schwierigkeiten mit der visuellen Wahrnehmung, insbesondere bei Dunkelheit oder in komplexen Verkehrssituationen. Ein Totwinkel-Assistent hilft, Fahrzeuge im toten Winkel zu erkennen, was die Gefahr von Spurwechselunfällen reduzieren kann. Weiterhin gibt es einen Spurhalteassistent, der den Fahrer unterstützt, die Spur zu halten, indem er warnt oder sogar korrigierend eingreift, wenn das Fahrzeug unbeabsichtigt von der Spur abweicht.

82 Jakobs, Lehnen & Ziefle (2008).

Wie bereits erwähnt, haben ältere Fahrer oft Probleme, mehrere Aufgaben gleichzeitig zu bewältigen (Multitasking). FAS können die kognitive Belastung reduzieren, indem Navigationssysteme die Komplexität der Routenplanung minimieren und so für weniger Stress beim Fahren sorgen. Parkassistenten und 360-Grad-Kamerasysteme entlasten beim Einparken, das für viele ältere Fahrer ohne Unterstützung eine Herausforderung darstellt. Verkehrszeichen-Assistenten erkennen Verkehrszeichen und zeigen diese dann für den Fahrer an, was insbesondere in unbekannten Gebieten oder bei eingeschränkter Sicht hilfreich sein kann.

FAS können dazu beitragen, dass ältere Menschen länger mobil bleiben können. Da viele ältere Menschen ihre Unabhängigkeit bewahren möchten, können diese Systeme das Vertrauen in das eigene Leistungsvermögen stärken und es ihnen ermöglichen, weiterhin am gesellschaftlichen Leben teilzunehmen, ohne ihre Sicherheit oder die der anderen zu gefährden. In der Zukunft könnten teil- oder hochautomatisierte Fahrzeuge eine noch größere Rolle bei der Mobilität älterer Menschen spielen.

Doch obwohl FAS viele Vorteile bieten, gibt es auch einige Herausforderungen: in erster Linie Akzeptanz und Vertrauen, aber auch Kompetenz und Verständnis. Ältere Menschen müssen Vertrauen in die Technologie aufbauen und diese verstehen, um deren Potenzial voll nutzen können. Dies kann durch Schulungen und Aufklärung unterstützt werden. Übermäßiges Vertrauen ist problematisch, da Fahrer ihre eigenen Fahrfertigkeiten vernachlässigen und diese zunehmend verlieren, wenn sie zu sehr auf die Systeme vertrauen. Dies kann dann wiederum die Sicherheit gefährden, wenn das System z. B. ausfällt oder nur (verkehrsbedingt) eingeschränkt funktioniert.

3.4.4 Fahrtraining und Fahrkompetenz

Fahrtrainings gelten als wirksame Maßnahmen, um Defizite älterer Menschen bei der Verkehrsteilnahme zu kompensieren, die Selbstwahrnehmung zu verbessern und die Fahrsicherheit nachhaltig zu fördern. Zwei Studien unterstreichen den positiven Einfluss solcher Interventionen auf die Verkehrskompetenz älterer Fahrer.

Poschadel et al. analysierten die Effektivität praxisorientierter Fahrtrainings bei Senioren.[83] Die Autoren fanden heraus, dass Trainingsprogramme, die von professionellen Fahrlehrern durchgeführt wurden, signifikante Verbesserungen der Fahrleistung bewirken. Insbesondere die Vermittlung defensiver Fahrstrategien und die gezielte Auseinandersetzung mit spezifischen Risikosituationen führten zu einer deutlichen

83 Poschadel, Bönke, Blöbaum & Rabczinski (2012a); Poschadel, Falkenstein & Joiko (2012b).

Reduktion von Fahrfehlern. Darüber hinaus verbesserten die Trainings die Selbsteinschätzung der Fahrer, was als wesentlicher Faktor für die Anpassung des Fahrverhaltens an altersbedingte Einschränkungen gilt. Weiterhin betonen sie, dass diese Maßnahmen nicht nur die Verkehrssicherheit erhöhen, sondern auch die Mobilität und das Selbstvertrauen der Teilnehmenden fördern.

Ergänzend sei eine weitere Studie genannt, die ein strukturiertes Bildungsprogramm für ältere Fahrer evaluiert.[84] Das Programm umfasste theoretische und praktische Elemente, darunter Fahrproben, die durch detailliertes Feedback ergänzt wurden. Die Ergebnisse zeigten, dass die Teilnehmer nach Abschluss des Programms nicht nur weniger Fahrfehler machten, sondern auch eine erhöhte Aufmerksamkeit und Entscheidungsfähigkeit in komplexen Verkehrssituationen aufwiesen. Darüber hinaus reduzierte sich die Unfallhäufigkeit signifikant. Die Autoren hoben hervor, dass Trainings, die auf die besonderen Bedürfnisse älterer Fahrer zugeschnitten sind, eine nachhaltige Verbesserung der Fahrsicherheit bewirken können. Besonders die Kombination aus realitätsnaher Praxis und individualisiertem Feedback erwies sich als entscheidend für den Erfolg der Intervention.

Der DEKRA Verkehrssicherheitsreport 2021 widmet sich dem Erfolg von Fahrtrainings sowie der Fahrkompetenz älterer Menschen und unterstreicht die Bedeutung gezielter Maßnahmen zur Förderung der Verkehrssicherheit und Mobilität in dieser Altersgruppe. Fahrtrainings und begleitete Rückmeldefahrten werden im Bericht als zentrale Instrumente hervorgehoben, um altersbedingte Einschränkungen zu kompensieren und die Sicherheit älterer Fahrer zu erhöhen. Spezifische Trainings können zu einem defensiveren Fahrstil beitragen. Die Maßnahmen stärken nicht nur die Fahrkompetenz, sondern fördern auch das Selbstvertrauen der Fahrer und ihre Bereitschaft, sich realistisch mit ihren eigenen Fähigkeiten auseinanderzusetzen.

Besondere Bedeutung wird freiwilligen Rückmeldefahrten beigemessen. Diese ermöglichen eine objektive Einschätzung der fahrerischen Stärken und Schwächen und bieten somit eine wertvolle Grundlage, um gezielt an Defiziten zu arbeiten. Die Kombination aus realitätsnaher Rückmeldung und praktischen Trainings schafft die Basis für eine nachhaltige Verbesserung der Verkehrssicherheit.

Zwicker et al. betonen auch die Wirksamkeit von Fahrsicherheitstrainings zur Steigerung der Fahrkompetenz älterer Autofahrer: Sie bieten die Möglichkeit, Fahrfehler durch gezielte Rückmeldungen zu reduzieren und die Sicherheit im Straßenverkehr zu erhöhen. Fahrsicherheits-

84 Marotolli et al. (2007).

trainings erweisen sich somit als zentrales Element, um die Mobilität älterer Fahrer zu erhalten.[85]

Die Ergebnisse der genannten Studien unterstreichen die Relevanz von Fahrtrainings zur Erhaltung der Fahrkompetenz älterer Menschen. Diese Interventionen tragen nicht nur zur individuellen Verkehrssicherheit bei, sondern fördern auch die gesellschaftliche Teilhabe und die Unabhängigkeit der Betroffenen. Trainingsprogramme, die auf die spezifischen Bedürfnisse älterer Fahrer abgestimmt sind, sollten integraler Bestandteil präventiver Verkehrssicherheitsmaßnahmen sein. Sie bieten eine evidenzbasierte Grundlage, um ältere Verkehrsteilnehmer bei der Anpassung an altersbedingte Einschränkungen zu unterstützen und ihre Mobilität langfristig zu gewährleisten.

3.5 Fazit

Abschließend kann festgehalten werden, dass es möglich ist, mittels verschiedener Tests Schwierigkeiten und Probleme älterer Menschen im Straßenverkehr zu identifizieren. Es liegen mittlerweile ausreichend erprobte diagnostische Maßnahmen vor, die optimal durch die psychologische Fahrverhaltensbeobachtung und die Rückmeldefahrt ergänzt werden können.

Aufgrund der gravierenden negativen Folgen durch den Verlust der Fahrerlaubnis sollten vor diesem folgenreichen Schritt alle Möglichkeiten ausgeschöpft werden, um die weitere Mobilität zu ermöglichen. Oftmals ist es möglich, Leistungseinbußen älterer Verkehrsteilnehmer und die daraus folgenden Risiken bei der Verkehrsteilnahme zu kompensieren. Neben weiterer medizinischer Diagnostik und Behandlung ist dabei auch an gezielte Fahrtrainings zu denken, ebenso wie an den Einsatz von Fahrerassistenzsystemen. Gezielte Informationen, individuell zugeschnittene Beratungs- und Trainingsangebote, eine ausreichend kritische Selbstprüfung sowie valide Diagnostik sind die Grundlagen einer Mobilität bis ins sehr hohe Alter. Wichtig ist in diesem Zusammenhang, dass erworbene Fähigkeiten nicht nur erhalten, sondern durch Förderung sogar gefestigt und auch neue Kompetenzen zur Kompensation von Leistungsmängeln erlernt und etabliert werden können.

85 Zwicker, Schlag, Gaster & Gehlert (2021).

Kapitel 4 Fahreignung im Alter – medizinische Aspekte

Hartmut Fischer

4.1 Einleitung

Wie auch in den vorigen Kapiteln deutlich wurde, ist die Fähigkeit, ein Fahrzeug sicher im Straßenverkehr zu führen, ein zentraler Aspekt der individuellen Mobilität und Unabhängigkeit. Mit zunehmendem Alter kann diese Fähigkeit jedoch durch verschiedene gesundheitliche Veränderungen und Erkrankungen beeinträchtigt werden. Auch aufgrund der demografischen Entwicklung nimmt sowohl die absolute als auch die anteilige Anzahl der älteren Verkehrsteilnehmer kontinuierlich zu. Gleichzeitig zeigen Unfallstatistiken, dass ältere Fahrer überdurchschnittlich häufig in Verkehrsunfälle verwickelt sind und dann auch in der Mehrzahl der Fälle als Verursacher. Dabei spielen häufig altersbedingte gesundheitliche Einschränkungen eine Rolle.

Die gegebenen gesetzlichen Bestimmungen zu Fragen der Verkehrssicherheit und Fahreignung im Alter zeigen auf, dass den behandelnden Ärzten eine große Verantwortung zukommt. Regelmäßige Gesundheitsuntersuchungen, insbesondere auch fachärztlicher und verkehrsrelevanter Art, präventive Maßnahmen und umfassende Aufklärungen von Patienten zu möglichen Komplikationen und Risiken tragen dazu bei, die Fahreignung älterer Fahrer zu bewerten und zu erhalten oder gegebenenfalls notwendige Maßnahmen zu ergreifen. In begründeten Fällen können Ärzte unter Maßgabe einer Güterabwägung die Führerscheinbehörde informieren, wenn sie feststellen, dass ein Patient aufgrund gesundheitlicher Einschränkungen nicht mehr sicher fahren kann. Um das Vertrauensverhältnis Arzt – Patient zu wahren, erfolgt eine derartige Meldung in der Regel nur in schwerwiegenden Fällen, also bei Uneinsichtigkeit und wenn es durch vorherige weniger eingreifende Maßnahmen nicht gelungen ist, eine drohende Gefährdung nicht nur anderer Personen, sondern auch der betroffenen Person selbst abzuwenden, wenn also die Betroffenen im Grunde genommen vor sich selbst geschützt werden müssen.

Ärzte und medizinische Gutachter spielen eine zentrale Rolle bei der Beratung, Diagnose und Behandlung von gesundheitlichen Problemen, die die Fahreignung betreffen, und sollten eng und konstruktiv mit den Behörden zusammenarbeiten, um die Sicherheit im Straßenverkehr zu gewährleisten.

Das vorliegende Kapitel zielt darauf ab, einen stichpunktartigen, aber umfassenden Überblick über die verschiedenen Faktoren zu geben, welche die Fahreignung im höheren Lebensalter infrage stellen können. Insbesondere sollen jene Krankheitsbilder betrachtet werden, die im höheren Lebensalter häufig auftreten und deren Symptome und gesundheitliche Einschränkungen die sichere Teilnahme am Straßenverkehr nicht mehr gewährleisten.

Dazu gehören Erkrankungen diverser Spektren, insbesondere der Kognition, also neurologische bzw. psychiatrische Erkrankungen wie Parkinson und Demenz sowie Spätfolgen von Suchtmittelmissbrauch, Einschränkungen der Sinnesorgane wie Sehstörungen und Hörstörungen und kardiovaskuläre Erkrankungen, also Erkrankungen des Herz-Kreislauf-Systems, aber auch Stoffwechselstörungen wie Diabetes mellitus und Einschränkungen des Bewegungsapparats.

Neben der Darstellung der spezifischen Erkrankungen und ihrer Auswirkungen auf die Fahreignung wird auch die Bedeutung der medikamentösen Behandlung im Alter thematisiert. Viele ältere Menschen sind auf regelmäßige Medikamenteneinnahme angewiesen, die ihrerseits die Verkehrssicherheit beeinträchtigende Nebenwirkungen haben kann, insbesondere durch Wechselwirkungen bei kombinierter Einnahme.

4.2 Physiologische Veränderungen im Alter und ihre Auswirkungen auf die Fahreignung

Mit zunehmendem Alter durchläuft der menschliche Körper eine Vielzahl von physiologischen Veränderungen, die die Fahreignung erheblich beeinträchtigen können. Diese Veränderungen betreffen verschiedene Systeme und Funktionen des Körpers, darunter die sensorischen Fähigkeiten, die kognitive Leistungsfähigkeit, die motorischen Fähigkeiten und das allgemeine körperliche Wohlbefinden. Im Folgenden werden die wichtigsten physiologischen Veränderungen und ihre potenziellen Auswirkungen auf die Fähigkeit, sicher am Straßenverkehr teilzunehmen, erläutert.

4.2.1 Sensorische Veränderungen

Sehkraft

Die Sehkraft verschlechtert sich im Alter häufig durch verschiedene Augenkrankheiten wie Katarakt (Grauer Star), Glaukom (Grüner Star) und altersbedingte Makuladegeneration (AMD). Diese Erkrankungen können zu einer verminderten Sehschärfe, eingeschränktem Gesichtsfeld und einer erhöhten Blendempfindlichkeit führen. Solche Beeinträchtigungen erschweren das Erkennen von Verkehrsschildern, Fußgängern und anderen Fahrzeugen, insbesondere bei schlechten Lichtverhältnissen oder Nachtfahrten.

Hinweis: Bei fehlendem Fahrzwang und dem Verzicht auf Fahrten unter schwierigeren Sichtbedingungen wie nachts oder bei schlechter Witterung ist nicht automatisch die Fahreignung in Zweifel zu ziehen. Im Falle von leichten Beeinträchtigungen kann dies ein angemessener Kompensationsmechanismus sein.

Hörvermögen

Das Hörvermögen nimmt mit dem Alter ab, ein Zustand, der als Presbyakusis (Altersschwerhörigkeit) bekannt ist. Eine eingeschränkte Hörfähigkeit kann dazu führen, dass wichtige akustische Signale im Straßenverkehr wie Hupen, Sirenen oder das Herannahen von Fahrzeugen nicht oder nur verzögert wahrgenommen werden. Dies kann die Reaktionszeiten verlängern oder zu fehlenden oder gänzlich fehlerhaften Reaktionen führen. Eine Beeinträchtigung des Hörvermögens im Alter kann zumeist durch Hörgeräte ausgeglichen werden, die heutzutage deutlich komfortabler zu tragen sind als noch vor Jahren bis Jahrzehnten.

4.2.2 Kognitive Veränderungen

Reaktionszeit und Aufmerksamkeit

Im höheren Lebensalter nimmt die Reaktionszeit zu; die Fähigkeit, die Aufmerksamkeit über längere Zeiträume aufrechtzuerhalten, nimmt hingegen ab. Diese physiologischen Veränderungen treten auch unabhängig von krankhaften Prozessen auf. Sie können dazu führen, dass ältere Verkehrsteilnehmer langsamer und deshalb nicht angemessen auf unerwartet auftretende Verkehrssituationen reagieren. Eine verminderte Aufmerksamkeit kann das Erkennen und die korrekte Interpretation beispielsweise von Verkehrszeichen und -signalen beeinträchtigen, was in einem der ungünstigsten Fälle zur Geisterfahrt führen kann.

Hinweis: Nach allgemeinen verkehrsmedizinischen Erfahrungssätzen sind selbst gesunde Personen über 80 bis 85 im Hinblick auf Wahrnehmung und Reaktionsvermögen nur noch selten in der Lage, vollumfänglich sicher am Straßenverkehr teilzunehmen.

Gedächtnis und Entscheidungsfindung

Unter die physiologischen Alterungsprozesse ist auch zu subsumieren, dass die Leistung des Arbeitsgedächtnisses und die Fähigkeit zur schnellen Entscheidungsfindung im Alter abnehmen kann. Dies kann die Fähigkeit beeinträchtigen, komplexe Verkehrssituationen richtig zu bewerten und angemessene Entscheidungen zu treffen. Beispielsweise können ältere Fahrer Schwierigkeiten haben, Routenänderungen schnell umzusetzen oder unerwartete Hindernisse zu bewältigen.

4.2.3 Motorische Veränderungen

Muskelkraft und Beweglichkeit

Mit zunehmendem Alter nimmt die Muskelkraft ab, zudem kann die Gelenkbeweglichkeit eingeschränkt sein, wodurch die Bedienung der Fahrzeugsteuerung wie Lenkrad, Pedale und Schaltung erschwert wird. Einschränkungen in der Beweglichkeit können bereits das Ein- und Aussteigen aus dem Fahrzeug oder, während des Fahrens, das notwendige Umschauen beim Abbiegen und Rückwärtsfahren erheblich behindern.

Koordination und Feinmotorik

Das Koordinationsvermögen und die Feinmotorik können im Alter nachlassen, was zu ungenaueren und langsameren Bewegungen führen kann. Dies kann dann besonders problematisch sein, wenn präzise Lenkmanöver erforderlich sind, z. B. beim Einparken oder bei abrupten Ausweichmanövern.

4.2.4 Allgemeine körperliche Veränderungen

Ausdauer und Erschöpfung

Ältere Menschen können schneller ermüden und eine geringere körperliche Ausdauer haben. Längere Fahrten können daher zu einer erhöhten Erschöpfung führen, wodurch Konzentration und Reaktionsfähigkeit weiter beeinträchtigt werden. Erhöhte Müdigkeit kann auch die Wahrscheinlichkeit von Sekundenschlaf und damit verbundenen Unfällen erhöhen.

> Hinweis: Bei fehlendem Fahrzwang und dem Verzicht auf längere und schwierigere Fahrten ist nicht automatisch die Fahreignung in Zweifel zu ziehen. Im Falle von leichten Beeinträchtigungen kann dies im Gegenteil ein angemessener Kompensationsmechanismus sein.

Schmerzempfindlichkeit und chronische Schmerzen

Chronische Schmerzen, die häufig bei älteren Menschen auftreten, können sich negativ auf die Fahrfähigkeit auswirken. Schmerzen in Rücken, Nacken oder Gelenken können die Beweglichkeit und das allgemeine Wohlbefinden während des Fahrens beeinträchtigen und damit auch die Fähigkeit, sich auf das Verkehrsgeschehen zu konzentrieren und auf Verkehrssituationen angemessen zu reagieren.

4.2.5 Zusammenfassung

Die physiologischen Veränderungen im Alter, also bereits altersbedingte Veränderungen, die noch keinen besonderen Krankheitswert aufweisen, können eine Vielzahl von Beeinträchtigungen umfassen, welche die Fähigkeit, ein Fahrzeug sicher zu führen, einschränken können.

Diese Veränderungen betreffen das Seh- und Hörvermögen, die kognitive Leistungsfähigkeit, die motorischen Fähigkeiten und das allgemeine körperliche Wohlbefinden.

Hinweis: Kritische Anzeichen eines reduzierten Koordinationsvermögens in Kombination mit einer eingeschränkten Wahrnehmung können beispielsweise zunehmende Kontaktspuren am Fahrzeug sein. Dies kann ein Vorbote fataler Fehlleistungen sein. Eine aktive Teilnahme am Straßenverkehr sollte dann möglichst nicht mehr erfolgen oder zumindest kritisch hinterfragt werden.

Es ist wichtig, all diese Faktoren zu berücksichtigen, um die Fahreignung älterer Menschen zu beurteilen und geeignete Maßnahmen zur Förderung der Verkehrssicherheit zu ergreifen.

4.3 Krankhafte Prozesse

4.3.1 Kardiovaskuläre Erkrankungen

Häufigkeit kardiovaskulärer Erkrankungen im Alter

Kardiovaskuläre Erkrankungen sind die häufigsten Gesundheitsprobleme bei älteren Menschen. Mit zunehmendem Alter steigt das Risiko, an Herz-Kreislauf-Erkrankungen zu erkranken, erheblich. Es leiden etwa 70 % der Menschen über 65 Jahre an mindestens einer Form von Herz-Kreislauf-Erkrankung.

Zu den häufigsten kardiovaskulären Erkrankungen im Alter zählen koronare Herzkrankheit (KHK), Herzinsuffizienz, Bluthochdruck und Herzrhythmusstörungen wie Vorhofflimmern.

Symptome kardiovaskulärer Erkrankungen

Die Symptome kardiovaskulärer Erkrankungen können vielfältig sein und variieren je nach Art der Erkrankung:

Koronare Herzkrankheit (KHK)

- Angina pectoris (Brustschmerzen)
- Atemnot bei körperlicher Belastung
- Müdigkeit und Schwäche
- Schweißausbrüche

Herzinsuffizienz

- Atemnot, besonders im Liegen oder bei körperlicher Anstrengung
- Müdigkeit und Schwäche
- Geschwollene Beine oder Füße (Ödeme)
- Schnelle Gewichtszunahme durch Flüssigkeitseinlagerungen

Bluthochdruck (Hypertonie)

- Häufig symptomlos, aber mögliche Kopfschmerzen
- Schwindel und Ohrensausen
- Nasenbluten

Herzrhythmusstörungen (z. B. Vorhofflimmern)

- Unregelmäßiger Herzschlag
- Herzrasen oder -stolpern
- Schwindel und Ohnmachtsanfälle
- Atemnot.

Bedeutung für die aktive Teilnahme am Straßenverkehr

Die genannten Symptome kardiovaskulärer Erkrankungen können sich negativ auf die Fähigkeit, ein Fahrzeug zu führen, auswirken: **Atemnot** und **körperliche Schwäche** können die Ausdauer und Reaktionsfähigkeit beim Fahren verringern. Dies kann insbesondere zu Schwierigkeiten bei langen Fahrten oder in stressigen Verkehrssituationen führen. Plötzlich auftretende **Brustschmerzen** (Angina pectoris) können zu Panik und Konzentrationsverlust führen, was die Fähigkeit, das Fahrzeug noch sicher zu steuern, sehr beeinträchtigen kann. **Schwindelanfälle** und das **Risiko von Ohnmachtsanfällen** (besonders bei Herzrhythmusstörungen) stellen eine direkte Gefahr für die Verkehrssicherheit dar: Ein plötzlicher **Bewusstseinsverlust** kann zu Kontrollverlust über das Fahrzeug und zu schweren Unfällen führen. **Müdigkeit** und **Erschöpfung**, beispielsweise durch Schlafmangel, Stress oder Suchtmittelmissbrauch, erhöhen grundsätzlich das Risiko von Unfällen erheblich, was natürlich für alle Altersgruppen gilt. Aber auch durch Herzinsuffizienz verursachte **chronische Müdigkeit** kann die Wachsamkeit und die Reaktionszeit bedenklich stören. Zudem nehmen viele ältere Menschen mit kardiovaskulären

Erkrankungen Medikamente ein, die Nebenwirkungen wie **Schwindel**, **Benommenheit** und **verminderte Konzentration** verursachen können. Diese Nebenwirkungen können die Fahrsicherheit weiter beeinträchtigen.

Zusammenfassung

Kardiovaskuläre Erkrankungen sind im Alter weit verbreitet und können durch eine Vielzahl von Symptomen wie Atemnot, Brustschmerzen, Schwindel und Müdigkeit gekennzeichnet sein, welche die Fähigkeit, aktiv am Straßenverkehr teilzunehmen, stark beeinträchtigen. Angesichts der Häufigkeit und Schwere dieser Erkrankungen ist es wichtig, regelmäßige fachärztliche Überprüfungen durchzuführen und gegebenenfalls Maßnahmen zu ergreifen, um die Verkehrssicherheit und damit die Fahreignung älterer Verkehrsteilnehmer zu erhalten.

4.3.2 Schlaf-Apnoe-Syndrom

Ursachen des Schlaf-Apnoe-Syndroms

Das Schlaf-Apnoe-Syndrom ist eine häufige Schlafstörung, die durch wiederholte Atemaussetzer während des Schlafs gekennzeichnet ist. Diese Atemaussetzer können zu einer unzureichenden Sauerstoffversorgung des Körpers und häufigem Aufwachen führen. Es gibt verschiedene Ursachen für das Schlaf-Apnoe-Syndrom:

Obstruktive Schlaf-Apnoe (OSA)

- Übergewicht: Eine der Hauptursachen, da Fettablagerungen im Nacken- und Rachenbereich die Atemwege verengen können.
- Anatomische Anomalien: Vergrößerte Mandeln oder Adenoide, ein großer Zungengrund, ein enger Rachen oder eine zurückliegende Kieferstruktur können die Atemwege blockieren.
- Muskelentspannung im Schlaf: Im Schlaf entspannen sich die Muskeln im Rachen, was bei einigen Menschen zu einer Verengung oder einem Kollaps der Atemwege führen kann.
- Alkohol- und Beruhigungsmittelgebrauch: Diese Substanzen können die Muskelentspannung verstärken und die Atemwege weiter verengen.

Zentrale Schlaf-Apnoe (CSA)

- Neurologische Erkrankungen: Bedingungen wie Schlaganfälle, Hirntumore oder neuromuskuläre Erkrankungen können die Kontrolle der Atemmuskulatur beeinträchtigen.

- Herzerkrankungen: Herzinsuffizienz und andere Herzprobleme können die Signale des Gehirns, welche die Atmung steuern, beeinträchtigen.

Mischformen (kombinierte obstruktive und zentrale Schlaf-Apnoe)

- Kombination von Faktoren: Manche Menschen können sowohl OSA als auch CSA haben, wodurch Diagnose und Behandlung komplexer werden.

Symptome

Die Symptome des Schlaf-Apnoe-Syndroms können variieren und sind oft nicht spezifisch, was die Diagnose erschweren kann. Zu den häufigsten Symptomen gehören:

Nächtliche Symptome

- Lautes Schnarchen: Häufig das auffälligste Symptom, insbesondere bei OSA.
- Atemaussetzer: Beobachtet von Partnern oder Familienmitgliedern.
- Häufiges Erwachen: Häufig begleitet von Kurzatmigkeit oder einem Gefühl des Erstickens.
- Unruhiger Schlaf: Häufiges Umdrehen und Bewegungen im Schlaf.

Tagsymptome

- Tagesmüdigkeit: Gefühl der allgemeinen Erschöpfung, Abgeschlagenheit und Antriebslosigkeit.
- Tagesschläfrigkeit: starke Schläfrigkeit während des Tages, trotz vermeintlich ausreichender Schlafdauer, mitunter mit kurzfristigen Schlafattacken (Betroffene nicken in monotonen Situationen wie Lesen, Fernsehen, Autofahren leicht ein).
- Kopfschmerzen: Häufige morgendliche Kopfschmerzen aufgrund von Sauerstoffmangel während der Nacht.
- Konzentrations- und Gedächtnisprobleme: Schwierigkeiten, sich zu konzentrieren und Informationen zu behalten.
- Stimmungsschwankungen: Reizbarkeit, Depression oder Angstzustände.
- Erschöpfung: Allgemeines Gefühl der Erschöpfung und Antriebslosigkeit.

Bedeutung für die aktive Teilnahme am Straßenverkehr

Das Schlaf-Apnoe-Syndrom hat erhebliche Auswirkungen auf die aktive Teilnahme am Straßenverkehr, da es die Aufmerksamkeit, Wachsamkeit und Reaktionsfähigkeit stark beeinträchtigen kann. Zu den spezifischen

Risiken gehören **Tagesmüdigkeit** und insbesondere **Tagesschläfrigkeit**, **Konzentrations-** und **Gedächtnisprobleme**, **Stimmungsschwankungen** und **kognitive Beeinträchtigungen**.

Das plötzliche **Einschlafen am Steuer** selbst für wenige Sekunden (umgangssprachlich „Sekundenschlaf") bei typischer Tagesschläfrigkeit kann verheerende Unfälle verursachen. Bereits eine bestehende **Tagesmüdigkeit** führt zu verlangsamten Reaktionen auf unerwartete Verkehrssituationen.

Schon eine verminderte Aufmerksamkeit oder ein fehlendes Situationsbewusstsein aufgrund von **Konzentrations- und Gedächtnisproblemen** kann es erschweren, sich auf den Straßenverkehr zu konzentrieren, Verkehrssituationen richtig zu beurteilen und auf die jeweilige Verkehrssituation angemessen zu reagieren, was das Risiko von kritischen bis hin zu fatalen Fahrfehlern erhöht. Diese Gefahr erhöht sich noch, wenn es durch **Stimmungsschwankungen** zu einer erhöhten Reizbarkeit kommt, mitunter einhergehend mit aggressivem oder impulsivem Fahrverhalten. Bei **kognitiven Beeinträchtigungen** ist die Fähigkeit zur Problemlösung und Entscheidungsfindung während des Fahrens reduziert.

Medizinische und rechtliche Aspekte

Fahrer mit diagnostiziertem Schlaf-Apnoe-Syndrom sollten eine angemessene Behandlung erhalten, z. B. eine Maskenbeatmung zur Nacht (Continuous Positive Airway Pressure, CPAP), um die Symptome zu kontrollieren und die Fahreignung zu verbessern. Ist Übergewicht die Ursache, gelingt dies vielleicht auch durch eine Gewichtsreduktion. Die Betroffenen sollten regelmäßig fachärztlich überwacht werden, um sicherzustellen, dass die Behandlung wirksam ist und die Fahreignung nicht gefährdet wird.

Zusammenfassung

Das Schlaf-Apnoe-Syndrom hat meist erhebliche gesundheitliche Auswirkungen, die die Verkehrssicherheit stark beeinträchtigen können. Symptome wie Tagesmüdigkeit bis hin zur typischen Tagesschläfrigkeit, aber auch Konzentrations- und Gedächtnisprobleme sowie Stimmungsschwankungen erhöhen das Risiko von Verkehrsunfällen erheblich. Eine rechtzeitige Diagnose und wirksame Behandlung sind entscheidend, um die Fahreignung zu erhalten oder herzustellen, sodass betroffene Personen sicher am Straßenverkehr teilnehmen können. Regelmäßige fachärztliche Überprüfungen und gegebenenfalls therapeutische Maßnahmen sind unerlässlich, um die Verkehrssicherheit zu gewährleisten.

4.3.3 Diabetes mellitus

Häufigkeit von Diabetes mellitus im Alter

Diabetes mellitus ist eine der häufigsten chronischen Erkrankungen im Alter. Etwa 25 % der Menschen über 65 Jahre sind von Diabetes mellitus betroffen, wobei der Typ-2-Diabetes, früher auch Altersdiabetes genannt, die häufigste Form ist. Sie ist durch chronisch überhöhte Blutzuckerspiegel bei Insulinresistenz und/oder relativem Insulinmangel gekennzeichnet. Die Prävalenz nimmt mit höherem Lebensalter noch zu. Diese Krankheit stellt eine bedeutende Herausforderung für das Gesundheitssystem dar und hat erhebliche Auswirkungen auf die Lebensqualität der Betroffenen.

Symptome

Diabetes mellitus kann eine Vielzahl von Symptomen verursachen, die sich je nach Blutzuckerspiegel und individuellen Faktoren unterscheiden. Häufige Symptome können sein:

- Appetitlosigkeit
- vermehrtes Durstgefühl (Polydipsie) in Kombination mit häufigem Wasserlassen (Polyurie)
- gestörte Wundheilung
- erhöhte Müdigkeit mit Schwäche und verschwommenem Sehen bis hin zu komatösem Bewusstseinsverlust (Coma diabeticum).

Bedeutung von Hyperglykämien und Hypoglykämien für die aktive Teilnahme am Straßenverkehr

Hyperglykämie (hoher Blutzuckerspiegel)

Hyperglykämie tritt auf, wenn der Blutzuckerspiegel deutlich erhöht ist. Dies kann durch unzureichende Insulinproduktion, ungesunde Ernährung oder fehlende Medikation verursacht werden. Die Symptome einer Hyperglykämie können die Fahrfähigkeit erheblich beeinträchtigen: **Müdigkeit** und **Schwäche** können die Wachsamkeit und Reaktionszeit verringern. **Verschwommenes Sehen** vermindert die Fähigkeit, Verkehrszeichen, Ampeln und andere Verkehrsteilnehmer zu erkennen. **Konzentrationsschwierigkeiten** und **Verwirrtheit** können sich negativ auf die Entscheidungsfähigkeit und Reaktionsgeschwindigkeit auswirken, was zu unsicheren Fahrmanövern führt.

Hypoglykämie (niedriger Blutzuckerspiegel)

Hypoglykämie tritt auf, wenn der Blutzuckerspiegel zu niedrig ist. Dies kann durch eine Überdosierung von Insulin, verzögerte Mahlzeiten oder intensive körperliche Aktivität verursacht werden. Die Symptome einer Hypoglykämie sind oft akut und können lebensbedrohlich sein, mit dramatischen Folgen für die Verkehrssicherheit: Bereits **Sehstörungen** und **Konzentrationsprobleme**, **Zittern** und **Schwitzen**, **Schwindel** und **Verwirrtheit**, **Herzrasen** und **Angstzustände** stehen dem sicheren Führen eines Fahrzeugs diametral entgegen. Im Extremfall kann eine schwere Hypoglykämie zu **Krampfanfällen** oder **Bewusstlosigkeit** und damit zu einem vollständigen plötzlichen Kontrollverlust über das Fahrzeug führen, was ein erhebliches Unfallrisiko darstellt.

Zusammenfassung

Diabetes mellitus ist im Alter weit verbreitet und kann durch sowohl Hyperglykämien als auch Hypoglykämien die Fahreignung erheblich beeinträchtigen. Die Symptome von Hyperglykämie wie Müdigkeit, verschwommenes Sehen und Konzentrationsschwierigkeiten sowie die akuten und potenziell lebensbedrohlichen Symptome der Hypoglykämie stellen erhebliche Risiken für die Verkehrssicherheit dar. Es ist daher essenziell, dass ältere Fahrer mit Diabetes regelmäßig ihren Blutzuckerspiegel überwachen, eine gute fachärztliche Betreuung in Anspruch nehmen und insbesondere eine Unterzuckerung zuverlässig zu verhindern wissen, um sicher am Straßenverkehr teilnehmen zu können.

4.3.4 Parkinson

Parkinson ist eine neurodegenerative Erkrankung, die primär die motorischen Fähigkeiten beeinträchtigt, aber auch nicht-motorische Symptome umfasst.

Symptome

Die Symptome lassen sich jeweils in vier Hauptkategorien einteilen:

Motorische Symptome

- **Tremor (Zittern)**
  - Ruhezittern, besonders in Händen, Armen, Beinen, Kinn und Gesicht
- **Rigor (Muskelsteifheit)**
  - steife und unbewegliche Muskeln, die zu Schmerzen führen können
- **Bradykinesie (Verlangsamung der Bewegungen)**
  - allgemeine Verlangsamung und Schwierigkeiten bei der Initiierung von Bewegungen
- **Posturale Instabilität (Haltungsinstabilität)**
  - Gleichgewichtsprobleme und erhöhte Sturzgefahr

Nicht-motorische Symptome

- **Kognitive Beeinträchtigungen**
  - Konzentrationsprobleme, langsames Denken und Gedächtnisprobleme
- **Psychische Symptome**
  - Depression, Angst und Apathie
- **Autonome Dysfunktionen**
  - Probleme mit der Blasenfunktion, Verdauung und Blutdruckregulation
- **Schlafstörungen**
  - Insomnie, Schlaf-Apnoe und unruhige Beine (Restless-Legs-Syndrom).

Erkennbarkeit im Kontakt

Parkinson kann im persönlichen Kontakt durch auffällige motorische Symptome wie Zittern, steife Bewegungen und langsame Bewegungen erkannt werden. Die betroffene Person kann Schwierigkeiten haben, sich flüssig zu bewegen, und ihre Gesichtsmimik kann vermindert sein („Maskengesicht"). Die Sprache kann leise und monoton wirken. Nicht-motorische Symptome wie Depression und kognitive Beeinträchtigungen können ebenfalls auffallen, insbesondere, wenn sie das Verhalten und die Stimmung der Person beeinflussen.

Verlauf

Der Verlauf von Parkinson ist progressiv und variiert in seiner Geschwindigkeit. Die Krankheit verläuft in mehreren Stadien:

- **Frühstadium**
  - leichte Symptome, oft nur auf einer Körperseite
  - alltägliche Aktivitäten noch weitgehend möglich
- **Mittleres Stadium**
  - Symptome betreffen beide Körperseiten und werden ausgeprägter
  - Schwierigkeiten bei der Durchführung alltäglicher Aufgaben
  - Gleichgewichtsprobleme und erhöhte Sturzgefahr
- **Spätstadium**
  - schwere motorische und nicht-motorische Symptome
  - die betroffene Person ist stark eingeschränkt und benötigt umfangreiche Unterstützung
  - eventuell vollständige Abhängigkeit von Pflege.

Bedeutung für die aktive Teilnahme am Straßenverkehr

Bei einer Parkinsonerkrankung kann es je nach Symptomausprägung sein, dass die Fahreignung nicht (mehr) gegeben ist.

Im **Frühstadium** können leichte motorische Symptome wie **Zittern** und **langsame Bewegungen** die Fähigkeit, das Lenkrad ruhig zu halten und präzise Lenkmanöver auszuführen, beeinträchtigen, wobei sich der Tremor nur in Ruhe zeigt, nicht bei der Ausführung von Bewegungen. Auch können schon frühzeitige **kognitive Beeinträchtigungen** die Aufmerksamkeit verringern und die Reaktionszeit erhöhen.

Im **mittleren Stadium** erschweren zunehmende **Muskelsteifheit** und **Bewegungsverlangsamung** das schnelle Reagieren und die Kontrolle des Fahrzeugs. Nicht-motorische Symptome wie **Schlafstörungen** und **autonome Dysfunktionen** (z. B. Blutdruckabfälle) können das Risiko für plötzliche Schwächeanfälle erhöhen.

Im **Spätstadium** machen schwere **motorische Einschränkungen** das sichere Fahren unmöglich. **Kognitive Beeinträchtigungen** und psychische Symptome wie **Depression** und **Apathie** können die Entscheidungsfindung und das Urteilsvermögen im Straßenverkehr erheblich beeinträchtigen. In diesem fortgeschrittenen Stadium sollte das Fahren unbedingt vermieden werden.

Zusammenfassung

Parkinson ist eine fortschreitende neurodegenerative Erkrankung, die durch motorische und nicht-motorische Symptome gekennzeichnet ist. Diese Symptome sind im persönlichen Kontakt erkennbar und verschlechtern sich im Verlauf der Krankheit. Die Auswirkungen auf die aktive Teilnahme am Straßenverkehr können erheblich sein, da die motorischen Beeinträchtigungen und kognitiven Defizite das sichere Führen eines Fahrzeugs stark beeinträchtigen.

Eine regelmäßige fachärztliche Überwachung und Bewertung der Leistungsfähigkeit sind entscheidend, um die Verkehrssicherheit zu gewährleisten und auch die betroffenen Personen selbst vor möglichen Gefahren zu schützen.

4.3.5 Sehstörungen im Alter

▪ Katarakt (Grauer Star)

Von einem sogenannten Grauen Star wird gesprochen, wenn es typischerweise im höheren Lebensalter zu einer Trübung der Augenlinse kommt. Die altersbedingte Katarakt gilt als die häufigste Ursache einer Sehbehinderung und Blindheit.

Symptome

Folgende Symptome sind vorherrschend:

- verschwommenes oder getrübtes Sehen
- Sehschwierigkeiten bei schwachem Licht oder nachts
- erhöhte Blendempfindlichkeit
- Doppeltsehen auf einem Auge
- Farben werden verblasst oder vergilbt wahrgenommen.

Bedeutung für die aktive Teilnahme am Straßenverkehr

Stark **getrübtes oder verschwommenes Sehen** kann das Erkennen von Verkehrszeichen, Ampeln und anderen Verkehrsteilnehmern und somit das Erfassen von Verkehrssituationen erheblich erschweren. Eine erhöhte **Blendempfindlichkeit** kann besonders bei Nachtfahrten oder bei entgegenkommendem Scheinwerferlicht das Erfassen bzw. Erkennen von anderen Verkehrsteilnehmern und Hindernissen beeinträchtigen. Zudem besteht nicht nur nachts, sondern bereits bei Dämmerung bzw. trüben Lichtverhältnissen ein erhöhtes Unfallrisiko, wenn das **Kontrastsehen** (Dämmerungssehen, skotoptisches Sehen) vermindert ist. **Doppeltsehen** kann die Orientierung und die Einschätzung von Entfernungen beeinträchtigen.

Glaukom (Grüner Star)

Vom sogenannten Grünen Star wird gesprochen, wenn es durch einen erhöhten Augeninnendruck zu einer Schädigung des Sehnervs kommt, wodurch das Sehvermögen im zeitlichen Verlauf erheblich beeinträchtigt werden kann. Betroffene Personen können bestimmte Sehbereiche nicht mehr oder nur noch eingeschränkt wahrnehmen. Es entstehen „blinde Flecken“, die meist abseits der Stelle des schärfsten Sehens (Makula) auftreten. Sie können bis zu den Rändern des Gesichtsfelds reichen und zum Verlust des peripheren Sehens führen (Folge: „Tunnelblick“).

Da das zentrale Sehen zunächst nicht beeinträchtigt ist, können selbst starke Beeinträchtigungen zu lange unbemerkt bleiben. Symptomatisch kann es zudem zu Lichtringen um Lichtquellen kommen (sog. Halos).

Die häufigste Form ist das sogenannte Weitwinkel-Glaukom, welches langsam voranschreitet. Die Schäden am Sehnerv führen oft erst nach vielen Jahren zu Sehstörungen. Behandelt werden kann zunächst mit Augentropfen, eventuell mittels operativem Eingriff. Akute Glaukomanfälle beim selteneren Engwinkel-Glaukom können zu Augenschmerzen, Kopfschmerzen und Übelkeit führen.

Bedeutung für die aktive Teilnahme am Straßenverkehr

Tunnelblick und **Gesichtsfeldausfälle** schränken das (periphere) Sehen ein, was das Erkennen von Fahrzeugen, Fußgängern und Fahrrädern nicht nur im toten Winkel erschwert. **Lichtringe um Lichtquellen** (Halos) können das Sehen bei Nacht und bei hellem Licht sehr beeinträchtigen. **Augenschmerzen**, **Kopfschmerzen** und **Übelkeit** können die Konzentration und das Wohlbefinden während des Fahrens beeinträchtigen.

Altersbedingte Makuladegeneration (AMD)

Bei der Altersbedingten Makuladegeneration (AMD) handelt es sich um eine Augenerkrankung, die zum Verlust der Sehkraft im Bereich des schärfsten Sehens, der Makula, führt. Es kommt nicht nur zu einer starken Beeinträchtigung beim Autofahren, sondern bereits Alltagsbeschäftigungen wie Lesen, Fernsehen oder das Erkennen von Gesichtern werden mit fortschreitender Erkrankung immer schwieriger. Nur das äußere Gesichtsfeld bleibt erhalten, weshalb die örtliche Orientierung weitgehend möglich bleibt. Neben der starken Beeinträchtigung des zentralen Gesichtsfeldes mit Unschärfe und Verzerrungen kann es zu einer verminderten Farbwahrnehmung kommen. Das Erkrankungsrisiko steigt mit dem Lebensalter stetig an, weshalb man sich schon ab dem 50. Lebensjahr regelmäßig vom Augenarzt kontrollieren lassen sollte.

Bedeutung für die aktive Teilnahme am Straßenverkehr

Sehverlust im Bereich des zentralen Sehens und **dunkle Flecken** im Sichtfeld machen das Fahren besonders gefährlich, da wichtige Informationen im zentralen Sichtbereich fehlen. Andere Verkehrsteilnehmer, Verkehrszeichen, Ampeln und Straßenmarkierungen werden nicht oder spät erkannt. **Verzerrtes Sehen** kann das Einschätzen von Entfernungen und Geschwindigkeiten beeinträchtigten. Durch eine **verminderte Farbwahrnehmung** kann das Erkennen von Ampeln, Verkehrsschildern und Hindernissen zusätzlich erschwert sein.

Diabetische Retinopathie

Bei Diabetes mellitus kommt es oft zu Durchblutungsstörungen kleiner Blutgefäße. In der Netzhaut kann das zu bleibenden Schädigungen führen (diabetische Retinopathie), ohne Behandlung sogar zu komplettem Sehverlust.

Symptome

- fleckiges oder verschwommenes Sehen
- mitunter plötzlicher Sehverlust oder plötzlich verschwommenes Sehen
- Sehschwierigkeiten bei schwachem Licht oder nachts
- dunkle oder schwebende Flecken im Sichtfeld.

Bedeutung für die aktive Teilnahme am Straßenverkehr

Fleckiges oder verschwommenes Sehen kann das Erkennen von Verkehrsschildern und anderen Verkehrsteilnehmern und das Erfassen von Verkehrssituationen insgesamt erheblich erschweren. Durch **dunkle Flecken** im Sichtfeld können wichtige Informationen im Sichtfeld verborgen bleiben, was zu gefährlichen Situationen im Straßenverkehr führen kann. Mitunter kann es auch durch plötzlich auftretende Beeinträchtigungen des Sehvermögens zu unerwarteten und gefährlichen Situationen im Straßenverkehr kommen. Wenn Probleme bei schwachem Licht bestehen, erhöht sich das Unfallrisiko in der Dämmerung oder bei Nacht.

Presbyopie (Alterssichtigkeit)

Presbyopie ist eine altersbedingte Sehschwäche, bei der die Fähigkeit, in der Nähe scharf zu sehen, nachlässt. Sie tritt meist ab dem 40. Lebensjahr auf und kann durch das Tragen von (Lese-)Brillen oder besonderen Kontaktlinsen korrigiert werden. Sie ist nicht mit der Weitsichtigkeit zu verwechseln.

Symptome

- unscharfes Sehen bei nahen Objekten
- Schwierigkeiten beim Lesen kleiner Schrift (z. B. auf dem Armaturenbrett oder GPS Gerät)
- Augenanstrengung und Kopfschmerzen nach längerer Nahsicht.

Bedeutung für die aktive Teilnahme am Straßenverkehr

Die Instrumente im Fahrzeug, aber auch Warnmeldungen sollten gut erkannt und abgelesen werden, gleichzeitig muss die Sehhilfe so gewählt sein, dass die fürs Autofahren wichtige Sehfähigkeit in die Ferne erhalten bleibt (Gleitsichtbrille). Aber auch bereits **Schwierigkeiten beim Lesen** von Navigationssystemen oder Karten können die Orientierung im Straßenverkehr beeinträchtigen. Durch **Augenanstrengung** und damit einhergehenden **Kopfschmerzen** können Konzentration und Wohlbefinden während des Fahrens relevant beeinträchtigt sein.

4.3.5.1 Zusammenfassung Komplex „Sehstörungen“

Verschiedene Sehstörungen im Alter wie Katarakt, Glaukom, altersbedingte Makuladegeneration, diabetische Retinopathie und Presbyopie können die aktive, sichere Teilnahme am Straßenverkehr je nach Symptomausbildung (darunter verschwommenes Sehen, erhöhte Blendempfindlichkeit, Tunnelblick, zentraler Sehverlust und unscharfes Sehen bei nahen Objekten) stark beeinträchtigen. Regelmäßige augenärztliche Untersuchungen – möglichst schon vor dem Auftreten erster Symptome –

und geeignete Korrekturmaßnahmen sind entscheidend, um die aktive Teilnahme älterer Fahrer am Straßenverkehr zu erhalten.

4.3.6 Hörstörungen im Alter

Presbyakusis (Altersschwerhörigkeit)

Presbyakusis ist eine altersbedingte Schwerhörigkeit, bei der das Hörvermögen im Laufe der Jahre nachlässt. Dieser allmähliche Hörverlust betrifft vor allem die hohen Töne, was durch Hörgeräte ausgeglichen werden kann.

Symptome

- Schwierigkeiten, hohe Töne zu hören (z. B. Stimmen von Frauen und Kindern)
- Probleme, Gesprächen in geräuschvoller Umgebung zu folgen
- Notwendigkeit, den Fernseher oder das Radio lauter zu stellen
- Schwierigkeiten, Konsonanten zu unterscheiden
- häufiges Nachfragen bei Gesprächen („Was?" oder „Wie bitte?").

Bedeutung für die aktive Teilnahme am Straßenverkehr

Schwierigkeiten, hohe Töne zu hören, kann zu Problemen führen, wenn Warnsignale im Fahrzeug nicht mehr wahrgenommen werden. Das gilt bereits für Signale wie das Piepsen bei nicht angelegtem Sicherheitsgurt und insbesondere für Meldungen der vermehrt in Fahrzeugen verbauten Fahrerassistenzsysteme. Im Straßenverkehr selbst können wichtige akustische Informationen wie Sirenen von Einsatzfahrzeugen oder Hupen anderer Verkehrsteilnehmer überhört werden. Aber auch **Kommunikationsprobleme** mit Mitfahrern können zu verkehrsrelevanten Missverständnissen führen.

Tinnitus

Tinnitus ist das Wahrnehmen von Ohrgeräuschen wie Klingeln, Summen oder Pfeifen, ohne dass eine äußere Schallquelle vorhanden ist; es handelt sich um Phantomgeräusche. Er kann vorübergehend oder chronisch sein und wird oft durch Stress oder Hörverlust verstärkt.

Symptome

- Klingeln, Summen oder Pfeifen im Ohr
- Wahrnehmung von Geräuschen, die nicht von externen Schallquellen stammen
- schwankende Lautstärke und Intensität der Phantomgeräusche
- Beeinträchtigung der Konzentrationsfähigkeit.

Bedeutung für die aktive Teilnahme am Straßenverkehr

Phantomgeräusche können die Aufmerksamkeit ablenken und dazu führen, dass wichtige akustische Signale nicht oder nicht richtig wahrgenommen werden. Zudem kann ein ständiger Tinnitus die Konzentration auf den Straßenverkehr vermindern und das Risiko von Fahrfehlern erhöhen.

Hörsturz

Ein Hörsturz ist ein plötzlicher, meist einseitiger Hörverlust, der ohne erkennbare Ursache auftritt. Er gilt medizinisch als Notfall, damit durch schnelle Behandlung das Hörvermögen – soweit möglich – erhalten werden kann.

Symptome

- akuter, meist einseitiger Hörverlust
- Gefühl eines verstopften oder „vollen“ Ohres
- begleitende Symptome wie Schwindel oder Tinnitus.

Bedeutung für die aktive Teilnahme am Straßenverkehr

Ein plötzlicher **Hörverlust** während der Fahrt kann zu Panik und Orientierungsproblemen führen. Ein begleitender **Schwindel** kann zudem das Gleichgewichtsempfinden und die räumliche Orientierung beeinträchtigen, wodurch das Fahren unsicher und mitunter gefährlich wird.

Schallleitungsschwerhörigkeit

Diese Form der Schwerhörigkeit entsteht, wenn Schallwellen im äußeren oder mittleren Ohr nicht richtig zum Innenohr geleitet werden. Ursachen für diese Beeinträchtigung der Schallübertragung können ein verlegter Gehörgang (z. B. durch Cerumen, sog. Ohrenschmalz), aber auch Infektionen oder Verletzungen sein.

Symptome

- gedämpftes Hören von Geräuschen und Stimmen
- Gefühl, als ob das Ohr verstopft wäre
- Schwierigkeiten, leise Geräusche wahrzunehmen.

Bedeutung für die aktive Teilnahme am Straßenverkehr

Das **Hören ist gedämpft**, sodass leise (Warn-)Geräusche wie Fahrradklingeln gar nicht mehr, andere (auch lautere) wichtige akustische Informationen wie Sirenen von Einsatzfahrzeugen oder Hupen anderer Verkehrsteilnehmer nicht klar wahrgenommen werden können.

Schallempfindungsschwerhörigkeit

Bei dieser Art der Schwerhörigkeit sind die Haarzellen im Innenohr oder der Hörnerv betroffen. Die Schallverarbeitung und damit die Weiterleitung der Schallsignale zum Gehirn ist beeinträchtigt. Sie ist oft dauerhaft und kann durch spezielle Hörgeräte verbessert werden.

Symptome

- verzerrtes oder reduziertes Hören
- Schwierigkeiten, Gesprächen zu folgen, insbesondere in lauter Umgebung
- hohe Töne werden schlechter wahrgenommen
- verminderte Klangqualität.

Bedeutung für die aktive Teilnahme am Straßenverkehr

Durch eine **Verzerrung beim Hören** können wichtige akustische Signale nicht klar interpretiert werden. Auch bei dieser Form der Schwerhörigkeit besteht die Gefahr, dass Sirenen von Einsatzfahrzeugen oder Hupen nicht oder zu spät wahrgenommen werden. Auch kann es zu **Kommunikationsproblemen** mit Mitfahrern, eventuell auch mit anderen Verkehrsteilnehmern und somit zu verkehrsrelevanten Missverständnissen kommen.

4.3.6.1 Zusammenfassung Komplex „Hörstörungen“

Verschiedene Hörstörungen wie Presbyakusis, Tinnitus, Hörsturz, Schallleitungsschwerhörigkeit und Schallempfindungsschwerhörigkeit können relevante Auswirkungen auf die Fähigkeit haben, am aktiven Straßenverkehr teilzunehmen.

Möglicherweise werden wichtige akustische Signale nicht oder nur spät wahrgenommen. Dies kann die Reaktionszeit und die Fähigkeit, sicher auf Verkehrssituationen zu reagieren, beeinträchtigen. Regelmäßige Hörtests und geeignete Maßnahmen wie das Tragen von Hörgeräten sind entscheidend, um die sichere Verkehrsteilnahme betroffener Personen zu gewährleisten.

4.3.7 Orthopädische Erkrankungen im Alter

Arthrose

Arthrose ist eine degenerative Gelenkerkrankung, bei der sich der Knorpel in den Gelenken abnutzt. Das führt zu Schmerzen, Steifheit und Bewegungseinschränkungen, meist im höheren, bei Überbelastung der Gelenke mitunter auch schon im jüngeren Lebensalter.

Symptome

- **Gelenkschmerzen**
  - Schmerzen bei Bewegung und Belastung, insbesondere in den Hüft-, Knie- und Handgelenken
- **Steifheit**
  - morgendliche Steifheit oder nach längerem Sitzen
- **eingeschränkte Beweglichkeit**
  - Schwierigkeiten, Gelenke vollständig zu beugen oder zu strecken
- **Knochensporne**
  - Schmerzen und Schwellungen durch abnormales Knochenwachstum an den Gelenken.

Bedeutung für die aktive Teilnahme am Straßenverkehr

Durch Gelenkschmerzen besonders in den Hüft- oder Kniegelenken kann das – wenn nötig – schlagartige und kraftvolle Bedienen der Pedalerie beeinträchtigt werden. Eine Steifheit in den Gelenken kann das Ein- und Aussteigen erschweren und vor allem das Drehen des Kopfes zur Überprüfung des toten Winkels kritisch behindern.

Auch die Fähigkeit, das Lenkrad zu drehen oder die Pedale zu bedienen, kann durch Schwierigkeiten beim Beugen und Strecken der Gelenke eingeschränkt sein. Aber auch bereits Schmerzen durch Knochensporne können die Konzentration und das Wohlbefinden während des Fahrens beeinträchtigen.

Rheumatoide Arthritis

Diese chronisch-entzündliche Erkrankung betrifft die Gelenke und führt zu Schmerzen, Schwellungen und Verformungen. Sie ist eine Autoimmunerkrankung, bei der das Immunsystem die Gelenke angreift.

Symptome

- Gelenkschmerzen und -schwellungen (oft symmetrisch)
- Morgensteifigkeit
- Erschöpfung
- Gelenkdeformationen (im fortgeschrittenen Stadium).

Bedeutung für die aktive Teilnahme am Straßenverkehr

Bereits **Schmerzen und Schwellungen** in den Gelenken, aber vor allem **Gelenkdeformationen** können das Lenken und Bedienen und damit das sichere Führen des Fahrzeugs erschweren. Bei **Morgensteifigkeit** kann die Problematik insbesondere morgens verstärkt sein. Bei erhöhter **Nei-**

gung zu Erschöpfung gilt allgemein, dass Wachsamkeit und Reaktionsfähigkeit beeinträchtigt sind.

Bandscheibenvorfall und Spinalkanalstenose

Ein Bandscheibenvorfall tritt auf, wenn die gelartige Substanz im Inneren einer (einzelnen) Bandscheibe austritt und auf Nerven (meist eines bestimmten Segments) im Rückenmark drückt. Das kann starke Rückenschmerzen und ausstrahlende Schmerzen in Arme oder Beine verursachen. Er tritt mitunter nicht nur im höheren, sondern auch schon im verhältnismäßig jungen Lebensalter auf.

Bei der Spinalkanalstenose verengt sich der Wirbelkanal im Rückenmark durch altersbedingte Veränderungen, Knochenwucherungen oder Bandscheibenprobleme, was auf Nerven (in mehreren Etagen) drücken kann. Die Folge sind Rückenschmerzen, Taubheit oder Schwäche in Armen oder Beinen.

Beide Erkrankungen können ähnliche Symptome hervorrufen, weshalb sie hier zusammengefasst werden; sie sind aber unterschiedlich in ihrer Ursache und Behandlung.

Symptome

- Rückenschmerzen
- Beinschmerzen
- Taubheitsgefühl und Schwäche.

Bedeutung für die aktive Teilnahme am Straßenverkehr

Starke Schmerzen können nicht nur die Konzentration, sondern auch das Sitzen während des Fahrens erschweren. Wenn sie in die Beine ausstrahlen, kann dies zusätzlich das Bedienen der Pedalerie erschweren, was vor allem bei einer notwendigen Gefahrenbremsung kritisch sein kann, selbst wenn moderne Assistenzsysteme genutzt werden. Kommen noch **Taubheit** oder **Schwäche** in den Extremitäten hinzu, kann die sichere Kontrolle über das Fahrzeug insgesamt bedenklich beeinträchtigt sein.

Eine insgesamt **eingeschränkte Beweglichkeit** oder ein Bandscheibenvorfall in der Halswirbelsäule kann das Drehen des Kopfes behindern, was nicht nur das Ein- und Aussteigen aus dem Fahrzeug erschwert, sondern generell den für die Verkehrssicherheit wichtigen Schulterblick.

4.3.7.1 Zusammenfassung Komplex „Orthopädische Erkrankungen“

Orthopädische Erkrankungen wie Arthrose, Osteoporose, rheumatoide Arthritis, Bandscheibenvorfall und Spinalkanalstenose können bei Symptomen wie Gelenkschmerzen, Steifheit, Rückenschmerzen und Bewegungseinschränkungen beim Führen eines Kraftfahrzeugs hinderlich sein, mitunter dem sicheren Führen eines Kraftfahrzeugs entgegenstehen. Bewegungseinschränkungen im Halsbereich können bei unzureichendem Schulterblick nur in sehr beschränktem Ausmaß kompensiert werden, wodurch der visuelle Wahrnehmbarkeitsbereich kritisch eingeschränkt sein kann. Regelmäßige fachärztliche Überprüfungen und geeignete therapeutische Maßnahmen bis hin zu kompensatorischen Trainings und Hilfestellungen können helfen, die Fahreignung länger zu erhalten.

4.3.8 Psychische Erkrankungen im höheren Lebensalter

Demenzen

Für alle Demenzformen gilt, dass bereits im Frühstadium Gedächtnisprobleme und Orientierungsschwierigkeiten die Fahreignung beeinträchtigen können. Im mittleren Stadium wird das sichere Führen eines Fahrzeugs zunehmend gefährlicher, da die kognitiven Fähigkeiten weiter abnehmen. Im fortgeschrittenen Stadium ist das Fahren absolut nicht mehr möglich und stellt eine erhebliche Gefahr für den Fahrer und andere Verkehrsteilnehmer dar.

Weniger verbreitet ist die Kenntnis, dass Demenzen direkt mit einem erhöhten Epilepsierisiko einhergehen können. Anfälle werden im Rahmen der Grunderkrankung oft nicht richtig erkannt, stellen aber ein hohes Risiko für die Teilnahme am Straßenverkehr dar.

Hinweis: Es ist zu berücksichtigen, dass mit Fortschreiten der Erkrankung und dem Verlust kognitiver Fähigkeiten keine sinnvolle Beratung einer betroffenen Person und keine freie Entscheidungsfindung dieser Person bezüglich einer aktiven Teilnahme am Straßenverkehr mehr gelingen kann. In einem frühen Stadium können die Betroffenen oft noch freiwillig auf die Fahrtätigkeit verzichten, bzw. es kann von außen empfehlend darauf hingewirkt werden. Für spätere Stadien sind zum Schutz der betroffenen Personen nur noch eingreifende Maßnahmen von außen zielführend, beispielsweise durch den familiären Verbund oder behördliche Maßnahmen.

Es werden verschiedene Demenzformen unterschieden:

Alzheimer-Demenz

Alzheimer ist eine neurodegenerative Erkrankung, die zu einem fortschreitenden Gedächtnisverlust, Orientierungsstörungen und kognitiven Beeinträchtigungen führt. Sie ist die häufigste Form der Demenz.

Symptome

- **Frühstadium**
  - leichte Gedächtnisverluste, insbesondere Kurzzeitgedächtnis
  - Schwierigkeiten bei der Wortfindung
  - Orientierungsprobleme in vertrauter Umgebung
  - Verlust von Initiative und Motivation
  - Stimmungsschwankungen und leichte Depression
- **Mittleres Stadium**
  - Verschlechterung des Kurz- und Langzeitgedächtnisses
  - Schwierigkeiten bei alltäglichen Aufgaben (z. B. Anziehen, Kochen)
  - Sprachprobleme und Verständnisschwierigkeiten
  - vermehrte Verwirrtheit und Desorientierung
  - Verhaltensänderungen (z. B. Aggressivität, Misstrauen)
- **Spätstadium**
  - schwere Gedächtnisverluste
  - Verlust der sprachlichen Fähigkeiten
  - körperliche Funktionsstörungen (z. B. Inkontinenz)
  - vollständige Abhängigkeit von Pflege.

Erkennbarkeit

Im Frühstadium kann die Alzheimer-Demenz durch subtile Hinweise erkennbar sein, z. B. Vergessen von Namen oder Ereignissen, Schwierigkeiten bei der Planung und Entscheidungsfindung sowie eine allgemeine Verlangsamung kognitiver Prozesse. Freunde und Familienmitglieder bemerken oft eine Veränderung von Persönlichkeit und sozialer Interaktion.

Verlauf

Alzheimer-Demenz ist eine fortschreitende und unumkehrbare Erkrankung. Der Verlauf kann sich über mehrere Jahre erstrecken, wobei die Symptome stetig schlimmer werden. Die Geschwindigkeit des Fortschreitens kann variieren, aber letztendlich führt die Krankheit zu einem völligen Verlust der Unabhängigkeit.

Vaskuläre Demenz

Diese Form der Demenz entsteht durch Durchblutungsstörungen im Gehirn, meist infolge von Schlaganfällen oder kleinen Gefäßverschlüssen. Die Minderdurchblutung schädigt das Gehirngewebe, was allgemein zu kognitiven Beeinträchtigungen, aber auch zu Gedächtnisverlust und Problemen bei der Orientierung führt. Der Beginn kann plötzlich sein, z. B. nach einem Schlaganfall, oder schleichend, mit schrittweiser Verschlechterung.

Symptome

- **Frühstadium**
  - Konzentrations- und Aufmerksamkeitsprobleme
  - Schwierigkeiten beim Planen und Organisieren
  - Stimmungsschwankungen und Depressionen
- **Mittleres Stadium**
  - verlangsamtes Denken
  - Gedächtnisprobleme, insbesondere im Kurzzeitgedächtnis
  - Verwirrung und Desorientierung
  - Probleme bei der Bewegungskoordination
- **Spätstadium**
  - schwere kognitive Beeinträchtigungen
  - Sprachprobleme
  - Bewegungsstörungen und Gangunsicherheit
  - Abhängigkeit von Pflege.

Erkennbarkeit im Kontakt

Vaskuläre Demenz kann durch plötzliche Veränderungen in der kognitiven Funktion erkannt werden, insbesondere nach einem Schlaganfall. Betroffene zeigen häufig eine Verlangsamung in ihren Denkprozessen und Schwierigkeiten bei komplexen Aufgaben. Emotionale Symptome wie depressive Verstimmungen und Stimmungsschwankungen können ebenfalls auffällig sein.

Verlauf

Der Verlauf der vaskulären Demenz kann schrittweise oder in plötzlichen Schüben erfolgen, abhängig von weiteren vaskulären Ereignissen (z. B. Schlaganfällen). Die Krankheit schreitet progressiv voran und kann durch Behandlung der kardiovaskulären Probleme eventuell noch günstig beeinflusst werden.

Lewy-Körper-Demenz

Diese Demenzform ist durch abnormale Proteinablagerungen im Gehirn gekennzeichnet. Sie führt zu kognitiven Störungen, Halluzinationen, Bewegungsstörungen und Schwankungen im Bewusstseinszustand.

Symptome

- **Frühstadium**
  - fluktuierende kognitive Fähigkeiten
  - visuelle Halluzinationen

  - parkinsonähnliche Bewegungsstörungen (z. B. Zittern, Steifheit)
  - Schlafstörungen
- **Mittleres Stadium**
  - Verschlechterung der kognitiven Fähigkeiten
  - Zunahme der Halluzinationen und Wahnvorstellungen
  - schwere Bewegungsstörungen
  - autonome Dysfunktion (z. B. Blutdruckschwankungen)
- **Spätstadium**
  - schwere kognitive und motorische Beeinträchtigungen
  - Verlust der sprachlichen Fähigkeiten
  - vollständige Abhängigkeit von Pflege.

Erkennbarkeit im Kontakt

Lewy-Körper-Demenz kann durch ihre charakteristischen fluktuierenden kognitiven Fähigkeiten und visuellen Halluzinationen erkannt werden. Betroffene können an einem Tag relativ klar und am nächsten Tag stark verwirrt sein. Die parkinsonähnlichen Symptome und Schlafstörungen sind ebenfalls Indikatoren.

Verlauf

Der Verlauf der Lewy-Körper-Demenz ist progressiv, jedoch schwanken die Symptome stark. Diese Schwankungen können die Krankheit schwer vorhersehbar machen und den Umgang mit ihr erschweren. Im Allgemeinen verschlechtern sich die kognitiven und motorischen Fähigkeiten über die Jahre hinweg kontinuierlich.

Bedeutung für die aktive Teilnahme am Straßenverkehr

Die **fluktuierenden kognitiven Fähigkeiten** und **visuellen Halluzinationen** stellen eine besondere Gefahr für die Fahreignung dar. Betroffene können plötzlich desorientiert oder verwirrt sein, was zu gefährlichen Verkehrssituationen führen kann. Die **motorischen Beeinträchtigungen** und **Bewegungsstörungen** verschärfen die Unsicherheit beim Fahren. Daher ist die aktive Teilnahme am Straßenverkehr für Personen mit Lewy-Körper-Demenz besonders riskant und sollte vermieden werden.

Frontotemporale Demenz (Morbus Pick)

Die frontotemporale Demenz (FTD), auch bekannt als Morbus Pick, ist eine Gruppe von Erkrankungen, die durch eine Degeneration der Frontallappen und/oder der Temporallappen des Gehirns gekennzeichnet sind. Dies führt zu spezifischen Veränderungen in Verhalten, Persönlichkeit, Sprache und Kommunikation.

Symptome

- **Frühstadium**
  - deutliche Verhaltensänderungen (z. B. Unhöflichkeit, Taktlosigkeit)
  - Verlust von Empathie und sozialer Zurückhaltung
  - Impulsivität und unangemessenes Verhalten
  - Apathie und sozialer Rückzug
  - Veränderungen der Essgewohnheiten (z. B. übermäßiges Essen)
  - sprachliche Beeinträchtigungen (z. B. Wortfindungsstörungen)
  - verändertes Sprachverhalten (z. B. reduzierter Sprachfluss)
- **Mittleres Stadium**
  - zunehmende Unfähigkeit, soziale Normen zu verstehen oder zu befolgen
  - emotionale Abstumpfung und Gleichgültigkeit gegenüber anderen
  - stereotypes oder zwanghaftes Verhalten
  - Schwierigkeiten bei der Planung und Organisation
  - zunehmende Sprachverarmung
  - Schwierigkeiten beim Verständnis komplexer Sätze
  - Echolalie (Nachsprechen von Wörtern oder Sätzen)
- **Spätstadium**
  - schwere Verhaltensstörungen
  - Verlust der persönlichen Hygiene
  - vollständige Abhängigkeit von Pflege
  - Verlust der sprachlichen Fähigkeiten
  - Kommunikation auf nonverbale Zeichen beschränkt.

Erkennbarkeit im Kontakt

Frontotemporale Demenz kann im persönlichen Kontakt durch auffällige Verhaltensänderungen und Sprachprobleme erkannt werden. Personen mit FTD zeigen häufig eine deutliche Veränderung in ihrem sozialen Verhalten, verlieren Empathie und neigen zu impulsivem oder unangemessenem Verhalten. Diese Veränderungen sind oft schon früh bemerkbar und können durch Angehörige und Freunde als erheblicher Persönlichkeitswandel wahrgenommen werden.

> Hinweis: Oft können die Betroffenen, solange man sie nicht mit ihren Defiziten konfrontiert, auf Außenstehende jedoch sehr zugewandt und interessiert wirken, geradezu ereifernd und zustimmend, trotz kognitiver Einengung und ohne vermittelte Inhalte tatsächlich annehmen zu können, was im Kontext von Trainings- oder Rückmeldefahrten zu kritischen Fehleinschätzungen des Leistungsniveaus betroffener Personen führen kann.

Verlauf

Der Verlauf der frontotemporalen Demenz ist progressiv und variiert je nach Person. Er kann sich über mehrere Jahre erstrecken, wobei die Geschwindigkeit des Fortschreitens variiert.

Bedeutung für die aktive Teilnahme am Straßenverkehr

Durch die frontotemporale Demenz kann je nach Symptomausprägung und Fortschritt der Krankheit in den verschiedenen Stadien die Fahreignung nicht gegeben sein:

Im **Frühstadium** können Verhaltensänderungen wie **Impulsivität** und **Taktlosigkeit** zu riskantem Fahrverhalten führen. **Sprach- und Kommunikationsprobleme** können die Fähigkeit beeinträchtigen, Verkehrszeichen und Anweisungen zu verstehen.

Im **mittleren Stadium** ist damit zu rechnen, dass die zunehmende **emotionale Abstumpfung** und **Gleichgültigkeit** die Fähigkeit, auf Verkehrssituationen angemessen zu reagieren, erheblich vermindern. **Zwanghaftes Verhalten** und **Schwierigkeiten bei der Planung und Organisation** können die Navigation und die Reaktion auf unerwartete Ereignisse erschweren.

Im **Spätstadium** machen die **schwere Verhaltensstörung** und der **Verlust der sprachlichen Fähigkeiten** das Fahren unmöglich. Die betroffene Person ist vollständig abhängig von der Pflege und kann keine sicheren Entscheidungen im Straßenverkehr treffen.

Zusammenfassung

Verschiedene Demenzformen wie Alzheimer-Demenz, vaskuläre Demenz, Lewy-Körper-Demenz und frontotemporale Demenz haben unterschiedliche Symptome, Verläufe und Auswirkungen auf die Fahreignung. Alle Formen führen zu einer signifikanten Beeinträchtigung der kognitiven und motorischen Fähigkeiten, die jedoch für das sichere Führen eines Fahrzeugs erforderlich sind. Die Auswirkungen auf die Verkehrssicherheit können erheblich sein, da die Verhaltensänderungen und kognitiven Beeinträchtigungen das sichere Führen eines Fahrzeugs unmöglich machen. Insbesondere bei der frontotemporalen Demenz ist schon in verhältnismäßig frühen, für Außenstehende schwer erkennbaren Stadien mit riskanten impulsiven und unangemessenen Fahrmanövern zu rechnen. Typisches Beispiel ist das unangemessen lange Warten im Kreuzungsbereich bei Vorfahrtgewährung für ein vortrittberechtigtes Fahrzeug, welches sich jedoch noch in sicherer Entfernung befindet. Erst bei kritischer Annäherung wird plötzlich und unvorhersehbar doch noch losgefahren. Eine von reiner Alzheimer-Demenz betroffene Person agiert im Straßenverkehr im frühen Stadium hingegen insgesamt verlangsamt, aber besser berechenbar für andere Verkehrsteilnehmer.

Ein besonderes Augenmerk auf beginnende Verhaltens- oder Persönlichkeitsveränderungen, Gedächtnis- und andere kognitive Leistungen oder insbesondere Einengungen der Persönlichkeit ermöglicht frühzeitige Maßnahmen.

Regelmäßige fachärztliche Überprüfungen und frühzeitige Interventionen sind entscheidend, um die Verkehrssicherheit zu wahren und die betroffenen Personen vor möglichen Gefahren zu schützen. Dies kann bedeuten, dass bei mangelnder Einsicht bzw. Einsichtsfähigkeit die Teilnahme am aktiven Straßenverkehr von außen unterbunden werden muss, beispielsweise durch den Entzug der Fahrerlaubnis.

Chronischer Alkoholmissbrauch

Chronischer Alkoholmissbrauch hat schwerwiegende gesundheitliche und soziale Folgen, die oftmals erst nach Jahrzehnten zutage treten und somit auch oft erst im höheren Lebensalter besonders ausgeprägt sein können. Diese Auswirkungen betreffen sowohl körperliche als auch geistige Aspekte und können die Lebensqualität und das tägliche Funktionieren erheblich beeinträchtigen.

Körperliche Folgen

- **Lebererkrankungen**
  - Chronischer Alkoholmissbrauch führt häufig zu Lebererkrankungen wie Fettleber, Hepatitis und Leberzirrhose. Diese Erkrankungen können zu einer verminderten Entgiftungsfähigkeit der Leber und zu systemischen Komplikationen führen.
- **Herz-Kreislauf-Erkrankungen**
  - Es besteht ein erhöhtes Risiko für Bluthochdruck, Herzrhythmusstörungen und Kardiomyopathie. Diese Erkrankungen können die Herzfunktion beeinträchtigen und zu Herzinsuffizienz führen.
- **Magen-Darm-Erkrankungen**
  - Chronische Gastritis, Magengeschwüre und Pankreatitis sind häufige Folgen von langjährigem Alkoholmissbrauch.
- **Nervensystem**
  - Neuropathien und degenerative Veränderungen des Zentralnervensystems können zu Koordinationsstörungen, Zittern und motorischen Einschränkungen führen.

Geistige und kognitive Folgen

- **Kognitive Beeinträchtigungen**
  - Chronischer Alkoholmissbrauch kann zu dauerhaften kognitiven Defiziten wie Gedächtnisstörungen, verminderter Aufmerksamkeit und Konzentrationsfähigkeit führen.

- **Psychische Erkrankungen**
  - Es besteht ein erhöhtes Risiko für Depressionen, Angststörungen und alkoholbedingte Psychosen.
- **Demenz**
  - Alkoholmissbrauch erhöht das Risiko für alkoholbedingte Demenz (meist als sogenanntes Korsakow-Syndrom) und andere neurodegenerative Erkrankungen.

Soziale Folgen

- **Soziale Isolation**
  - Verlust sozialer Kontakte und Unterstützungssysteme aufgrund des Suchtverhaltens ist häufig.
- **Berufliche und finanzielle Probleme**
  - Chronischer Alkoholmissbrauch kann zu Arbeitslosigkeit und finanziellen Schwierigkeiten führen.
- **Rechtliche Probleme**
  - Häufige Alkoholprobleme können zu rechtlichen Schwierigkeiten, einschließlich Straftaten im Zusammenhang mit Alkohol führen.

Bedeutung für die aktive Teilnahme am Straßenverkehr

Chronischer Alkoholmissbrauch führt auch zu chronischen Auswirkungen auf kognitiver, psychischer und physischer Ebene.

Kognitive Defizite: Langfristige kognitive Beeinträchtigungen durch Alkoholmissbrauch können die Fähigkeit, Verkehrssituationen richtig einzuschätzen und angemessen zu reagieren, stark beeinträchtigen.

Psychische Instabilität: Depressionen, Angststörungen und andere psychische Erkrankungen können die Konzentrationsfähigkeit und das allgemeine Wohlbefinden beim Fahren beeinträchtigen.

Physische Schwäche: Körperliche Erkrankungen wie Leber- und Herz-Kreislauf-Erkrankungen können die allgemeine körperliche Verfassung und Ausdauer reduzieren.

Zusammenfassung

Nicht nur die akute Alkoholisierung, auch die gesundheitlichen Folgen chronischen Alkoholmissbrauchs können die Fähigkeit, ein Fahrzeug sicher zu führen, erheblich beeinträchtigen. Chronischer Alkoholmissbrauch zieht in der Regel tiefgreifende physische, kognitive und soziale Folgen nach sich, die von Außenstehenden oft (zu) lange unbemerkt bleiben. Fortschreitende kognitive Defizite im Sinne demenzieller Veränderungen, psychische Instabilitäten und physische Schwäche durch Erkrankungen der Leber- und des Herz-Kreislauf-Systems können Orientierung, Reaktionsvermögen, Wahrnehmung, Konzentrationsfähigkeit und das allgemeine Wohlbefinden erheblich beeinträchtigen und ein hohes Risiko für die Verkehrssicherheit darstellen. Die negativen sozialen Folgen führen zudem dazu, dass weniger Kompensationsmechanismen und ein weniger tragfähiges soziales Umfeld bestehen und keine externen Unterstützungs- oder Hilfsangebote in Anspruch genommen werden, auch keine entsprechenden fachtherapeutischen Einrichtungen oder Ärzte. Es ist daher essenziell, dass ältere Fahrer mit einem missbräuchlichen Konsumverhalten (was nicht die Suchtkriterien erfüllen muss, um verkehrsrelevant zu sein) frühzeitig Unterstützung erhalten und Interventionen erfahren, um die Sicherheit im Straßenverkehr zu gewährleisten. Regelmäßige fachärztliche Überprüfungen und geeignete therapeutische Maßnahmen sind entscheidend, um die Fahreignung möglichst lange – soweit möglich – erhalten zu können.

Depression

Eine Depression ist eine ernsthafte Erkrankung, bei der Betroffene an anhaltender Traurigkeit oder Leere, Antriebslosigkeit, Interessenverlust und manchmal auch an körperlichen Beschwerden leiden. Depressionen kommen in allen Altersgruppen vor, wobei die Prävalenz bei älteren Erwachsenen mitunter höher sein kann, insbesondere begünstigt durch gesundheitliche Probleme, eine zunehmende soziale Isolation oder den Verlust enger Bezugspersonen. Depressionen können das tägliche Leben erheblich beeinträchtigen, gelten aber als grundsätzlich behandelbar.

Symptome

Die Symptome können in verschiedene Kategorien eingeteilt werden:

- **Emotionale Symptome**
  - anhaltende Traurigkeit oder Leere
  - Verlust des Interesses an Aktivitäten, die früher Freude bereiteten
  - Gefühl der Hoffnungslosigkeit und Wertlosigkeit
  - Reizbarkeit und Frustration
- **Kognitive Symptome**
  - Konzentrations- und Gedächtnisprobleme
  - Entscheidungsunfähigkeit und Verwirrung
- **Physische Symptome**
  - Erschöpfung und Energieverlust
  - Veränderungen im Schlafverhalten (Schlaflosigkeit oder übermäßiges Schlafen)
  - Appetitveränderungen und Gewichtsveränderungen
  - ungeklärte körperliche Beschwerden (z. B. Schmerzen).

Bedeutung für die aktive Teilnahme am Straßenverkehr

Menschen mit depressiven Zügen gelten oft als recht gewissenhaft und agieren eher vorsichtig. Dennoch besteht insgesamt bei depressiven Störungen ein erhöhtes Risiko, in Verkehrsunfälle verwickelt zu sein: Bei emotionalen Symptomen wie anhaltender **Traurigkeit** und **Hoffnungslosigkeit** können die Motivation und die Aufmerksamkeit beim Fahren vermindert sein. Bestehen auch kognitive Symptome wie **Konzentrations- und Gedächtnisprobleme**, so können das Erkennen von Verkehrssituationen und das Treffen schneller Entscheidungen bedenklich beeinträchtigt sein. Hinzu kommt, dass bei physischen Symptomen wie **Erschöpfung** und **Schlafproblemen** das Leistungsniveau bezogen auf Wachsamkeit und Reaktionsfähigkeit stark reduziert sein kann, wodurch das Unfallrisiko insgesamt erhöht wird. In Extremfällen kann bei **Lebensüberdruss** ein schweres Verkehrsunfallgeschehen sogar billigend in Kauf genommen werden.

Angststörungen

Diese Störungen sind durch übermäßige und anhaltende Ängste oder Sorgen gekennzeichnet. Sie können sich in Panikattacken, Phobien oder generalisierten Angstzuständen äußern und das Leben stark einschränken.

Symptome

Auch hier lassen sich die Symptome in verschiedene Kategorien einteilen:

- **Emotionale Symptome**
  - übermäßige Sorgen und Ängste
  - Panikattacken und intensive Angstgefühle
  - Unruhe und Nervosität
- **Kognitive Symptome**
  - Konzentrationsschwierigkeiten und Ablenkbarkeit
  - Gedankenkreisen und das Unvermögen, sich zu entspannen
- **Physische Symptome**
  - Herzklopfen, Zittern und Schwitzen
  - Atembeschwerden und Schwindel
  - Muskelverspannungen und Kopfschmerzen.

Bedeutung für die aktive Teilnahme am Straßenverkehr

Menschen mit Angststörungen können wie Menschen mit Depressionen durch **emotionale**, **kognitive** und **physische Symptome** eingeschränkt sein. Dadurch können, wie im vorigen Absatz zu Depressionen beschrieben, Beeinträchtigungen bei der aktiven Teilnahme am Straßenverkehr insgesamt entstehen, wobei einerseits noch verstärkt mit übermäßig vorsichtigem und damit behinderndem und nicht verkehrsgerechtem Fahrverhalten gerechnet werden muss und andererseits bei Panikattacken zusätzlich noch **unkontrollierte impulshafte Verhaltenszüge** auftreten können.

Bipolare Störung

Bei der bipolaren Störung wechseln sich Phasen mit extremen Hochgefühlen (Manien) und tiefen Depressionen ab. Das kann das Verhalten und die Stimmung stark beeinflussen.

Symptome

Je nachdem, in welcher Phase bzw. Episode sich die Betroffenen befinden, treten folgende Symptome auf:

- **Manische Episoden**
  - übermäßige Energie und Rededrang
  - Impulsivität und riskantes Verhalten
  - übermäßiges Selbstbewusstsein und vermindertes Schlafbedürfnis
- **Depressive Episoden**
  - anhaltende Traurigkeit und Hoffnungslosigkeit
  - Antriebslosigkeit und Energieverlust
  - Konzentrationsprobleme und Entscheidungsunfähigkeit.

Bedeutung für die aktive Teilnahme am Straßenverkehr

Impulsivität und **riskantes Verhalten** bei manischen Episoden können zu extrem gefährlichen Fahrmanövern führen, während bei depressiven Episoden gilt, dass **Antriebslosigkeit**, **Konzentrationsprobleme** und **Erschöpfungsphasen** (wie im Absatz zu den Depressionen beschrieben) die Aufmerksamkeit und das Reaktionsvermögen beim Fahren beeinträchtigen können.

Schizophrenie

Schizophrenie ist eine schwere psychische Erkrankung, bei der Betroffene oft Halluzinationen, Wahnvorstellungen und Denkstörungen haben. Sie benötigen meist eine langfristige Behandlung.

Symptome

Unterschieden werden positive und negative Symptome:

- **Positive Symptome**
  - Halluzinationen (z. B. Stimmen hören)
  - Wahnvorstellungen (z. B. Verfolgungswahn)
  - desorganisiertes Denken und Sprechen

- **Negative Symptome**
  - soziale Isolation und Antriebslosigkeit
  - emotionale Abstumpfung und Apathie
  - verminderte Fähigkeit, alltägliche Aufgaben zu bewältigen.

Bedeutung für die aktive Teilnahme am Straßenverkehr

Positive Symptome wie **Halluzinationen** und **Wahnvorstellungen** können zu Fehlinterpretationen von Verkehrssituationen und unangemessenem Verhalten im Straßenverkehr führen, während negative Symptome wie **Antriebslosigkeit** und **emotionale Abstumpfung** die Aufmerksamkeit und Reaktionsfähigkeit beim Fahren vermindern können.

4.3.8.1 Zusammenfassung Komplex „Psychische Erkrankungen“

Insbesondere die genannten Demenzformen, die zumeist im höheren Lebensalter auftreten, aber auch andere psychische Erkrankungen wie Depression, Angststörung, bipolare Störung und Schizophrenie, die in allen Lebensaltern auftreten, können mit kritischen Beeinträchtigungen für die aktive Teilnahme am Straßenverkehr einhergehen. Während moderate depressive Verstimmungen oft noch gut kompensiert oder medikamentös gut behandelt werden können, sind bipolare Störungen schwerer einzustellen und bei Auftreten von Impulsivität und Enthemmung kritischer einzuordnen. Bei schweren depressiven Episoden – ob rein depressiv oder bipolar – kann mitunter suizidales Verhalten in den Straßenverkehr verlagert werden.

Am kritischsten sind unter den zusätzlich genannten psychiatrischen Erkrankungen die psychotischen Störungen beim Auftreten wahnhafter Symptome und Realitätsverkennung. Dadurch kann es zu sehr gefährlichen und nicht vorhersehbaren Situationen im Straßenverkehr kommen.

Bei notwendiger zentralwirksamer Medikamenteneinnahme sollten jeweils die Einstellungsphasen von zwei bis vier Wochen abgewartet werden, bevor wieder eine aktive Teilnahme am Straßenverkehr erfolgt, auch bei einem Präparatewechsel, um einen Gewöhnungseffekt abzuwarten und zu überprüfen, ob Medikament und Dosierung gut vertragen werden. Dies gilt für junge wie ältere Patienten.

Hinweis: Bei Einnahme zentralwirksamer Medikamente sollte wegen unvorhersehbarer Wirkungsverstärkungen kein Alkohol bzw. kein nennenswerter Alkohol zusätzlich getrunken, also eine absolute Alkoholrestriktion eingehalten werden. Regelmäßige fachärztliche Überprüfungen und geeignete therapeutische Maßnahmen sind hier besonders entscheidend, um die Fahreignung älterer Fahrer zu erhalten und mögliche Gefahren zu minimieren.

4.3.9 Medikamentöse Behandlungen im höheren Lebensalter

Wegen der besonderen Problematik einer oft nicht nur chronischen Medikamenteneinnahme im höheren Lebensalter, sondern oftmals auch einer Einnahme verschiedener Medikamente bei mehreren chronischen Erkrankungen, die verschiedene medizinische Fachrichtungen betreffen, wird ein eigener Abschnitt als notwendig erachtet, in dem häufig verschriebene Medikamente und ihre verkehrsrelevanten Nebenwirkungen aufgeführt sind.

Antihypertensiva (Blutdrucksenker)

Häufige Medikamente

- ACE-Hemmer (z. B. Ramipril)
- Betablocker (z. B. Metoprolol)
- Kalziumkanalblocker (z. B. Amlodipin)
- Diuretika (z. B. Furosemid).

Verkehrsrelevante Nebenwirkungen

- Schwindel und Benommenheit beispielsweise durch übermäßigen Blutdruckabfall oder Durchblutungsstörungen des Gehirns: erhöhtes Unfallrisiko durch plötzliche Schwindelanfälle während der Fahrt.
- Müdigkeit und Erschöpfung (besonders bei Betablockern): verminderte Wachsamkeit und Reaktionsfähigkeit, insbesondere bei langen Fahrten.
- Muskelschwäche durch Elektrolytstörungen bei Diuretika: erschwert die Kontrolle über die Fahrzeugbedienung.

Antidiabetika

Orale Antidiabetika

- Biguanide (bspw. Metformin)
- Alpha-Glukosidasehemmer
- Gliptine (DPP-4-Inhibitoren)
- GLP1-Agonisten (Inkretinmimetika)
- SGLT2-Hemmer (Gliflozine)
- Sulfonylharnstoffe (z. B. Glibenclamid) und Glinide (Sulfonylharnstoff-Analoga).

Hinweis: Die Gruppe der Sulfonylharnstoffe sollte wegen einer mitunter dramatischen Hypoglykämiegefahr (vor allem in Kombination mit Betablockern) praktisch nicht mehr verordnet werden.

Insulin

Eine Insulintherapie ist grundsätzlich bei Typ-1-Diabetes notwendig, kann aber auch bei Typ-2-Diabetes sinnvoll sein, um einen basalen Insulinbedarf abzudecken, dann oft als Einmalgabe zur Nacht. Wegen des Hypoglykämierisikos benötigt Insulin eine zuverlässige Einstellung.

Verkehrsrelevante Nebenwirkungen

- Hypoglykämie (erniedrigter Blutzuckerspiegel): Hypoglykämien können zu schweren Unfällen führen, da sie zu Verwirrtheit und recht plötzlicher Bewusstlosigkeit führen können.
- Magen-Darm-Beschwerden beispielsweise durch Metformin oder Alpha-Glucosidasehemmer (kein direktes Hypoglykämierisiko) können die Konzentration und das Wohlbefinden während der Fahrt beeinträchtigen.

Antidepressiva

Häufige Medikamente

- Selektive Serotonin-Wiederaufnahmehemmer (SSRIs) (z. B. Citalopram)
- Trizyklische Antidepressiva (z. B. Amitriptylin).

Verkehrsrelevante Nebenwirkungen

- Müdigkeit und Sedierung bei trizyklischen Antidepressiva wie Amitriptylin: erhöhtes Risiko für Sekundenschlaf und verminderte Reaktionsfähigkeit.
- Schwindel und Benommenheit (häufige Nebenwirkungen vieler Psychopharmaka) oder plötzliche Blutdruckdysregulationen (Hypotonien): Gefahr von plötzlichem Schwindel oder plötzlicher Schwäche während der Fahrt.

Sedativa

Häufige Medikamente

- Benzodiazepine (bspw. Lorazepam) und benzodiazepinähnliche Substanzen (Z-Substanzen): Zolpidem, Zopiclon, Zaleplon.

Verkehrsrelevante Nebenwirkungen

- Müdigkeit und Sedierung: stark verminderte Reaktionsfähigkeit und stark erhöhtes Risiko für rasches Einschlafen am Steuer.

- Schwindel und Benommenheit (Häufige Nebenwirkungen vieler Psychopharmaka): Gefahr von plötzlichem Schwindel während der Fahrt.
- Unruhe und Verwirrtheit (besonders bei hohen Dosen mit im höheren Lebensalter paradoxen Wirkungen und bei langfristiger Einnahme von Benzodiazepinen): erhöhtes Unfallrisiko durch beeinträchtigte kognitive Funktionen, die bei langfristiger Einnahme verstärkt zu beobachten sind.
- Abhängigkeitsgefahr: Bei diesen Substanzen besteht ein hohes Risiko, zur Abhängigkeit zu führen und damit nach Einnahme nicht nur akut der Fahrfähigkeit für den Moment, sondern grundsätzlich der Fahreignung dauerhaft entgegenzustehen.

Analgetika (Schmerzmittel)

Häufige Medikamente

- Nichtsteroidale Antirheumatika (NSAR) (z. B. Ibuprofen)
- Opioide (z. B. Tramadol, Morphin)
- Paracetamol.

Verkehrsrelevante Nebenwirkungen

- Schwindel und Benommenheit (besonders bei Opioiden): erhöhtes Unfallrisiko durch plötzlichen Schwindel.
- Müdigkeit und Sedierung insbesondere bei starken Schmerzmitteln: verminderte Wachsamkeit und Reaktionsfähigkeit.
- Magen-Darm-Beschwerden (bei langfristiger Anwendung von Opioiden und NSAR): Beeinträchtigung des Wohlbefindens und der Konzentration.

Antikoagulantien (Blutverdünner)

Häufige Medikamente

- Phenprocoumon (bspw. Marcumar® (D), Marcoumar® (A, CH) und Falithrom® (D))
- direkte orale Antikoagulantien (DOAK) (z. B. Apixaban, Rivaroxaban).

Verkehrsrelevante Nebenwirkungen

- erhöhte Blutungsneigung: Gefahr bei Unfällen für die betroffene Person selbst, sogar bei eher geringfügigen Verletzungen im Rahmen von Kollisionsereignissen.
- Schwindel und Kopfschmerzen (selten): können die Konzentration und Fahrsicherheit beeinträchtigen.

Anticholinergika

Häufige Medikamente

- Antihistaminika (z. B. Diphenhydramin)
- Medikamente gegen Reizblase mit Pollakisurie (häufiges Wasserlösen geringer Mengen) und Nykturie (nächtlicher Harndrang) (bspw. Oxybutynin (Dridase®, Spasyt®)).

Verkehrsrelevante Nebenwirkungen

- Verwirrtheit und Gedächtnisstörungen (besonders bei älteren Menschen): erhöhtes Risiko für Fehlentscheidungen und Orientierungsstörung
- häufige Nebenwirkung Sehstörungen: Beeinträchtigung der Fähigkeit, Verkehrssituationen klar zu erkennen
- Müdigkeit und Schläfrigkeit (besonders bei Antihistaminika): verminderte Wachsamkeit und Reaktionsfähigkeit.

Polimedikation

Die Polymedikation im Alter stellt eine erhebliche Herausforderung für die Fahreignung dar, da die gleichzeitige Einnahme mehrerer Medikamente zu vielfältigen Wechselwirkungen führen kann. Häufig verordnete Arzneimittel wie blutdrucksenkende Mittel, Antidepressiva, Diuretika, Antidiabetika und Anticholinergika weisen oft kritische Interaktionen auf, die die Fahrfähigkeit beeinträchtigen können. Beispielsweise können Betablocker und ACE-Hemmer in Kombination mit Diuretika oder Antidepressiva zu verstärktem Schwindel, Benommenheit und Müdigkeit führen. Auch die Kombination von Insulin oder Sulfonylharnstoffen mit anderen blutzuckersenkenden Präparaten birgt ein erhöhtes Risiko für Unterzuckerungen, aus denen Verwirrtheit und Konzentrationsverlust am Steuer resultieren können. Besonders riskant sind zudem die Interaktionen von Schmerzmitteln (insbesondere Opioiden) mit Beruhigungsmitteln wie Benzodiazepinen, welche die Müdigkeit und kognitive Einschränkungen verstärken und damit das Unfallrisiko erhöhen können.

4.3.9.1 Zusammenfassung Komplex „Medikamentöse Behandlungen“

Im höheren Lebensalter sind medikamentöse Behandlungen sehr viel häufiger notwendig, um chronische Erkrankungen zu kontrollieren. Oft verwendete Medikamente wie Antihypertensiva, Antidiabetika, Antidepressiva, Analgetika, Antikoagulantien und Anticholinergika können notwendig sein, um die Fahreignung zu erhalten, gleichzeitig können sie jedoch mit Nebenwirkungen einhergehen, die die aktive Teilnahme am Straßenverkehr bedenklich beeinträchtigen. Unerwünschte Medikamentenwirkungen sind im höheren Lebensalter häufiger, da manche Medikamente nicht mehr so gut vertragen werden oder sogar anders bis paradox wirken können; bei Polymedikation (gleichzeitige Einnahme mehrerer Medikamente) sind die unerwünschten Wirkungen oft sogar verstärkt. Verkehrsrelevante Symptome sind insbesondere Schwindel, Benommenheit, Müdigkeit, kognitive Beeinträchtigungen. Dosierungen sollten regelmäßig auf tatsächliche Notwendigkeit und auf unerwünschte Wirkungen fachärztlich überwacht werden. Die jeweiligen Fachärzte sollten sich untereinander abstimmen. Ein sorgfältiges hausärztliches Medikamentenmanagement und die Prüfung der bestehenden Medikation vor einer Neuverordnung sind entscheidend, um die Fahreignung älterer Fahrzeuglenker zu erhalten. Bezüglich Alkoholkonsum ist eine absolute Restriktion angeraten.

4.3.10 Wechselwirkungen von Medikamenten und Alkohol

Die gleichzeitige Aufnahme von Alkohol kann die Wirkungen und Nebenwirkungen der genannten Medikamente erheblich verstärken oder verändern. Dies kann schwerwiegende Folgen für die aktive Teilnahme am Straßenverkehr haben:

Antihypertensiva (Blutdrucksenker)

- verstärkte Blutdrucksenkung: Alkohol kann die blutdrucksenkende Wirkung dieser Medikamente verstärken, was zu Schwindel, Benommenheit und Ohnmacht führen kann.
- Dehydratation: Diuretika und Alkohol können zusammen zu einer erhöhten Dehydratation führen.

Antidiabetika

- Hypoglykämie: Alkohol kann das Risiko für eine Hypoglykämie erhöhen, insbesondere bei Sulfonylharnstoffen und Insulin. Symptome sind Zittern, Schwitzen, Verwirrtheit und Bewusstlosigkeit.
- Laktatazidose: Bei Metformin kann Alkoholkonsum das Risiko für eine Laktatazidose erhöhen, eine seltene, aber lebensbedrohliche Erkrankung.

Antidepressiva und Anxiolytika

- Sedierung: Alkohol kann die sedierende Wirkung von Antidepressiva und Anxiolytika verstärken, was zu extremer Müdigkeit und Schläfrigkeit führt.

- verstärkte depressive Symptome: Alkohol kann depressive Symptome verstärken und die Wirkung von Antidepressiva mindern.
- Verwirrtheit und kognitive Beeinträchtigungen: Besonders bei Benzodiazepinen kann Alkohol Verwirrtheit und Gedächtnisstörungen verstärken.

Analgetika (Schmerzmittel)

- Erhöhte Sedierung: Alkohol kann die sedierende Wirkung von Opioiden verstärken, was zu extremer Schläfrigkeit und Atemdepression führen kann.
- Magen-Darm-Beschwerden: Alkohol kann die Magen-Darm-Nebenwirkungen von NSAR verschlimmern.
- Leberschäden: Alkohol und Paracetamol zusammen können das Risiko für schwere Leberschäden erhöhen.

Antikoagulantien (Blutverdünner)

- Erhöhte Blutungsneigung: Alkohol kann die blutverdünnende Wirkung dieser Medikamente verstärken, was zu einem erhöhten Risiko für innere und äußere Blutungen führt.
- Leberfunktionsstörungen: Alkohol kann die Leberfunktion beeinträchtigen und die Metabolisierung der Medikamente verändern.

Zusammenfassung

Die gleichzeitige Einnahme von Medikamenten und Alkohol kann zu ausgesprochen gefährlichen Wechselwirkungen führen, die nicht nur verkehrsrelevant, sondern auch allgemein gesundheitlich bedenklich sind.

Schwindel, Benommenheit, Müdigkeit, kognitive Beeinträchtigungen, Unterzuckerung und eine erhöhte Blutungsneigung sind nur einige der möglichen Wirkungsverstärkungen, die das Risiko für Verkehrsunfälle oder bei Verkehrsunfällen kritisch erhöhen. Regelmäßige Aufklärung über die Risiken und eingehende ärztliche Überwachung sind entscheidend, um die Verkehrssicherheit möglichst zu erhalten.

4.4 Quintessenz

Durch eine ganzheitliche Betrachtung der Fahreignung im Alter, die medizinische, psychologische und technische Aspekte integriert, kann die Sicherheit älterer Fahrer im Straßenverkehr erheblich gesteigert werden. Regelmäßige Überprüfungen und eine proaktive Unterstützung durch das Gesundheitssystem und möglichst auch den familiären Verbund sind dabei von zentraler Bedeutung. Dabei ist zu berücksichtigen, dass selbst behördlich veranlasste Überprüfungen der Fahreignung dem

Grunde nach nicht sanktionierend, sondern ressourcenorientierend und unterstützend ausgelegt sind.

Flankierende Maßnahmen entbinden die betroffene Person jedoch nicht von ihrer Verantwortung, sich stets selbstkritisch zu hinterfragen.

Die vielfältigen möglichen medizinischen Probleme stellen bei der Rückmeldefahrt insofern eine besondere Herausforderung dar, als dass sie bei Relevanz zunächst einmal erkannt werden müssen. Nur so können die richtigen Schlüsse gezogen und Empfehlungen gegeben werden. Jemand, der Verkehrszeichen missachtet oder andere Fehler begeht, kann aus verkehrsmedizinischer – nicht verkehrspsychologischer – Sicht günstigstenfalls ein grundsätzlich nonkonformes Fahrverhalten aufweisen, sich also bewusst falsch verhalten und ist eventuell durch aufklärerische Maßnahmen erreichbar. Mitunter sind viele Verkehrsregeln auch nicht (mehr) bekannt, so dass sich viele Fehler eingeschlichen haben, die sich durch Wiederholung und Trainings beheben lassen.

Im ungünstigeren Fall bestehen medizinische Einschränkungen, z. B. bei der Sehkraft, die aber eventuell medizinisch gebessert werden können.

Im ungünstigsten Fall sind die kognitiven Leistungen bereits fortgeschritten – und dennoch für Außenstehende bzw. medizinische Laien oberflächlich kaum merklich – eingeschränkt, so dass die Übernahme der Fürsorge geboten sein kann.

Da für Rückmeldefahrten ein tragfähiges Vertrauensverhältnis wesentliche Voraussetzung ist, kann niederschwellig keine Meldung an eine Führerscheinstelle erfolgen. Im Einzelfall kann das jedoch zwingend geboten sein, um die betroffene Person zu schützen. Idealerweise kann ein derartiger Schritt auch umgangen werden, wenn im Beratungsprozess und beim abschließenden Gespräch nahe Angehörige eingebunden sind, die in der Lage sind, weniger einschneidende Möglichkeiten zu finden, damit eine Teilnahme am Straßenverkehr zukünftig unterbleibt. In jedem Fall sollte also das Fahrverhalten nach Regelkenntnis, Fahrkompetenz, Fahrfertigkeiten und Fahreignung differenziert beurteilt und dann zusammen mit den entsprechenden Empfehlungen schriftlich dokumentiert werden.

Kapitel 5 Rückmeldefahrt als Grundbaustein der Bestandsaufnahme

Katja Schleinitz

5.1 Zielstellung der Rückmeldefahrt

Eine Rückmeldefahrt ist eine Fahrt im realen Straßenverkehr, bei der das Fahrverhalten der älteren Fahrerin oder des älteren Fahrers von einer dafür qualifizierten Expertin oder einem Experten, z. B. amtlich anerkannten Sachverständigen oder Prüfern, beobachtet, bewertet und dokumentiert wird. Im Anschluss an die Fahrt erfolgt eine umfassende mündliche und schriftliche Rückmeldung, die den zentralen Bestandteil der Rückmeldefahrt darstellt. Ziel der Rückmeldefahrt ist es, die individuelle, selbstständige Automobilität älterer Fahrerinnen und Fahrer möglichst lange zu erhalten.

Die Rückmeldefahrt soll dazu anregen, sich mit der eigenen Fahrkompetenz zu beschäftigen, sie soll eine realistische Selbsteinschätzung fördern und darauf hinwirken, dass die Älteren gegebenenfalls ihr Verhalten anpassen.[1] Anliegen der Rückmeldefahrt ist es nicht, weniger fahrkompetente Personen von der selbstständigen Verkehrsteilnahme auszuschließen. Vielmehr soll durch das Aufzeigen von Verbesserungsmöglichkeiten in Verbindung mit anschließenden Maßnahmen, z. B. der Begutachtung durch Verkehrsmediziner oder Verkehrspsychologen, Trainings in einer Fahrschule oder der Inanspruchnahme anderer Angebote, eine möglichst lange und sichere Teilnahme am Straßenverkehr ermöglicht werden.

Bei der Rückmeldefahrt geht es in erster Linie um die Einschätzung der Fahrkompetenz und nicht der Fahreignung einer Person. Daher werden die Ergebnisse auch nicht wie bei einer Fahreignungsbegutachtung an die Behörden gemeldet, sondern vertraulich der Fahrerin oder dem Fahrer mitgeteilt. Im Gegensatz zur Fahrverhaltensbeobachtung im Rahmen einer Fahreignungsbegutachtung nehmen die älteren Fahrerinnen und Fahrer freiwillig an der Rückmeldefahrt teil. Die Rückmeldefahrt stellt eine niedrigschwellige Möglichkeit dar, die Fahrkompetenz dieser spezifischen Zielgruppe festzustellen und zu steigern.

In Studien konnte gezeigt werden, dass eine Rückmeldefahrt die Fahrkompetenz Älterer nachweislich verbesserte.[2] Die Anzahl der Fahrfehler war bei einer zweiten Fahrt drei Monate nach der Rückmeldung signifikant geringer als bei der ersten Fahrt sowie im Vergleich zu Fahrerinnen

1 Vgl. Schlag et al. (2019); Schleinitz et al. (2020).

2 Vgl. Fastenmeier et al. (2023); Schlag et al. (2019).

und Fahrern, die keine Rückmeldung erhielten. Dies unterstreicht den Nutzen der Rückmeldefahrt für die persönliche und allgemeine Verkehrssicherheit.

5.1.1 Abgrenzung zu anderen Verfahren zur Überprüfung der Fahrkompetenz

Verpflichtende Überprüfungen für ältere Fahrerinnen und Fahrer werden immer wieder diskutiert (siehe dazu auch Teil I Kapitel 1 und Teil II Kapitel 1). In Deutschland existieren im Gegensatz zu anderen Ländern bisher keine gesetzlichen Grundlagen für solch eine verpflichtende Überprüfung der Fahrkompetenz. Im europäischen Rahmen gibt es in den letzten Jahren allerdings nicht nur eine wissenschaftliche, sondern auch eine politische Auseinandersetzung mit dem Thema. Dementsprechend sieht die 4. EU-Führerscheinrichlinie, die am 5. November im Amtsblatt der Europäischen Union veröffentlicht wurde und zum 25. November 2025 in Kraft trat, anders als frühere Fassungen für Fahrer unter anderem auch periodische Maßnahmen zum Kompetenzerhalt vor. Diese können an eine Beschränkung der Gültigkeitsdauer des Führerscheins geknüpft werden.

Dazu heißt es in Artikel 10, Abs. 2:

> *„Die Mitgliedstaaten können die in Unterabsatz 1 festgelegte Gültigkeitsdauer von Führerscheinen, deren Inhaber ihren Wohnsitz in ihrem Hoheitsgebiet und das 65. Lebensjahr vollendet haben, verkürzen, um häufigere ärztliche Kontrollen, Selbsteinschätzungen oder sonstige besondere Maßnahmen wie Auffrischungskurse vorschreiben zu können."*

Die Richtlinie zielt damit weniger auf verpflichtende ärztliche Untersuchungen für alle Fahrenden ab, sondern setzt auf flexible Maßnahmen wie Selbsteinschätzungen oder Auffrischungskurse, bei denen die Mitgliedstaaten selbst entscheiden können, wie sie die Sicherheit am besten fördern. Den „besonderen Maßnahmen" kann die Rückmeldefahrt zugerechnet werden.

In einem Überblick über Maßnahmen zur Überprüfung von älteren Fahrerinnen und Fahrern wurden Studien aus verschiedenen Ländern zur Wirksamkeit hinsichtlich der Unfallvermeidung zusammengetragen.[3] Bei den international eingesetzten Screeningverfahren handelt es sich meist um Gesundheitschecks, Sehtests, kognitive Tests oder die persönliche Vorsprache zur Fahrerlaubnisverlängerung, welche einzelne kognitive,

3 Fastenmeier & Gstalter (2014).

sensorische oder motorische Fähigkeiten erfassen.[4] Untersuchungen durch Hausärzte[5] sowie alleinige Sehtests[6] zeigten keine positiven Effekte auf die Verkehrssicherheit. Auch kognitive Tests (z. B. Mini Mental State Examination (MMSE)) differenzieren nicht ausreichend zwischen sicheren und unsicheren älteren Fahrerinnen und Fahrern.[7] Derartige Tests können aber dennoch sinnvoll sein, um zusätzliche Informationen zu erhalten.

5.1.2 Beobachtung kompensatorischen Verhaltens

Aussagekräftiger als Screeningverfahren ist es, das Fahrverhalten direkt im Verkehr zu beobachten, um z. B. auch kompensatorisches Verhalten der Fahrerinnen und Fahrer während der Fahrt beobachten zu können. Zunehmende Defizite müssen nicht zwangsläufig zu einem erhöhten Unfallrisiko führen. Laut Fastenmeier (2024) können *„Senioren [...] mehrheitlich mit nachlassenden Fähigkeiten im Straßenverkehr so umgehen, dass die Sicherheit nicht leidet"*. Leistungsdefizite können durch vielfältige Anpassungen bis zu einem gewissen Grad kompensiert werden; insbesondere bei gering ausgeprägter Fahrkompetenz können nach Poschadel et al. (2021) dadurch Unfälle vermieden werden. Hierbei kommen verschiedene, zum Teil auch unbewusst eingesetzte Maßnahmen in Betracht, z. B. die Reduktion der Geschwindigkeit, eine genaue Fahrt- und Routenplanung oder die Vermeidung von Ablenkungen – und sei es durch das Radio – während der Fahrt.

Diese kompensatorisch wirkenden Verhaltensweisen können bei der Rückmeldefahrt im Gegensatz zu den anderen Screeningverfahren angewandt und beobachtet werden.

Anders als die Screeningverfahren wie computerbasierten Leistungstests besitzt die Rückmeldefahrt durch die Beobachtung im realen Straßenverkehr eine sehr hohe Augenscheinvalidität bei den Teilnehmenden wie bei deren Angehörigen.[8] Diese hohe Augenscheinvalidität zusammen mit der Möglichkeit, ausreichende Kompensationsstrategien unter Beweis zu stellen, begründen auch die in verschiedenen Studien festgestellte hohe Zufriedenheit und Akzeptanz der Maßnahme bei den älteren Fahrerinnen und Fahrern.[9] In einer forsa-Umfrage von 2024 im Auftrag des Deutschen Verkehrssicherheitsrats gaben ca. 80 % der älteren

4 Vgl. Fastenmeier & Gstalter (2014); Richter et al. (2011).

5 Vgl. Hertach et al. (2022); Siren & Haustein (2015).

6 Vgl. Fastenmeier & Gstalter (2014).

7 Vgl. Fastenmeier et al. (2014); Siren & Meng (2012).

8 Fastenmeier (2024).

9 Vgl. Fastenmeier et al. (2023); Schleinitz et al. (2023); Schleinitz et al. (2020).

Fahrerinnen und Fahrer an, sie könnten sich vorstellen, eine freiwillige Rückmeldefahrt zu absolvieren. Weiterhin fänden knapp drei Viertel der über 65-Jährigen sogar eine verpflichtende Rückmeldefahrt ab 75 Jahren sinnvoll.[10] Dies spricht für die hohe Akzeptanz einer derartigen Maßnahme in der Zielgruppe.

5.1.3 Vertraulichkeit der Ergebnisse

Die Ergebnisse werden den Teilnehmenden vertraulich im Rückmeldegespräch mitgeteilt und laut Vereinbarung nicht an die Behörden weitergegeben (zu den juristischen Aspekten siehe Teil II Kapitel 2). Für die älteren Fahrerinnen und Fahrer ergeben sich aus den Ergebnissen der Rückmeldefahrt keine Konsequenzen für den Erhalt ihrer Fahrerlaubnis. Bei der Rückmeldefahrt handelt es sich nicht um eine Überprüfung der Fahreignung oder eine erneute Fahrprüfung im Sinne einer Entscheidung zwischen „bestanden" oder „nicht bestanden". Dies stellt einen weiteren Vorteil der Rückmeldefahrt dar. Der Druck, der bei einer Prüfung entsteht, entfällt, da nicht über den Entzug der Fahrerlaubnis entschieden wird. Schon der Begriff Rückmeldefahrt soll deutlich machen, dass es sich nicht um eine erneute Prüfung handelt. Dies sollte gegenüber den älteren Fahrerinnen und Fahrern auch immer wieder zum Ausdruck gebracht und dabei betont werden, dass die Rückmeldefahrt der persönlichen Unterstützung und dem Erhalt ihrer Mobilität dienen soll.

Bei Zweifeln an der Fahrkompetenz oder gar der Fahreignung einer Teilnehmerin oder eines Teilnehmers sollen Empfehlungen für weitere Maßnahmen gegeben werden. In einigen Fällen kann eine Empfehlung zur Überprüfung bei der Begutachtungsstelle für Fahreignung zielführend sein, z. B. bei Fehlerhäufungen aufgrund kognitiver Einschränkungen (Verdacht auf Demenz o. Ä.), um dies verkehrspsychologisch oder verkehrsmedizinisch abklären zu lassen.

In anderen Fällen empfiehlt sich gegebenenfalls ein Fahrtraining in einer Fahrschule, um z. B. den Umgang mit Fahrerassistenzsystemen zu üben. Die Vertraulichkeit der Ergebnisse bedeutet eine hohe Verantwortung einerseits für die Teilnehmenden, die sich mit dem Ergebnis auseinandersetzen und gegebenenfalls Konsequenzen daraus ziehen müssen, aber andererseits auch für die Expertinnen und Experten, die die Ergebnisse mit Einfühlungsvermögen, jedoch klar, eindeutig und zielgruppengerecht rückzumelden und Hinweise zum Erhalt und zur Verbesserung der Fahrkompetenz zu geben haben.

10 TÜV-Verband (2024).

5.2 Umsetzung einer Rückmeldefahrt

5.2.1 Zielgruppe und freiwillige Teilnahme

Ältere Fahrerinnen und Fahrer melden sich freiwillig bei einer Insititution, die Rückmeldefahrten anbietet. Solch ein Schritt zeugt von einer hohen Motivation, sich mit dem eigenen Fahrverhalten auseinanderzusetzen. Es ist davon auszugehen, dass sich eher Personen melden, die sich einem solchen Verfahren gewachsen fühlen und sich zutrauen, die Fahrt gut zu bewältigen.

Tatsächlich zeigte sich bei der Auswertung der Studien, dass die Teilnehmenden im Vergleich zu anderen ihrer Altersgruppe wenige gesundheitliche Einschränkungen aufwiesen.[11] Die für diese Gruppen festgestellten deutlichen Verbesserungen des Fahrverhaltens lassen möglicherweise auf ein noch größeres Verbesserungspotenzial bei weniger guten Fahrerinnen und Fahrern schließen.[12]

Es kann also angenommen werden, dass vor allem Fahrerinnen und Fahrer an einer Rückmeldefahrt teilnehmen, die dies eigentlich gar nicht nötig hätten, und dass diejenigen, die Defizite bei sich selbst feststellen, davor zurückschrecken. Dies unterstreicht, wie wichtig die Kommunikation auch über die Maßnahme selbst bereits im Vorfeld ist: Der Nutzen für die persönliche und allgemeine Verkehrssicherheit und das eigene Fahrverhalten und die vertrauliche Behandlung der Ergebnisse müssen klar kommuniziert werden. Eventuellen Ängsten sollte begegnet werden, indem immer wieder betont wird, dass es sich nicht um eine Prüfung handelt, sondern um eine Maßnahme zum Erhalt selbstständiger Automobiliät.

Daneben ergibt sich die Frage, in welchem Alter eine Rückmeldefahrt gemacht werden sollte. Grundsätzlich richtet sich das Angebot der Rückmeldefahrt an ältere Fahrerinnen und Fahrer, die im Besitz einer gültigen Fahrerlaubnis der Klasse B sind und deren Fahreignung nicht infrage steht. Der Blick auf die Unfallstatistiken[13] zeigt, dass ab dem 75. Lebensjahr die Leistungsfähigkeit signifikant sinkt: Fahrerinnen und Fahrer ab 75 Jahren verursachen häufiger Unfälle als jüngere Altersgruppen, was den Handlungsbedarf für diese Altersgruppe unterstreicht. Die Rückmeldefahrt sollte also spätestens ab 75 Jahren durchgeführt werden. Es konnte gezeigt werden, dass insbesondere Fahrerinnen und Fahrer über

11 Vgl. Fastenmeier et al. (2023); Schlag et al. (2019); Schleinitz et al. (2023); Schleinitz et al. (2020).

12 Fastenmeier et al. (2023).

13 Destatis (2023). Siehe für weitere Zahlen und Fakten auch Teil I.

80 Jahren von der Maßnahme profitieren.[14] Eine (erneute) Teilnahme in höherem Alter ist also ebenso zu empfehlen.

Um die geeigneten Teilnehmerinnen und Teilnehmer für eine Rückmeldefahrt zu erreichen, muss die Ansprache konkret auf die Zielgruppe abgestimmt sein. Dabei sollte darauf geachtet werden, möglichst vielfältige Kommunikationswege zu nutzen. Im Gegensatz zu jüngeren Altersgruppen nutzt die Altersgruppe 70+ nicht immer regelmäßig das Internet mit seinen digitalen Angeboten und ist somit auch nicht zwingend über Social-Media-Kanäle zu erreichen. Daher sind Anzeigen in klassischen Zeitschriften und Zeitungen, insbesondere mit einer Leserschaft bestehend aus Seniorinnen und Senioren, besonders hilfreich. Ergänzend können auch Plakate im öffentlichen Raum zur Bewerbung der Maßnahme beitragen. Auch die Information auf Messen und Veranstaltungen, die speziell für ältere Menschen oder Autofahrende ausgerichtet sind, kann dazu beitragen, die Rückmeldefahrt in der Zielgruppe bekannter zu machen. In den Studien zur Erprobung und Weiterentwicklung der Rückmeldefahrt hat sich gezeigt, dass die Ansprache in Seniorenclubs und Vereinen sowie Aushänge in Apotheken und Arztpraxen ebenfalls wirkungsvoll sind. Darüber hinaus wäre es denkbar, die Maßnahme bei Fach- und Hausärzten bekannter zu machen, sodass sie ihre Patientinnen und Patienten auf das Angebot hinweisen können – insbesondere, wenn aufgrund einer Erkrankung Probleme mit der Fahrkompetenz zu erwarten sind. Unabhängig von den genannten Maßnahmen spielt die Mund-zu-Mund-Propaganda sicherlich eine bedeutende Rolle bei der Akquise.

5.2.2 Theoretische Grundlagen der Rückmeldefahrt

In den letzten Jahren wurden die theoretischen Grundlagen der Rückmeldefahrt erarbeitet und unterschiedliche Umsetzungsvorschläge in Studien erprobt.[15] Im Folgenden wird die mögliche Umsetzung einer Rückmeldefahrt dargestellt.

Als Grundlage für die Bewertung der Fahrkompetenz dient ein Fahraufgabenkatalog, der – in Anlehnung an den Katalog der praktischen Fahrerlaubnisprüfung – zur Bewertung der Fahrkompetenz älterer Fahrerinnen und Fahrer entwickelt wurde.[16] Der Katalog enthält übergeordnete Fahraufgaben und damit verbundene Fahrkompetenzbereiche. Bei den Fahraufgaben handelt es sich um situationsspezifische Anforderungsstandards, die die Fahrerin oder der Fahrer erfüllen müssen,

14 Fastenmeier et al. (2023).

15 Vgl. Fastenmeier et al. (2023); Schlag et al. (2019); Schleinitz et al. (2023); Schleinitz et al. (2020).

16 Vgl. Sturzbecher et al. (2016); Sturzbecher et al. (2014).

z. B. das Annähern an und Befahren von Kurven, das Überqueren von Kreuzungen/Einmündungen, das Rechts- oder Linksabbiegen oder der Fahrstreifenwechsel. Die Fahrkompetenzbereiche sind die sogenannten Beobachtungskategorien, z. B. Verkehrsbeobachtung oder Geschwindigkeitsanpassung. Insbesondere bei der Geschwindigkeitsanpassung wurden bei den Älteren andere Standards angelegt als bei den Fahranfängerinnen und Fahranfängern.

Desweiteren wurden Kriterien zur Bewertung der Fahraufgabenbewältigung definiert („Bewertungskriterien"). Die Bewertungskriterien wurden in Anlehnung an Schlag et al. (2019) und Sturzbecher et al. (2016) entwickelt und berücksichtigen sowohl positives als auch negatives Fahrverhalten. Sie umfassen vier verschiedene Ausprägungen:

- überdurchschnittliches Fahrverhalten
- normales Fahrverhalten
- abweichendes Fahrverhalten/leichte Fehler
- schwere Fehler.

Neben den im Fahraufgabenkatalog erfassten Fahrverhaltensweisen gibt es Ereignisse, die bei jüngeren Fahrerinnen und Fahrern nicht oder nur sehr selten auftreten, bei älteren Fahrerinnen und Fahrern aber durchaus eine Rolle spielen können. Da diese Ereignisse so ungewöhnlich und individuell sind, dass sie im Fahraufgabenkatalog nicht erschöpfend beschrieben werden können, sind sie hinreichend ausführlich und gesondert zu dokumentieren. Dabei kann es sich z. B. um das Nichtreagieren auf das Verkehrsgeschehen trotz mehrfacher Hinweise („Tunnelblick") handeln.

Darüber hinaus werden auch die Fahrtvorbereitung (Anlegen des Gurts, Einstellung des Sitzes, Schließen der Tür, Sicherheitskontrolle) sowie der Fahrtabschluss (Sicherung gegen Wegrollen, Beobachtung des Verkehrs vor und bei Öffnen der Tür) beobachtet und dokumentiert. Ferner werden spezielle Grundfahraufgaben wie das Rückwärtsfahren und das Einfahren in eine Parklücke betrachtet, die insbesondere ältere Personen vor Herausforderungen stellen bzw. bei diesen besonders unfallträchtig sind.[17]

Das Fahrverhalten wird mithilfe eines tabletbasierten Bewertungssystems, der elektronischen Fahrkompetenz-Erfassung (elFE) dokumentiert.[18] Basis für elFE ist das elektronische Prüfprotokoll, das bei der praktischen Fahrerlaubnisprüfung eingesetzt wird. elFE stellt ein Rückmeldeprotokoll zur Verfügung, das den Fahrerinnen und Fahrern aus-

17 Vgl. Kubitzki & Janitzek (2009); Destatis (2023).

18 Schleinitz et al. (2023).

gehändigt werden soll, sodass diese sich auch mit zeitlichem Abstand zur Rückmeldefahrt mit ihrem Fahrverhalten auseinandersetzen können.

5.2.3 Ablauf der Rückmeldefahrt

Grundsätzlich besteht die Rückmeldefahrt aus drei Teilen: Begrüßung und Einweisung vor der Fahrt, Durchführung der Fahrt selbst, Rückmeldung und Verabschiedung nach der Fahrt. Dies nimmt einschließlich der umfassenden Rückmeldung ca. 1 Stunde in Anspruch. Die Fahrt selbst dauert etwa 30 bis 35 Minuten.

Begrüßung und Einweisung

Nach der Begrüßung erklären die qualifizierte Expertin oder der qualifizierte Experte den Teilnehmenden den Ablauf der Rückmeldefahrt. An dieser Stelle sollte explizit darauf hingewiesen werden, dass es sich bei der Fahrt nicht um eine Prüfungsfahrt handelt, sondern um eine fachliche Beurteilung der Fahrkompetenz ohne Konsequenzen für den Erhalt der Fahrerlaubnis, und dass somit auch keine Daten an Behörden weitergegeben werden. Dies dient unter anderem dazu, den Teilnehmenden mögliche Anspannungen zu nehmen. Darüber hinaus werden mögliche gesundheitliche Einschränkungen beurteilt und dokumentiert, die die Fahrsicherheit beeinträchtigen können.

Da die Expertin oder der Experte nicht unbedingt über medizinisch-diagnostische Kompetenzen verfügt und eine umfassende Analyse des Gesundheitszustandes der Fahrerin oder des Fahrers nicht Ziel der Rückmeldefahrt ist, geht es lediglich darum, besonders auffällige Beobachtungen und Hinweise auf gravierende Einschränkungen festzuhalten, beispielsweise einen unsicheren Gang vor Fahrtantritt, fehlende Reaktion auf akustische Signale oder starkes Zittern. Dies dient auch der Absicherung der Expertinnen und Experten.

Als zusätzliche Informationsquelle können gezielte Nachfragen dienen. Zum Beispiel kann während bzw. nach der Fahrt nachgefragt werden, warum z. B. auf den Schulterblick verzichtet wurde. Auf diese Weise können die beobachtbaren Indikatoren weiter ergründet werden, um abzuleiten, ob möglicherweise gesundheitliche Faktoren für das Verhalten ausschlaggebend sind. Wenn auffällige Einschränkungen bestehen, sind diese ebenfalls zu dokumentieren.

Zur Einweisung gehört auch die Beobachtung der „Fahrtechnischen Vorbereitung“ (Anlegen des Gurts, Einstellung des Sitzes, Schließen der Tür). Zusätzlich wird vor Fahrtantritt eine Sichtkontrolle sicherheitsrelevanter Eigenschaften des (eigenen) Fahrzeugs (z. B. gültige HU, Funktionsanzeigen der Kontrollleuchten) und des Führerscheins vorgenommen.

Beobachtungsfahrt

Während der Rückmeldefahrt werden der qualifizierten Expertin oder dem qualifizierten Experten zwei Sitzpositionen empfohlen: zum einen der Beifahrersitz, zum anderen der Rücksitz hinten rechts. Für den Beifahrersitz spricht, dass dies eine vertraute Situation für die Fahrerin oder den Fahrer darstellt. Der Rücksitz hinten rechts kann Vorteile hinsichtlich der Beobachtung der Pedalbedienung und der Beobachtung der Blickwendung von Fahrerin oder Fahrer bieten.

Es ist empfehlenswert, für die Rückmeldefahrt den eigenen Pkw der Teilnehmerinnen und Teilnehmer zu nutzen. Dies hat den Vorteil, dass diese an die Fahrzeugbedienung gewöhnt und sicher im Umgang mit dem Fahrzeug sind, sodass keine Fehler oder auch kritischen Situationen allein aus der Umstellung auf ein anderes Fahrzeug resultieren. Dies ermöglicht letztlich eine realistische Einschätzung der Fahrkompetenz. Ein Nachteil der Nutzung des eigenen Fahrzeugs besteht darin, dass es nicht über eine Doppelbedienungseinrichtung verfügt, sodass keine direkte Eingriffsmöglichkeit gegeben ist. In den Studien wurde dies allerdings nicht als nachteilig empfunden, sondern der Einsatz des eigenen Pkw auch von den Expertinnen und Experten als praktikabel erlebt.[19] Das oberste Gebot ist dennoch, deren Sicherheit zu gewährleisten. Aus diesem Grund sollte das Fahrzeug vorher auf offensichtliche Mängel untersucht werden, um eine Gefährdung durch ein nicht verkehrssicheres und nicht vorschriftsmäßiges Fahrzeug möglichst auszuschließen.

Darüber hinaus kann jederzeit die Rückmeldefahrt abgebrochen werden, wenn eine Gefährdung durch das Fahrverhalten antizipiert wird. Der Einsatz eines Fahrzeugs mit Doppelbedienung wäre ebenfalls denkbar, allerdings besteht hier die Gefahr, dass dadurch die Nervosität der Teilnehmenden gesteigert und die Fahrkompetenz allein durch die Umstellung negativ beeinflusst wird. Letztlich bedarf dies einer Abwägung im Einzelfall.

Bei der Rückmeldefahrt geben die qualifizierten Experten die Strecke vor. Diese sollte Fahrten innerhalb und außerhalb geschlossener Ortschaften und soweit möglich auf Bundesautobahnen beinhalten. Wenn die Fahrerinnen oder Fahrer deutlich machen, dass sie nie eine BAB befahren und deshalb sehr unsicher wären, kann dieses Element auch entfallen. Es sollte darauf geachtet werden, dass die Strecke möglichst vielfältige Fahraufgaben verschiedener Schwierigkeitsniveaus umfasst. Empfohlen werden Fahraufgaben, die typischerweise für ältere Pkw-Fahrerinnen und Pkw-Fahrer anspruchsvoll sind, z. B.:

19 Schleinitz et al. (2023).

- Linksabbiegen an komplexen, mehrspurigen Kreuzungen
- Beachtung von Vorfahrt/Vorrang an gleichrangigen Kreuzungen
- Fahrstreifenwechsel auf mehrspurigen Fahrbahnen oder Ein- und Ausfädeln.

Während der Rückmeldefahrt werden alle positiven und auch negativen Auffälligkeiten in elFE eingetragen. Auch überdurchschnittliches Fahrverhalten sollte dokumentiert werden, da positive Rückmeldungen die Akzeptanz der Rückmeldung deutlich erhöhen. Die Rückmeldung sollte jedoch erst nach der Fahrt erfolgen. Dieser Zeitpunkt hat sich auch in der Studie von Schlag et al. (2019) als besonders effektiv erwiesen. Eine Rückmeldung während der Fahrt kann zu einer kognitiven Überforderung der älteren Fahrerinnen und Fahrer führen, da die gedankliche Auseinandersetzung mit einer vergangenen Situation eine verminderte Aufmerksamkeit für die aktuellen Situationen des Fahrtverlaufs zur Folge haben kann.

Am Ende der Fahrt wird der sogenannte „Fahrtechnische Abschluss" bewertet. Es wird beobachtet, ob das Fahrzeug gegen Wegrollen gesichert und beim Öffnen der Tür der rückwärtige Verkehr beobachtet wurde, was insbesondere für die Sicherheit von Radfahrerinnen und Radfahrern wichtig ist.

Rückmeldegespräch

Im Anschluss an die Fahrt erfolgt das Rückmeldegespräch. Die Rückmeldung sollte individuell, motivierend und fördernd sein.[20] Sie erfüllt dabei folgende Funktionen: Zunächst soll ein Problembewusstsein geschaffen, anschließend Handlungsbereitschaft geweckt und diese möglichst konkret in Maßnahmen umgesetzt werden. Ausgehend von den Ergebnissen der Fahrkompetenzerfassung wird gemeinsam der aktuelle Fahrkompetenzstand mit den verbundenen Stärken und Schwächen erarbeitet.

Zuerst wird im Rückmeldegespräch eine Selbsteinschätzung der älteren Fahrerin bzw. des älteren Fahrers abgefragt, um die Möglichkeit zu eröffnen, dass sich diese selbst intensiv mit ihrem Fahrverhalten, ihren Stärken und Schwächen auseinandersetzen und dabei ein Erkenntnisprozess in Gang gesetzt wird. Die Expertin oder der Experte können beobachten, ob diese Selbsteinschätzung realistisch ist. Erst im Anschluss erfolgt die Rückmeldung der Stärken und Schwächen durch die Expertin oder den Experten. Um die Rückmeldung verständlich und nachvollziehbar zu gestalten, sollten Beispiele aus der Fahrt herangezogen werden. Wichtig ist es dabei, Belehrungen zu vermeiden. Nach der Rückmeldung können die

20 Fastenmeier et al. (2022).

Teilnehmenden zunächst selbst Verbesserungspotenziale benennen, um die Entwicklung eigener Lösungsansätze anzuregen, was eine spätere Umsetzung wahrscheinlicher macht. Anschließend geben die Expertin/der Experte Hinweise für optimales verkehrssicheres Verhalten und zur Verbesserung der Fahrkompetenz und empfehlen gegebenenfalls weitere Maßnahmen.[21] Dabei ist zu beachten, dass die Kompetenzen der Fahrerinnen und Fahrer hervorgehoben und nach Möglichkeit unterstützt werden.

Auch im Fall unzureichender Fahreignung erfolgt keine Meldung an die Behörde. Dem älteren Menschen sollte das Ergebnis jedoch unmissverständlich mitgeteilt werden, wobei eine möglichst einfühlsame Ansprache zu wählen ist.

Auf der Grundlage aller während der Fahrt gemachten Beobachtungen entscheiden die qualifizierten Expertinnen oder Experten, ob sie bestimmte Maßnahmen zum Erhalt oder zur Verbesserung der Fahrkompetenz empfehlen möchten. Ein Kriterium, das zu einer Empfehlung führen kann, ist die Häufung schwerer oder besonders schwerer Fehler während der Rückmeldefahrt. Deren Anzahl wurde auf der Basis von Untersuchungen und von Diskussionen im Expertengremium festgelegt.[22] Medizinische Auffälligkeiten oder ein selbstverschuldeter Abbruch der Fahrt wegen z. B. einer Gefährdungssituation können ebenfalls zu einer Empfehlung führen. Die endgültige Entscheidung liegt jedoch bei der Expertin oder dem Experten.

5.2.4 Nach der Rückmeldefahrt

Nach der Rückmeldefahrt stellt sich die Frage, wie nachhaltig die Rückmeldung auf die ältere Fahrerin oder den älteren Fahrer wirkt. In der Regel erhalten sie Hinweise dazu, worauf sie stärker beim Fahren achten sollen und wie sie ihr Fahrverhalten verbessern können, z. B. langsamer an eine Kreuzung heranfahren. Einige erhalten aber auch konkrete Empfehlungen, wie die Fahrkompetenz durch (Fahr-)Training oder andere kompensatorisch wirkende Maßnahmen (z. B. technische Unterstützung) langfristig erhalten und verbessert werden kann.

Eine frühzeitige Einbindung der Angehörigen bzw. des Hausarztes kann sich positiv auf die Umsetzung der Empfehlungen auswirken, insbesondere wenn z. B. medizinische Auffälligkeiten gefunden werden.

21 Vgl. Fastenmeier et al. (2022); Schleinitz et al. (2024).

22 Schleinitz et al. (2023).

Empfehlung von Maßnahmen zum Erhalt und zur Verbesserung der Fahrkompetenz

Für die Umsetzung der Maßnahmen nach der Rückmeldefahrt können verschiedene Institutionen im Bereich der Fahreignung und Befähigung eingebunden werden. Eine wichtige Rolle spielen sicherlich die Fahrschulen sowie die Begutachtungsstellen für Fahreignung. Für unterschiedliche Fahrkompetenzdefizite werden möglichst passgenaue Maßnahmen empfohlen. Bei einer Häufung von schweren Fehlern oder auch dem Auftreten von einem oder mehreren außergewöhnlichen Ereignissen, durch die bereits die Fahreignung infrage steht, kann eine Empfehlung zur verkehrspsychologischen Überprüfung in einer Begutachtungsstelle für Fahreignung ausgesprochen werden. Dies trifft ebenfalls zu, wenn die Fahrt wegen eines selbstverschuldeten Unfalls oder der Gefahr für Leib und Leben abgebrochen würde. Auch mangelnde Einsicht bei der Besprechung der Ergebnisse einer Rückmeldefahrt kann ein Hinweis auf Probleme bezüglich der Fahreignung sein.

Häufen sich Fehler bei einer bestimmten Fahraufgabe, z.B. Autobahnfahrten, Einparken, Rückwärtsfahren, kann auch eine Empfehlung für ein Training in einer Fahrschule sinnvoll sein. Dies kann auch empfehlenswert sein, wenn z.B. Mängel in der Regelkenntnis, Schwierigkeiten bei der Fahrzeugbedienung oder eine unsichere bzw. sehr defensive Fahrweise auffallen.

Bei medizinischen Auffälligkeiten, die die Fahrkompetenz einschränken oder mindern könnten, wäre eine Empfehlung zur Untersuchung durch einen Verkehrsmediziner oder einen anderen Arzt ratsam. Bei einigen geringen körperlichen Einschränkungen oder leichten Fehlern in der Fahrzeugbedienung können auch Fahrerassistenzsysteme unterstützen.

5.3 Praktische Voraussetzung für die Durchführung einer Rückmeldefahrt

5.3.1 Voraussetzungen der Institutionen und der qualifizierten Expertinnen und Experten

Für Institutionen, die eine Rückmeldefahrt durchführen wollen, gibt es einige praktische Voraussetzungen zu erfüllen. Eine Rückmeldefahrt sollte von dafür ausgebildeten und qualifizierten Expertinnen und Experten durchführt werden. Als Voraussetzung sollten diese bereits über pädagogische und psychologische Kompetenzen verfügen, müssen jedoch eine zusätzliche Schulung absolvieren. Bei der Schulung sollte auf die Besonderheiten der Zielgruppe eingegangen werden, z.B. ist es wichtig, die jahrelange Fahrerfahrung oder auch gesundheitliche Einschränkungen zu berücksichtigen. Die Ansprache muss anders erfolgen als z. B. bei Fahranfängerinnen und Fahranfängern. In der Schulung geht es weiter um die Auswirkungen von altersbedingten, physischen und kognitiven Einschränkungen oder Erkrankungen und/oder der Medikation auf die Fahrkompetenz, um Kompensationsstrategien der älteren Fahrerinnen und Fahrer, um den genauen Ablauf der Rückmeldefahrt sowie um die Dokumentation des Fahrverhaltens. Ein Schwerpunkt der Schulung ist die Bedeutung der Rückmeldung zur Fahrkompetenz als zentrales Element der Maßnahme. Es wird erläutert, wie eine umfassende, adäquate und kompetenz- statt defizitorientierte Rückmeldung gegeben und wie Empfehlungen für konkrete Maßnahmen ausgesprochen werden können.[23]

Auch wenn es verschiedene Umsetzungsmöglichkeiten für die Rückmeldefahrt gibt, ist es wichtig, dass bei allen Umsetzungsvarianten wissenschaftlich fundierte Bewertungskriterien angewendet werden, die in verschiedenen Studien untersucht und erprobt wurden.[24] Diese erarbeiteten Standards sind bei der Umsetzung einer Rückmeldefahrt zu beachten. Generell müsste von den anbietenden Institutionen gewährleistet sein, dass diese Maßnahme deutschlandweit möglichst flächendeckend, schnell und unter Wahrung gleicher Qualitätsstandards bereitgestellt werden kann.

5.3.2 Evaluation der Rückmeldefahrt

Der wissenschaftliche Ansatz sollte durch eine kontinuierliche Evaluation und fundierte Begleitforschung nach einer Einführung der Maßnahme begleitet werden. Hierfür ist es wichtig, dass Daten für die Evaluation zur Verfügung stehen, was z. B. durch die Erfassung mit dem tabletbasierten Bewertungssystem elFE gewährleistet werden kann. In diesem Fall würden TÜV und DEKRA die Daten erheben, mit deren Hilfe Erkenntnisse für die Weiterentwicklung und Verbesserung der Maßnahme gewonnen werden können.

Auf Basis der Daten können Rückschlüsse über die Passgenauigkeit der gewählten Fahraufgaben und Kompetenzbereiche gezogen werden. Ebenso kann untersucht werden, ob die Bewertungskriterien für die Einschätzung adäquat sind. Auswertungen zu inhaltlichen Aspekten wie der Leistung der Teilnehmenden, z. B. deren Fahrkompetenzdefizite und -stärken, können ebenfalls durchgeführt werden sowie Untersuchungen darüber, welche Empfehlungen die Expertinnen und Experten aus den Ergebnissen der Rückmeldefahrt ableiten. Darüber hinaus können Aus-

23 Schleinitz et al. (2024).

24 Vgl. Fastenmeier et al. (2023); Schlag et al. (2019); Schleinitz et al. (2023); Schleinitz et al. (2020).

sagen sowohl zur Objektivität der Expertinnen und Experten als auch zur Qualität der Dokumentation getroffen werden, z. B. ob das Verhalten schlüssig dokumentiert wurde. Zusätzlich können bei den Teilnehmenden Daten zur Zufriedenheit mit der Maßnahme, zur Qualität der Rückmeldung etc. erhoben werden. Auch Befragungen der Expertinnen und Experten zu ihrer Sichtweise sind hilfreich, insbesondere für die Weiterentwicklung der Materialien zur Rückmeldefahrt.

Ziel der Evaluation sollte die kontinuierliche Weiterentwicklung der Rückmeldefahrt sein, sodass zielgerichtet Anpassungen vorgenommen werden können. Diese Neuerungen müssen dann auch zeitnah durch überarbeitete Materialien oder Software-Updates flächendeckend bereitgestellt werden.

Teil III

Verkehrspädagogische Praxis

Kapitel 1 Die Fahrschule als Ort der Mobilitätsberatung

Oliver Urban

Die Zeit in der Fahrschule ist für viele Menschen ein Leben lang mit besonderen Erinnerungen verbunden: an Fahrlehrerin oder Fahrlehrer, an bestimmte Verkehrssituationen oder auch an die Prüfungen selbst, um nur einige Beispiele zu nennen. Jahrzehntelang bedeutete der (selbstverständliche) Erwerb des Führerscheins nicht einfach das Erlangen zusätzlicher Mobilität, sondern auch das Erreichen von Unabhängigkeit, wenn nicht sogar Freiheit.

Die Fahrschule war der Ort, an dem der Weg in diese neue Freiheit eingeschlagen wurde. Und bis heute hat sich das Bild von der Fahrschule als Ort, an dem „man den Führerschein macht", gehalten.

Fahrschulen werden also von vielen Menschen in erster Linie als Institutionen wahrgenommen, in denen man eine klassische Fahrausbildung in den entsprechenden Fahrerlaubnisklassen macht. Dies ist sicherlich nach wie vor das Kerngeschäft. Doch gesellschaftliche Veränderungen, wozu auch der bereits in den vorherigen Kapiteln angesprochene demografische Wandel zählt, schlägt sich auch in Fragen der Mobilität nieder.

Auf der einen Seite sind junge Menschen heutzutage nicht mehr so stark darauf fixiert, den Führerschein mit Erreichen des Mindestalters zu erwerben, wofür es unterschiedliche Begründungen gibt. Nicht selten sind Unabhängigkeit oder Freiheit kein zwingendes Argument mehr für den Führerschein, da es vor allem in Ballungszentren viele alternative

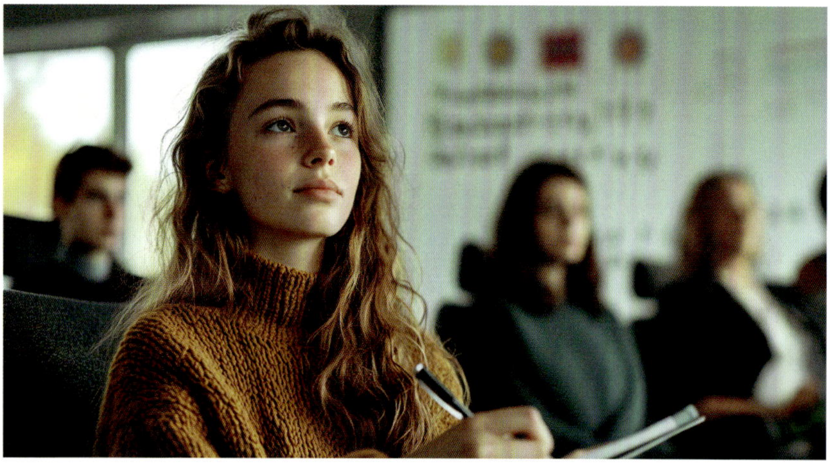

Bild 1.1 Die Fahrschule – der Ort der klassischen Fahrausbildung

Beförderungsmöglichkeiten gibt und die Bewegungsmöglichkeiten nicht eingeschränkt sind. Junge Menschen und auch Fahranfänger bedienen sich neben dem Führerschein verschiedener Verkehrsalternativen, z. B.

- E-Roller, die in vielen Städten verfügbar sind und über eine App gebucht und abgerechnet werden können,
- öffentliche Verkehrsmittel, für die Schüler, Azubis oder Studenten oftmals Monatstickets besitzen,
- Carsharing oder Mitfahrbörsen, um Kosten zu minimieren,
- Fahrrad/E-Bike/Elektrokleinstfahrzeuge (E-Scooter).

Die Kosten für den Führerschein sowie die Anschaffungs- und Unterhaltungskosten für ein eigenes Kfz werden bevorzugt in anderen Bereichen des Lebens investiert. Beispielsweise ist es für junge Menschen von entscheidender Bedeutung, über moderne digitale Endgeräte zu verfügen und diese Geräte in einer immer digitaler werdenden Umwelt zu nutzen, z. B. in Schule, Ausbildung oder Studium.

Die Fahrschulen werden von Fahranfängern bzw. jüngeren Verkehrsteilnehmern dementsprechend eher pragmatisch als Ort der Fahrausbildung oder gegebenenfalls als Ort einer entsprechenden Aufbauschulung, z. B. dem Aufbauseminar für Fahranfänger (ASF), wahrgenommen. Man meldet sich dort an, um die notwendigen Schritte auf dem Weg zum Führerschein abzuarbeiten, womit oft die Vorstellung des „Absitzens" der vorgeschriebenen Unterrichtseinheiten (vor allem des Theorieunterrichts) verbunden ist. Selten wird dieses Unternehmen mit einem wichtigen Lernprozess oder Verkehrserziehung verbunden.

Auf der anderen Seite steht die wachsende Gruppe älterer Verkehrsteilnehmer. Für sie hat die aktive Teilnahme am Straßenverkehr (mit dem Auto) häufig einen wesentlich höheren Stellenwert, aber auch sie nehmen Fahrschulen aufgrund ihrer eigenen Erfahrungen überwiegend als Ausbildungsstätten wahr – und nicht als Ansprechpartner über den Führerscheinerwerb hinaus.

Welche Angebote könnten nun speziell für ältere Fahrer von Interesse sein? Welche zusätzlichen Tätigkeitsfelder könnten Fahrschulen in ihr Portfolio aufnehmen, um diese älteren und erfahrenen Verkehrsteilnehmer in Fragen der Mobilität zu unterstützen?

An diese Fragen schließen sich weitere an. Ist die Berufsbezeichnung „Fahrlehrerin" oder „Fahrlehrer" noch zeitgemäß oder zu eng gefasst, da darunter nur die ausbildende Instanz zum Erwerb der Fahrerlaubnis verstanden wird? Könnte eine Fahrschule mit der weiter gefassten Bezeichnung „Mobilitätsberater" (oder auch „Mobilitätscoach") gezielt auch Verkehrsteilnehmer erreichen, die schon Fahrerfahrung haben? Wäre das nicht auch ein Gewinn für die Fahrschulen – und die Fahrlehrerschaft?

Das soll nicht bedeuten, dass die Fahrschulwelt sich umbenennen und das Schild „Fahrschule" am Ladenlokal verschwinden muss. Aber über die Möglichkeit, mit gezielten Strategien auch lebensältere Klienten anzusprechen, sollte verstärkt nachgedacht werden: Klienten, die aufgrund eigener Einschätzungen und gemachter Erfahrungen, unter Umständen auch durch ein konkretes Vorkommnis, Zweifel an ihrer Fahrkompetenz entwickeln, aber auch Klienten, die vielleicht von Mitfahrern, z. B. Familienmitgliedern, auf die nachlassende Fahrleistung hingewiesen werden.

Worum es sich auch im Einzelnen handelt: In Sachen Fahrbefähigung im Straßenverkehr, also bei der Bedienung des Fahrzeuges und bei der Regeleinhaltung auf den öffentlichen Straßen, ist die Fahrschule der ideale Ansprechpartner. Ein Ansprechpartner, der aus eigenem Antrieb kontaktiert werden kann und nicht aufgrund einer Anordnung durch die Straßenverkehrsbehörde, wie es zumeist bei Fahreignungsbegutachtungsstellen der Fall ist. Diese werden erst kontaktiert, wenn es konkrete Anhaltspunkte für eine eventuelle Nichteignung gibt und die Straßenverkehrsbehörde anordnet, dass sich die betreffende Person einer Eignungsuntersuchung unterziehen soll, um die Fahrerlaubnis zu behalten. In diesen Fällen befindet sich die betreffende Person in einer außergewöhnlichen Situation, in welcher der Druck als unnatürlich hoch empfunden werden kann, da der Verlust der Fahrerlaubnis wegen Nichteignung droht. Für derartige Fragen sind jedoch die Verkehrsmediziner und Verkehrspsychologen in den Begutachtungsstellen für Fahreignung zuständig, die im Bedarfsfall auf die Unterstützung eines Fahrlehrers zurückgreifen.

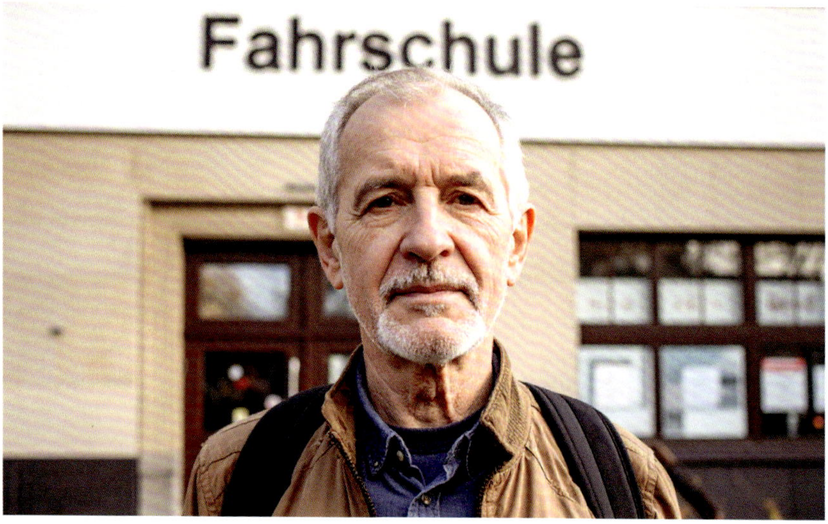

Bild 1.2 Die Fahrschule – ein Ort der Mobilitätsberatung

Ein anderer Weg wäre es, proaktiv zu werden und **in Zusammenarbeit** mit einer Fahrschule Defizite frühzeitig aufzudecken, an ihnen zu arbeiten und die Fahrkompetenz zu erhalten. Diese Zusammenarbeit von Fahrschule und älteren Klienten könnte gewissermaßen das noch fehlende Puzzlestück beim Thema Befähigungserhalt Älterer sein. Bisher galt meist „geht" oder „geht nicht", nach Auffälligkeiten wurde meist auf „geht nicht" entschieden. Nun könnte mit Einführung der Rückmeldefahrt und einem sich in Fahrschulen anschließendem Coaching wesentlich lösungsorientierter an einem „wie kann es denn noch gehen" gearbeitet werden.

Zusätzlich zu den klassischen Tätigkeitsfeldern (Ausbildung mit Ersterwerb der Fahrerlaubnis oder in einer Aufbauklasse, Nachschulung von auffälligen Fahranfängern oder anderen punkteauffälligen Fahrerlaubnisinhabern) könnte also die auf die persönlichen Bedürfnisse abgestimmte Beratung und Unterstützung lebensälterer Klienten in das Fahrschulangebot aufgenommen werden.

Wie bereits in den vorangegangenen Kapiteln dargelegt, altert unsere Gesellschaft, und das in einer hohen Geschwindigkeit. Auch in einer älter werdenden Gesellschaft muss es ein Ziel sein, alle Menschen gleichberechtigt am öffentlichen Leben teilhaben zu lassen. Für viele lebensältere Menschen ist das Auto das selbstverständliche und bevorzugte Mittel der Mobilität, um selbständig Arzttermine, Einkäufe, Familienbesuche, nicht selten auch Friedhofsbesuche oder Fahrten in Betreuungseinrichtungen und Krankenhäuser erledigen zu können.

Oftmals gehören die Fahrten, die meist auf bekannten Strecken stattfinden, zur Routine und sind fester Bestandteil im Tagesablauf oder der Wochenplanung älterer Menschen. Pauschal zu urteilen, dass ältere Menschen nicht mehr am Straßenverkehr teilnehmen können oder dürfen, ist kaum zielführend. Das Ziel muss viel eher sein, die Mobilität und Selbstständigkeit von älteren Menschen zu erhalten und bedarfsorientiert zu gestalten.

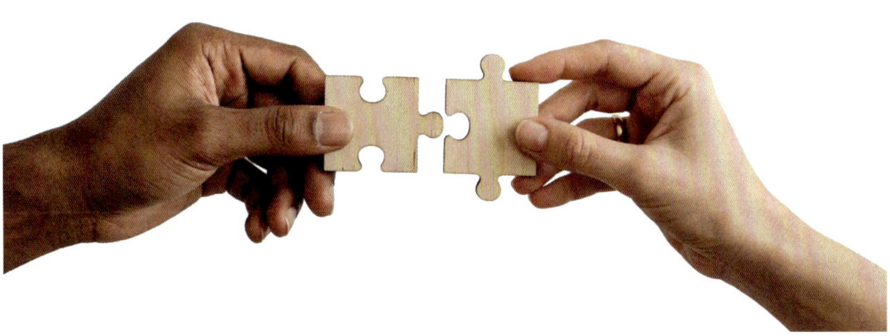

Bild 1.3 Proaktive Zusammenarbeit – gemeinsam zum Mobilitätserhalt

In Fällen, in denen das Führen eines Kraftfahrzeuges tatsächlich nicht mehr oder nur eingeschränkt möglich sein sollte, muss darüber nachgedacht werden, welche Alternativen den älteren Menschen dann aufgezeigt und in welchem Maße sie unterstützt werden können. Dies führt zwar weg von den klassischen Aufgaben einer Fahrschule. Die Unterstützung bei der Suche nach solchen Alternativen könnte jedoch ebenfalls zu den neuen Betätigungsfeldern eines Mobilitätscoaches gehören.

Kapitel 2 Verkehrspädagogische Einführung und Grundsätze

Claudia Maria Ewers-Lauer

„Age is but a number!" – „Das Alter ist nur eine Zahl!" sagt der Volksmund. Oder auch: „Man ist so alt wie man sich (an)fühlt." Kaum jemand denkt sich selbst als „alt" oder möchte (jedenfalls ab einem bestimmten Alter) gerne als „älter" oder gar „alt" bezeichnet werden. Ohnehin ist zu fragen, was „Alter" eigentlich bedeutet und ob man überhaupt pauschal sagen kann, wann jemand „alt ist", auch wenn sich im allgemeinen Vokabular der Begriff „Alter" immer noch am üblichen Renteneinstiegsalter orientiert und sich auf die Lebensphase ab 65 Jahren bezieht.[1]

Altern ist ein natürlicher Prozess, der viele Facetten hat. In Vergessenheit geraten oftmals die positiven Seiten des Alterns: erworbenes Wissen, Erfahrungen, angeeignete Kompetenzen, Kenntnis von Handlungsstrategien etc. Der Fokus liegt eher auf den negativen Veränderungen. Natürlich geht das Altern auch einher mit nachlassender Aktivität und degenerativen physischen und psychischen Prozessen. Diese Prozesse werden aber durch ganz unterschiedliche Faktoren und eben nicht nur durch das kalendarische Alter beeinflusst: Allgemeine Lebensbedingungen, die grundsätzliche gesundheitliche Disposition und auch das soziale Umfeld sind hier von Bedeutung.

Mobilität spielt in jedem Alter eine Rolle. Die Förderung einer aktiven, dabei verkehrssicheren Teilnahme am Straßenverkehr ist in allen Altersklassen wichtig, um den Verkehrsteilnehmern, ob im Auto, zu Fuß oder mit anderen Verkehrsmitteln, ein möglichst sicheres und unfallfreies Miteinander zu ermöglichen. Jede Altersklasse hat, wie in anderen Lebens- und Lernbereichen auch, ihre spezifischen Besonderheiten und Bedürfnisse. Um diese Bedürfnisse zu berücksichtigen, bedarf es empathischer und pädagogisch angemessener Herangehensweisen.[2]

Unabhängig von der Art der Mobilität (Fahrrad, Pedelec, Pkw, Rollator, zu Fuß etc.) ist das Ziel der Angebote bzw. der Trainings für ältere Menschen im Grunde immer der Erhalt der Mobilität, damit einhergehend die Pflege sozialer Kontakte und die Teilhabe am gesellschaftlichen Leben, um insgesamt auch ein möglichst hohes Maß an Lebensqualität zu erhal-

1 Die Gerontologie nimmt demgegenüber eine differenziertere Einteilung vor und unterscheidet zudem zwischen einem dritten (junges Alter) und einem vierten Lebensalter (hohes Alter, Hochaltrigkeit). Siehe dazu ausführlich auch Teil I Abschnitt 2.2.

2 An dieser Stelle geht ein herzlicher Dank an Annette Paulus, Fahrlehrerin, für vielfältige Anregungen zu diesem Kapitel.

ten. Von entscheidender Bedeutung ist in einem ersten Schritt das realistische Einschätzen der eigenen Leistungsfähigkeit und das Entwickeln eines Bewusstseins für geeignete Kompensationsmöglichkeiten.

2.1 Besondere pädagogische Situation für den Mobilitätsberater

Die Aufgabe von Mobilitätsberatern ist es, in persönlichen Gesprächen das Mobilitätsverhalten von Personen festzustellen, die individuellen Bedürfnisse zu erkennen und daraus resultierend konkrete Vorschläge dazu zu erarbeiten, welche Möglichkeiten und Alternativen es gibt, um mobil zu bleiben. Senioren finden dabei immer häufiger den Weg in eine Fahrschule, oftmals angeregt durch ihre Enkelkinder, die gerade eine Fahrerlaubnis erwerben. Fahrlehrer, die sich bereits mit der Thematik auseinandergesetzt haben, haben diesen Personenkreis als Kundschaft erkannt.

Klientenbeziehung

Dass diese Gruppe der älteren Fahrerlaubnisinhaber andere Bedürfnisse hat als ein Fahranfänger und natürlich auch nicht als ein solcher wahrgenommen werden möchte, erscheint selbstverständlich, soll an dieser Stelle aber noch einmal ins Bewusstsein gerufen werden.

Nicht selten wird den Fahrlehrern eine gewisse Skepsis entgegengebracht und es stellen sich Bedenken ein:

- Werde ich als Kunde ernst genommen?
- Wen sieht man in mir? Bin ich hier nur eine Person, mit der man unkompliziert und schnell Geld verdienen kann?
- Ist das notwendige Know-how vorhanden?
- Existiert ein Bewusstsein für meine Belange und Bedürfnisse?

Insbesondere durch die Altersdifferenz, die in der Regel zwischen Mobilitätsberater und Klient besteht, kann es zu Umgangsproblemen kommen. Hier ist es besonders wichtig zu erkennen, dass es vorrangig darum geht, die Senioren in ihrer Selbstständigkeit und Mobilität zu unterstützen, dabei aber zu akzeptieren, dass diese nur ungern auf ihre vertrauten Gewohnheiten verzichten möchten. Ein professioneller, vorurteilsfreier und von Empathie geprägter Umgang bildet, zusammen mit der eigenen Reflexionsfähigkeit, die Grundlage für eine positive Klientenbeziehung. Professionell zu sein bedeutet hier in besonderem Maße:

- respektvoller, wertschätzender Umgang
- Verlässlichkeit
- Authentizität
- Berücksichtigung der Biografie

- Gleichgewicht zwischen Nähe/Vertraulichkeit und Distanz
- Begegnung/Kommunikation auf Augenhöhe
- Akzeptanz der Lebenserfahrung
- Offenheit im Umgang mit Handicaps (schlechtes Hören, Bewegungseinschränkungen etc.)
- grundsätzliche Bereitschaft, eine helfende/unterstützende Beziehung aufzubauen.

Die Basis für eine gute Beziehung ist zum einen eine positive Grundeinstellung dem Klienten gegenüber und zum anderen das Beherrschen von Grundregeln der positiven Kommunikation.

2.2 Sprache als pädagogisches Werkzeug

Gerade im Berufsleben ist gute Kommunikation wichtig und oftmals entscheidend, wenn es darum geht, Gespräche effizient und eindeutig zu führen. Gleichzeitig helfen Kommunikationsmodelle dabei, die eigene Kommunikation zu reflektieren, Missverständnisse zu erkennen und zu vermeiden und insgesamt ein besseres Verständnis von Kommunikation zu erlangen.

Hintergrundwissen – Kommunikationsmodelle

Der Ursprung des **Sender-Empfänger-Modells** nach Claude E. Shannon und Warren Weaver war die Verbesserung der Kommunikation in Bezug auf die Störanfälligkeit zwischen Übertragung und Empfang bei Telefonaten. Störungen können laut Shannon und Weaver ihre Ursache in der Übertragungstechnik (Rauschen, fehlende/mangelnde Signalstärke, Defekt im Telefon), in der zwischenmenschlichen Kommunikation (zu geringe Lautstärke der gesprochenen Worte, fehlende Aufmerksamkeit, Mehrdeutigkeiten) und der sozialen Informationsverarbeitung sein.

Zum Letzteren gehört insbesondere die Haltung oder auch Einstellung zu Thema und Person. Dieses recht technische Modell, das seinen Ursprung in der Zeit des II. Weltkriegs hatte, wurde zunehmend variiert und weiterentwickelt.

Vier-Seiten-Modell

Der Soziologe Stuart Hall ergänzte bzw. thematisierte insbesondere die psychosoziale Komponente. Erving Goffmann beschrieb die Kreisförmigkeit des Modells: Der Sender von Informationen ist immer auch gleichzeitig Empfänger von Informationen seines Gegenübers und umgekehrt der Empfänger auch gleichzeitig immer Sender. Friedemann Schulz von Thun erweiterte das Modell und entwickelte es zu dem sogenannten

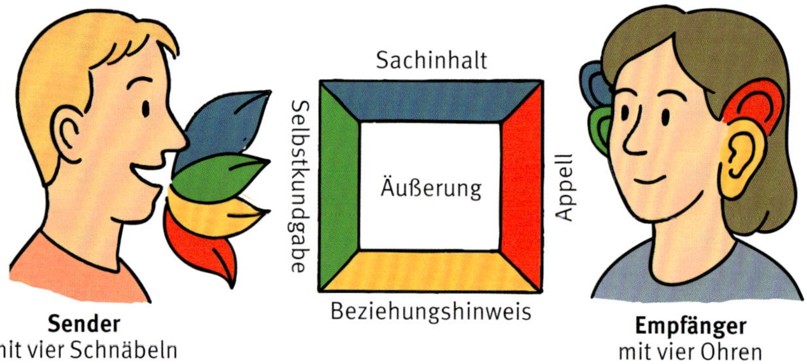

Bild 2.1 Das Vier-Seiten-Modell — Quelle: eigene Darstellung nach www.schulz-von-thun.de

„Vier-Seiten-Modell“, auch bekannt als **„Vier-Ohren-Modell“**, das immer dann genutzt wird, wo die Kommunikation an sich eine ganz besondere Bedeutung hat, was in der Klientenbeziehung ja der Fall ist.

Schulz von Thun beschreibt, dass jede Person, die etwas sagt, immer vier Botschaften gleichzeitig sendet:

1. **Sachinformation**
   Darüber informiere ich (Daten und Fakten).
2. **Selbstkundgabe**
   Das gebe ich von mir preis (Gefühle, Werte, Bedürfnisse).
3. **Beziehungshinweis**
   So stehe ich zu meinem Gegenüber oder das halte ich von ihm.
4. **Appell**
   Das möchte ich erreichen.

Daraus folgt, dass der Sender dieser Informationen mit vier „Schnäbeln“ oder auch mit vier Mündern spricht. Die vier Informationen treffen dann wiederum auf die vier Ohren des Empfängers.

Dieses Modell ist hilfreich, um die verschiedenen Ebenen einer Kommunikation und damit auch die Ebenen einer Beziehung zu verstehen und damit Missverständnissen vorzubeugen. Wichtig dabei ist, dass die Informationen nicht zu gleichen Teilen, also je zu 25 %, aufgeteilt sind. Es gibt Menschen, die sozusagen ein großes Sachohr haben, andere hören immer mehr auf dem Appellohr. Das Wissen darüber vereinfacht Kommunikation sehr. Je klarer, eindeutiger und damit unmissverständlicher die Kommunikation ist, desto effizienter ist sie auch.

Versteckte, unterschwellige Informationen hingegen werden entweder gar nicht oder oftmals falsch aufgenommen.

Dieses Modell kann also hilfreich sein, um

- eigene kommunikative Kompetenzen zu verbessern,
- eigene Gedanken und Gefühle besser auszudrücken,
- besser zuhören zu können und
- andere Menschen besser zu verstehen und damit die eigene Empathie weiterzuentwickeln.

Als Gesprächsführer im Gespräch mit dem Klienten ist es besonders wichtig, dass

- der Sachinhalt richtig verstanden wird,
- bei Unsicherheiten im Verständnis nachgefragt wird, um so Missverständnisse zu vermeiden,
- eine positive Dynamik aufrechterhalten wird,
- dem Gegenüber der Appell deutlich wird und
- die nonverbale Kommunikation immer genau beobachtet wird.

Beispiel 1

Frage des Fahrlehrers an den Klienten: „Wozu benötigen Sie Ihr Auto überhaupt noch?"

Die Frage zielt darauf ab, dass der Klient benennt, zu welchen Anlässen er das Auto nutzt. Die Formulierung führt aber unter Umständen dazu, dass der Kunde sich genötigt fühlt, sich dafür zu rechtfertigen, dass er das Auto **„überhaupt noch"** nutzt.

Eine andere Formulierung kann solch ein Missverständnis vermeiden, z. B.: *„Nennen Sie mir doch ein paar Anlässe, bei denen es Ihnen wichtig ist, dass Sie eigenständig und damit unabhängig von anderen mit dem Auto unterwegs sind."*

Innere-Team-Modell

Ein weiteres, auch von Friedemann Schulz von Thun entwickeltes Kommunikationsmodell ist das sogenannte **„Innere Team"**. Diese Metapher bezeichnet insbesondere die eigene Art und Weise der Kommunikation. Wenn man z. B. zu einem Thema befragt wird, hat man oftmals mehrere Ideen, mehrere Antworten parat. Es ist also nicht nur eine (innere) Stimme, die etwas zu sagen hat. Die unterschiedlichen Stimmen können sogar ganz gegensätzlich sein, was als durchaus positiv zu bewerten ist, da deutlich wird, dass man sich mit einem Thema differenziert auseinandersetzt. Insbesondere, wenn Entscheidungen getroffen werden sollen, ist das „innere Team" gefragt, das unterschiedliche Standpunkte verdeutlicht und irgendwann zu einem Konsens, also zu einer Entscheidungsfindung, kommt. Das kann auch im Umgang mit dem Klienten in Bezug auf die Vorgehensweise, Empfehlungen unter anderem wichtig sein. Voreilige Schlüsse und fehlerhafte Entscheidungen werden vermieden, allerdings dauert die Entscheidungsfindung dadurch auch länger. Das „innere Team" in Einklang zu bringen, ist laut Schulz von Thun unabdinglich für die Entwicklung eines Menschen. Ist das „innere Team" in Aufruhr oder im Zwist, dann wirkt sich das auf die äußere Kommunikation aus. Ziel ist es, durch eine ehrliche Selbstreflexion die Diversität des „inneren Teams" zu berücksichtigen und damit qualitativ gute Entscheidungen zu treffen – das ist insbesondere für Lehrkräfte, Coaches und alle Personen, die oftmals Entscheidungen treffen müssen, von großer Bedeutung.

Beispiel 2

Ein Fahrlehrer überlegt sich, zukünftig auch ältere Menschen als Kunden gewinnen zu wollen.

Der **Optimist** im **inneren Team** denkt: *„Das ist eine gute Idee – es gibt ja immer mehr ältere Menschen, die mobil und unabhängig sein möchten."*

Der **Kritische** im **inneren Team** denkt: *„Naja, ob die alten Leute sich denn überhaupt in die Fahrschule trauen?"*

Der **Soziale** im **inneren Team** denkt: *„Den älteren Menschen muss geholfen werden, damit sie ihre sozialen Kontakte weiter pflegen können."*

Der **Vorsichtige** im **inneren Team** denkt: *„Naja, verringerte Reaktionen, eingeschränkte Beweglichkeit und das erhöhte Verkehrsaufkommen tragen nicht gerade zu einer sicheren Verkehrsteilnahme bei."*

Wichtig ist, dass alle diese Stimmen zu Wort kommen dürfen, wichtig ist aber auch, dass die Aussagen all dieser Stimmern gegeneinander abgewogen werden müssen, um zu einer klaren Entscheidung kommen zu können.

Teufelskreis-Modell

Das **„Teufelskreis-Modell"**, basierend auf Paul Watzlawick und weiterentwickelt von Friedemann Schulz von Thun, beschreibt, wie der Name schon vermuten lässt, einen negativen Kreislauf. Wenn zwei Menschen aufeinandertreffen, entsteht eine Beziehungsdynamik: Frage – Antwort, Aktion – Reaktion und so weiter.

Die eckigen Kästchen beschreiben das, was offensichtlich ist (Aussage, Verhalten), die Kreise beschreiben die innere Reaktion, die für das Gegenüber (zumeist) nicht sichtbar ist. Das „Teufelskreis-Modell" ist eigendynamisch und kennt keinen Anfang und auch kein Ende: Es gibt nur eine Aktion und eine Reaktion. Oftmals haben die beteiligten

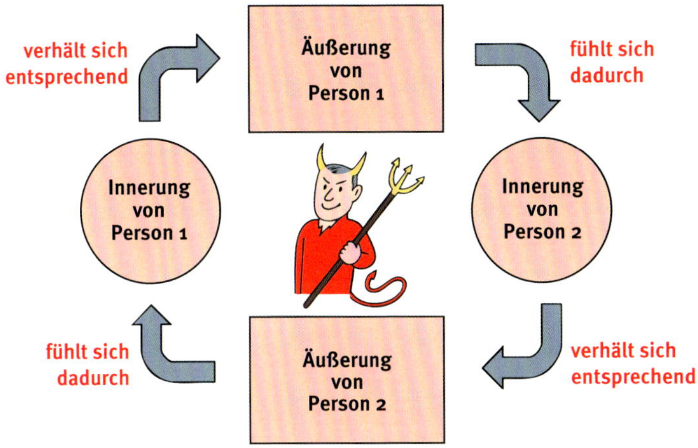

Bild 2.2 Das „Teufelskreis-Modell“ nach Paul Watzlawik und Friedeman Schulz von Thun Quelle: eigene Darstellung nach www.schulz-von-thun.de

Personen keinen Überblick über die gesamte Situation, sondern nur sich selbst im Blick und fühlen sich – ganz subjektiv – im Recht. Wichtig ist, dass eine der beiden Personen diesen Teufelskreis rechtzeitig erkennt und in der Lage ist, ihn zu durchbrechen. Auch hier ist ein hohes Maß an Selbstreflexion notwendig. Das Durchbrechen des Teufelskreises sollte in diesem Fall vom Mobilitätsberater ausgehen, denn er sollte über das notwendige Maß an Selbstreflexion verfügen und die unterschiedlichen Kommunikationsmodelle auch in der Praxis erkennen und anwenden bzw. entsprechend handeln können.

Beispiel 3

Führen wir das Beispiel 1 fort, in dem der Fahrlehrer fragt: „Wozu brauchen Sie Ihr Auto überhaupt noch?“

Die Antwort des Kunden könnte sein: *„Was soll das denn heißen? So brauchen wir uns ja gar nicht zu unterhalten.“*

Der Fahrlehrer erwidert: *„Naja, Sie sollten mir schon mitteilen können, zu welchen Anlässen Sie Ihr Fahrzeug nutzen!“*

Die Reaktion des Kunden: *„Ja, das kann ich auch, aber nicht, wenn Sie mich so provokant fragen und damit ja unterstellen, dass ich nicht mehr zwingend mobil sein muss.“*

An dieser Stelle ist es notwendig, dass der Fahrlehrer als ein Kommunikationsprofi die Situation erkennt und weiß, dass er derjenige ist, der den Teufelskreis durchbrechen muss, um die Situation nicht eskalieren zu lassen. Eine Art Bestandsaufnahme ist notwendig:

- Was passiert hier gerade?
- Was ist hier gerade passiert?
- Welche Aussagen meinerseits haben zu dem Teufelskreis geführt?
- Wie war die Reaktion meines Kunden?

Es ist insbesondere wichtig, sich in die Situation des Gegenübers hineinzuversetzen, also seine Perspektive einzunehmen – dazu ist ein hohes Maß an Empathie notwendig.

Situations-Modell

Ein weiteres Modell, das Friedemann Schulz von Thun geprägt hat, ist das **„Situations-Modell“**, welches eine Hilfe für die Vorbereitung eines Gespräches darstellt und bei der Analyse der Vorgeschichte unterstützt. Das Modell besteht aus vier Komponenten:

1. **Eingangskanal**
   Anlass des Gesprächs: Vorgeschichte
2. **Oberbauch**
   Thema/Inhalt: Worum geht es?
3. **Unterbauch**
   Beziehung: Klare Rollenverteilung
4. **Ausgangskanal**
   Absicht: Welche Ziele werden verfolgt?

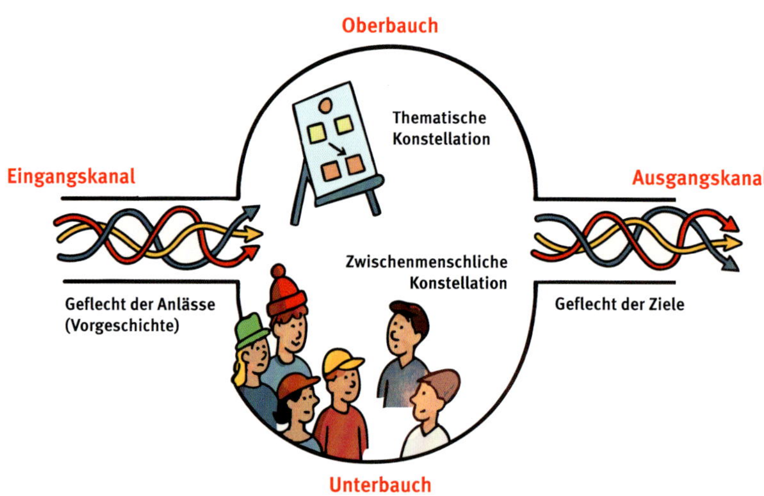

Bild 2.3 Das Situations-Modell

Quelle: eigene Darstellung nach www.schulz-von-thun.de

Beispiel 4

Eingangskanal

Das Gespräch zwischen Mobilitätsberater und Klienten findet i. d. R. geplant, also aufgrund einer Vereinbarung/Verabredung, für die es auch einen konkreten Anlass gibt, statt. Den Hintergrund für das Treffen zu klären, ist hilfreich, um im weiteren Verlauf des Gesprächs und der Zusammenarbeit den Gesamtkontext zu verstehen. Folgende Fragen können hilfreich sein:

- Was ist der konkrete Anlass, weswegen Sie sich an mich gewandt haben?
- Wer hat Ihnen dazu geraten?

Oberbauch

Hier geht es dann um das eigentliche Thema, um die differenzierten Inhalte, die zu dem Treffen geführt haben.

- Was konkret ist passiert, dass Sie zu mir kommen?
- Welche Ziele verfolgen Sie persönlich mit diesem Gespräch, was sind Ihre Erwartungen an mich und die „Maßnahme", die Sie mit mir durchführen möchten?
- Was sind Ihre Bedürfnisse?

Unterbauch

Die zwischenmenschliche Konstellation steht hier im Fokus.

- Warum haben Sie meine Fahrschule oder mich als Fahrlehrer ausgewählt?
- Welche Erwartungen/Wünsche haben Sie an mich?

Ausgangskanal

Hier geht es darum, die gemeinsamen Ziele festzulegen und die weitere Vorgehensweise zu besprechen.

- Was sind die nächsten Schritte?
- Welche Ziele sollen/können wir gemeinsam festlegen?

Riemann-Thomann-Modell

Das **„Riemann-Thomann-Modell"** basiert auf einem Entwurf der Psychologen Fritz Riemann und Christoph Thomann. Es beschreibt vier Grundbedürfnisse, Grundausrichtungen bzw. Grundbestrebungen, die alle Menschen gleichermaßen, aber in unterschiedlicher Intensität zeigen:[3]

3 Vgl. dazu www.schulz-von-thun.de (abgerufen am 16.4.2026).

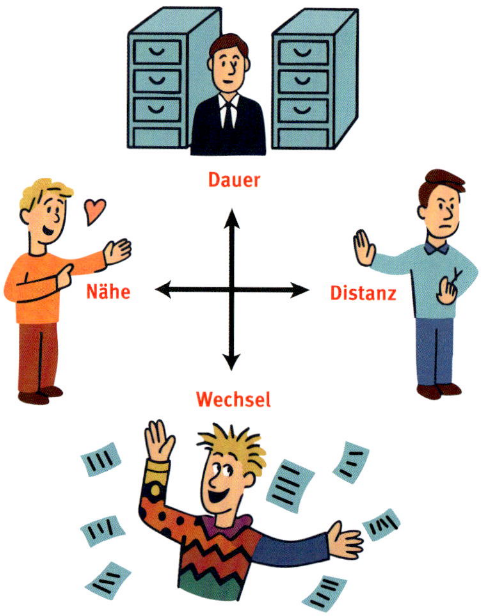

Bild 2.4
Das Riemann-Thomann-Modell

Quelle: eigene Darstellung nach www.schulz-von-thun.de

1. **Nähe**
   zwischenmenschlicher Kontakt, Harmonie
2. **Distanz**
   Individualität, Ruhe
3. **Dauer**
   Ordnung, Regelmäßigkeit
4. **Wechsel**
   Abwechslung, Spontaneität

Selbst wenn man seine eigenen Bedürfnisse kennt, wird das Modell interessant, wenn es um die Einordnung anderer Menschen geht. Es hilft, Erkenntnisse in Bezug auf die Entscheidungen und Verhaltensweisen anderer zu gewinnen. Die erkannten Persönlichkeitsschwerpunkte erleichtern dann den Umgang mit diesen Personen – ganz ohne Be- oder Verurteilung, denn dieses Modell kennt keine Bewertung im Sinne von besser oder schlechter und es beinhaltet auch keine Aufforderung, sich in eine bestimmte Richtung (weiter) zu entwickeln.

In der Mobilitätsberatung kann dieses Modell hilfreich sein, um Bedürfnisse, Einstellungen und Verhaltensweisen anderer Personen besser zu verstehen, damit besser auf sie eingehen und die Beratung entsprechend anpassen zu können. Die individuelle Perspektive der älteren Menschen zu verstehen ist notwendig, um eine zufriedenstellende Förderung zu gewährleisten.

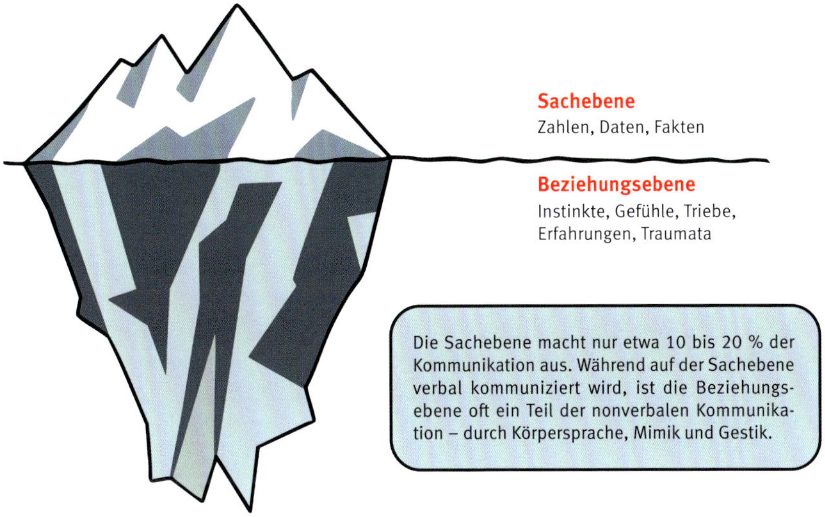
Sachebene
Zahlen, Daten, Fakten
Beziehungsebene
Instinkte, Gefühle, Triebe, Erfahrungen, Traumata
Die Sachebene macht nur etwa 10 bis 20 % der Kommunikation aus. Während auf der Sachebene verbal kommuniziert wird, ist die Beziehungsebene oft ein Teil der nonverbalen Kommunikation – durch Körpersprache, Mimik und Gestik.

Bild 2.5 Das Eisberg-Modell

Quelle: eigene Darstellung nach Gerrig & Zimbardo (2008)

Eisberg-Modell

Das **„Eisberg-Modell"** lässt sich auf Sigmund Freud zurückführen und macht die Bedeutung der Kommunikationsbereiche deutlich, die nicht offensichtlich sind. Es beschreibt zwei Ebenen:

1. **Sachebene**
   Diese liegt „oberhalb der Wasseroberfläche", ist also klar erkennbar, offensichtlich und zumeist auch eindeutig. Auf dieser bewussten, verbalen Ebene werden Fakten und Informationen mitgeteilt, darunter Daten, Ziele, Regeln, Verhaltensnormen. Sie macht circa 20 % der Kommunikation aus.
2. **Beziehungsebene**
   Diese liegt gewissermaßen „unterhalb der Wasseroberfläche" und wird vom Wasser verdeckt: Man muss im wahrsten Sinne des Wortes in die Kommunikation „eintauchen", um herauszufinden, was sich hier verbirgt: Gefühle, Erfahrungen, Interpretationen, Werte, Motive, Konflikte, Erwartungen, Widerstände, Bedürfnisse, Gedanken, Einstellungen. Die Anzahl der Beispiele macht schon deutlich, dass dieser Anteil der Kommunikation mit circa 80 % deutlich größer ist.

Basierend auf einem der fünf Axiome von Paul Watzlawick kann gesagt werden, dass es keine rein sachlich-informative Kommunikation geben kann und dass der größere Teil der Kommunikation, also die Beziehungsebene, die Sachebene bestimmt und sogar dominiert. Mimik, Gestik und Tonfall stützen die Beziehungsebene.

Beispiel 5

Hilfreiche Eisbrecherfragen, die anfänglich gestellt werden können, sind:

- Welche Ziele verfolgen Sie?
- Welche Rolle kann/darf/soll ich dabei spielen?
- Was haben Sie bisher schon unternommen?
- Was ist Ihr größtes Handicap?
- Warum hat Ihr Vorhaben genau jetzt Priorität?

Fragen und Nachfragen schaffen Vertrauen, und aus diesem Vertrauen heraus entsteht die Zuversicht, dass sich die Dinge so entwickeln können wie gewünscht oder gehofft. Die Verantwortung dafür liegt bei der gesprächsführenden Person.

Grundsätzlich ist eine offene Grundhaltung seitens des Gesprächsführers wichtig, welche die Bedürfnisse und Ziele des Gesprächspartners immer im Blick halten sollte.

2.3 Zielgruppenorientierte Ansprache

2.3.1 Grundlagen für eine erfolgreiche Beziehung zwischen Mobilitätsberater und Klient

Eine gute Beziehung entsteht in erster Linie durch eine wertschätzende, positive Kommunikation, in der Vertrauen aufgebaut wird, und zwar ab dem Erstgespräch – unabhängig davon, ob dies telefonisch oder persönlich in der Fahrschule stattfindet. Im direkten Gespräch unterstützen natürlich Mimik, Gestik und Körpersprache die verbale Kommunikation, jedoch ist der erste Kontakt oftmals telefonisch, und auch dieses Gespräch kann sehr positiv verlaufen.

Fragen zu stellen, anstatt über sich selbst und die eigenen Kompetenzen zu sprechen, hinterlässt insbesondere zu Beginn einer Kientenbeziehung einen besseren Eindruck – auch beim Erstgespräch am Telefon. Dieses Telefonat sollte jedoch nicht zu lange dauern: Der Mobilitätsberater sollte auf ein zeitnahes persönliches Treffen hinlenken. Dennoch ist es wichtig, dass von Anfang an das Interesse am Klienten und an seinen Bedürfnissen deutlich wird. Es sollte das Gefühl vermittelt werden, dass man offen und bereit ist, Wege zu finden, die zu einer Zufriedenheit des Gegenübers führen. Das wird vielleicht keine euphorische Begeisterung beim Kunden auslösen, aber, und das ist mindestens genauso wichtig, eine gute Vertrauensbasis schaffen. Genauso wichtig ist aber auch die Fähigkeit, gut zuzuhören. Nur wer verstanden hat, was die Ziele sind, ist später auch in der Lage, die ideale Unterstützung zu bieten.

Zunächst gilt es, eine gute Beziehung aufzubauen. Direkt zu Anfang sollte geklärt werden, aus welchen Gründen und auf wessen Initiative hin ein Berater aufgesucht wird. Sofern das Treffen auf der freiwilligen Eigeninitiative des Kunden beruht, kann man davon ausgehen, dass beide Seiten einvernehmlich ihren Beitrag zu einer positiven Beziehung leisten wollen. Wenn der Kunde jedoch deutlich macht, dass er dieses Gespräch oder dieses Angebot selbst eigentlich gar nicht möchte, kann der Start sich schwieriger gestalten.

Die Möglichkeit, dass z. B. Angehörige, Bekannte, Arzt oder Ärztin die Maßnahme vorgeschlagen oder gar initiiert haben, muss immer in Betracht gezogen werden. Um zu eruieren, inwieweit sich der Kunde selbst für diese Maßnahme bereit fühlt, ist eine empathische, positive Grundhaltung essenziell. Durch eine gute und motivierende Gesprächsführung kann sich die Beziehung, die bereits mit dem ersten Telefonat beginnt, bei einem persönlichen Treffen und durch die daraus resultierende wertschätzende, respektvolle Zusammenarbeit (weiter-)entwickeln.

Das Wichtigste für die Kundenbeziehung ist das bereits genannte (gegenseitige) Vertrauen: Ihre Pfeiler sind Offenheit, Ehrlichkeit, Transparenz und eine positive Kommunikation. Dies hat in der Regel auch eine positive Wirkung auf Ehrlichkeit, Motivation und Emotionen des Gegenübers. Der Mobilitätsberater sollte sich immer wieder bewusst machen, dass der Klient auf der Suche nach Unterstützung und Begleitung ist.

Für eine konstruktive Begleitung sind eine gute Feedback- und Fehlerkultur, ein wertschätzender Umgang, Ansprechbarkeit und Erreichbarkeit, Geduld und nicht zuletzt ein hohes Maß an Empathie unerlässlich. Voraussetzung dafür ist eine große sozial-emotionale Kompetenz aufseiten des Mobilitätsberaters. Zudem sollte das eigene Verhalten immer wieder reflektiert werden.

2.3.2 Hilfreiche Vorgehensweisen

Damit eine gute Beziehung von Anfang an entstehen kann, sollten bereits beim ersten Aufeinandertreffen einige grundlegende Faktoren berücksichtigt werden. Generell ist im Umgang mit den älteren Kunden eine besondere Sensibilität in Bezug auf Verständnisschwierigkeiten, z. B. aufgrund von Höreinschränkungen, Voraussetzung.

- Versuchen Sie, sich beim Telefonat direkt den Namen des Anrufers zu merken, um ihn entsprechend ansprechen zu können: Sie melden sich mit Ihrem Namen am Telefon, der Anrufer meldet sich mit seinem Namen, und Sie begrüßen ihn dann im Idealfall schon mit seinem Namen. Sollte der Anrufer seinen Namen nicht nennen oder Sie ihn nicht verstanden haben, entschuldigen Sie sich im Laufe des Gesprächs, dass Sie den Namen nicht verstanden haben, und fragen Sie nach. Aber Achtung: *„Wie war nochmal Ihr Name?"* ist dabei die falsche Frage, denn der Name ist ja keine Vergangenheit, weil die Person, die Sie angerufen hat, ja auch jetzt noch so heißt.

- Beim ersten persönlichen Treffen achten Sie bitte auf eine selbstsichere und offene Körperhaltung und freundlichen Ausdruck und sprechen Sie auch hier Ihren Klienten mit Namen an. Begrüßen Sie Ihn, indem Sie ihm die Hand reichen. Bringen Sie schon dabei Ihre Freude über das persönliche Treffen zum Ausdruck.
- Schaffen Sie eine angenehme Gesprächsatmosphäre und bieten Sie ein Getränk und einen bequemen Sitzplatz an.
- Zeigen Sie Interesse an der Person, und zwar über das eigentliche Thema hinaus – Smalltalk am Anfang löst eine eventuell vorhandene (An-)Spannung.
- Sprechen Sie ruhig auch Unbehagen an, das Sie möglicherweise bei Ihrem Gegenüber spüren; selbstverständlich mit einer Ich-Botschaft.
- Begegnen Sie Ihrem Gegenüber immer auf Augenhöhe.

Nach einem gelungenen Beziehungsstart muss diese Beziehung aber auch weiterhin gepflegt werden, d. h. die Person an sich mit all ihren Stärken und eben auch Schwächen muss im Fokus stehen. Insbesondere im Umgang mit älteren Menschen sollte der Erhalt der Mobilität immer im Fokus des Handelns stehen, nicht etwa ein eventueller (finanzieller) Nutzen.

In der Beziehung Mobilitätscoach und älterer Kraftfahrer sollte immer **eine** Person, der Coach, Gesprächsführer sein. Fragen hilft, ein Gespräch zu führen und ehrliches Vertrauen aufzubauen; das Fragen muss aber auch gelernt sein, damit es sowohl der fragenden als auch der befragten Person dienlich ist. Da Fragen zur Informationsbeschaffung ganz unterschiedlichen Ebenen dienen, gleichzeitig aber auch Interesse bekunden, müssen die unterschiedlichen Fragetechniken bekannt sein und im Idealfall sogar beherrscht, also situativ bewusst eingesetzt werden. Eine Besonderheit in der Beziehung zwischen Klient und Mobilitätscoach ist, dass der Klient zum Nachdenken und zur Selbstreflexion angeregt werden soll. Um diesen Prozess anzuregen, bieten sich systemische Fragen an, denn diese decken oftmals Zusammenhänge auf und regen an, neue Perspektiven zu entdecken und eigenständig Lösungsstrategien zu entwickeln. Man unterscheidet:

1. **Skalierungsfragen**
   Sie werden genutzt, um Dinge, die eigentlich nicht objektiv messbar sind, in Erfahrung zu bringen.
2. **Lösungsorientierte Fragen**
   Sie kommen zum Einsatz, wenn der Fokus auf die eigenen Ressourcen und bereits angedachten Lösungsansätze gelenkt werden soll.

3. **Folgenfragen**
4. **Vergleichsfragen**
5. **Zirkuläre Fragen**
6. **Ressourcenorientierte Fragen**
7. **Konfrontationsfragen.**

Beispiel 6

Hilfreiche systemische Fragen im Gespräch mit älteren Kraftfahrern sind:

1. **Skalierungsfragen**
   - Bewerten Sie nach Schulnoten: Wie zufrieden sind Sie mit Ihrer Mobilität?
   - Auf einer Skala von 1 bis 10: Wie schätzen Sie Ihre fahrerische Kompetenz ein?
2. **Lösungsorientierte Fragen**
   - Wie hat das Umsetzen von ... bisher für Sie funktioniert?
   - Was müsste bei Ihren Fahrten anders laufen, damit Sie zufriedener sind?
3. **Folgenfragen**
   - Wenn Sie langsamer fahren, wie reagieren die anderen Verkehrsteilnehmer darauf?
   - Wenn Sie Ihr Auto nicht mehr nutzen könnten, wie würde sich Ihr Alltag verändern?
4. **Vergleichsfragen**
   - Was war bei der Fahrt gestern anders als bei Ihrer heutigen Fahrt?
   - Welche Unterschiede fallen Ihnen auf, wenn Sie mit Beifahrer oder alleine fahren?
5. **Zirkuläre Fragen**
   - Was würde wohl Ihr Beifahrer in Bezug auf Ihre Fahrweise sagen?
   - Wie sehen/bewerten andere Verkehrsteilnehmer Ihr Fahrverhalten?
6. **Ressourcenorientierte Fragen**
   - Wer oder was wird Ihnen helfen, Ihre genannten Ziele zu erreichen?
   - Auf welche Alternativen können Sie zukünftig zurückgreifen?
7. **Konfrontationsfragen**
   - Wenn Sie keine Bereitschaft zeigen, sich zu ändern, was ist dann der Grund, weswegen Sie mich aufgesucht haben?
   - Sie haben ja schon die ein oder andere Macke/Delle in Ihr Fahrzeug gefahren. Wie ist es eigentlich dazu gekommen?

Wer in der Lage ist, die Beziehung aus der Sicht des Klienten zu sehen, hat einen Vorsprung: Wer weiß, welche Ziele der Kunde verfolgt, kann ihn auch besser verstehen. Dieser Perspektivwechsel ist notwendig, um die Bedürfnisse des Klienten in den Vordergrund zu rücken, ihn dort abzuholen, wo er mit seinen Wünschen, aber auch mit seinen Problemen steht, und gemeinsam lösungsorientiert zu arbeiten. In manchen Fällen herrscht allerdings auch eine große Unsicherheit, wenn eine ältere Person zur Fahrschule kommt: Diese Unsicherheit gründet darin, dass die Mobilität auf jeden Fall aufrechterhalten werden soll, es aber (noch) keine eigene Idee dazu gibt, wie das zukünftig zu realisieren wäre. Mit konkreten Fragen nach den Zielen (Einkaufen, Freizeit, soziale Kontakte, Unabhängigkeit etc.) kann der Mobilitätsberater Denkanstöße geben und gemeinsam mit dem Kunden passende Lösungen erarbeiten.

2.3.3 Von Automatismen zu reflektierten Verhaltensweisen

Beim Führen von (Kraft-)Fahrzeugen entstehen Automatismen und Routinen, also Gewohnheiten. Diese sind tief im Gedächtnis verankert und vereinfachen den Lebensalltag, somit auch den mobilen Alltag. Aus den Gewohnheiten resultieren in der Regel Handlungssicherheiten, die auch beim Autofahren von besonderer Bedeutung sind.

Schnelles, richtiges Reagieren ohne lange Zeiten des Nachdenkens sind für die Verkehrsteilnahme wichtig: Auf unerwartete Ereignisse (Beispiel: Ein Ball rollt auf die Fahrbahn und das vorausfahrende Fahrzeug bremst spontan) kann schneller und angemessener reagiert werden. Daraus folgt aber auch, dass der Mensch weniger gestresst ist und sich weniger ängstlich fühlt, was wiederum die Aufmerksamkeit und Reaktion verbessert.

Wer Routinen verändern möchte, trifft zumeist auf einen inneren Widerstand, sodass Veränderungen immer mit einer aktiven, bewussten Entscheidung einhergehen sollten. Da das Gehirn, allein aus Gründen der Energienutzung und Effizienz, eher bereit ist, auf bekannte, gewohnte Verhaltensweisen zurückzugreifen, braucht es zu Beginn der Verhaltensänderungen ein hohes Maß an Durchhaltevermögen. Fraglich ist nun, inwiefern die Kunden zum einen in der Lage sind, ein Problembewusstsein zu entwickeln, und zum anderen die Notwendigkeit einer Verhaltensänderung einsehen und die Folgen annehmen möchten.

Mit zunehmendem Alter entwickeln und verändern sich Charakter, Gemüt, Fitness, auch die Motivation. Grundlage für eine Verhaltensänderung wiederum ist die bewusste Auseinandersetzung mit sich selbst, also die gelungene Selbstreflexion.

Reflexion (lat. re-flectere) bedeutet so viel wie „(zurück)beugen". Im übertragenen Sinne wird also eine Position eingenommen, die ermöglichen soll, ein Verhalten, Denken oder Fühlen aus einer anderen Position heraus zu betrachten.

Unter dem Begriff „Selbstreflexion" versteht man grundsätzlich und ganz vereinfacht das (ganzheitliche) Nachdenken über sich selbst. Dazu gehört, dass man darüber nachdenkt, was und vor allem warum man bestimmte Inhalte denkt und fühlt und warum man sich gerade so verhält, wie man sich verhält. Es geht dabei um die bewusste Selbstwahrnehmung und Selbstbeobachtung. Ziel einer Selbstreflexion ist es in der Regel, Probleme zu erkennen und daraus resultierend Veränderungen herbeizuführen. Voraussetzung für eine gelingende Selbstreflexion ist aber immer auch eine Eigendistanz sowie eine differenzierte Selbstbeobachtung.[4]

Menschen hinterfragen sich dabei nicht nur als Individuum, sondern auch als Teil einer Gesellschaft, einer Familie, eines Teams und eben auch als Teil des Straßenverkehrssystems. Vielen Menschen fällt das (kritische) Hinterfragen des persönlichen Denkens und Handelns schwer.

Problembewusstsein schaffen, um Gegensteuern zu ermöglichen

Um eine Grundlage für Veränderungen zu schaffen, ist es notwendig, ein Problem(feld) wahrzunehmen und zu erkennen. Dafür ist die Selbstreflexion ein geeignetes Mittel, wofür es jedoch einige grundsätzliche persönliche Voraussetzungen braucht:

- Offenheit
- Ehrlichkeit
- Veränderungsbereitschaft.

Es muss also die Bereitschaft vorhanden sein, sich selbst und sein Verhalten kritisch zu hinterfragen, allerdings ohne sich (grundlos) schlecht zu machen. Eine Selbstreflexion dient nicht der Suche nach Fehlern.

Mobilitätsberater sollten in der Lage sein, ihren Kunden Möglichkeiten der Reflexion an die Hand zu geben, damit diese Erlebnisse bewusst wahrnehmen, das eigene Verhalten (kritisch) betrachten und neue Erkenntnisse gewinnen können. In der Wissenschaft gibt es unterschiedliche Reflexionsmodelle, von denen im Folgenden eine kleine Auswahl vorgestellt wird.

Ein Reflexionsmodell ist ein strukturierter Weg für den Reflexionsprozess, der durch die Analyse leitet. Reflexion soll als eine kontinuierliche Praxis verstanden werden, bei der Erkenntnisse aus Erfahrungen gewonnen werden, unter anderem, um zukünftige Erfahrungen besser steuern zu können. Somit sind die meisten Reflexionsmodelle zyklischer Natur.

---

4 Vgl. Stangl (2021).

Terry-Borton-Modell

(**„Borton's Model of Reflection“** oder auch **„Reflexionsspirale“**)

Dieses Modell der Reflexion hilft mit nur drei Fragen, Situationen zu analysieren und im Idealfall daraus zu lernen.[5]

1. **What?**
   Was ist passiert? Wer war (noch) dabei? Wie habe ich reagiert? Was habe ich gesagt? Wie haben andere sich verhalten (objektive Beschreibung)?
2. **So what?**
   Was habe ich empfunden? Wie ist es denn dazu gekommen? Warum habe ich so reagiert, wie ich reagiert habe? Welche Konsequenzen hatte meine Reaktion?
3. **Now what?**
   Was kann/soll/werde ich beim nächsten Mal anders machen? Wie kann ich eine ähnliche Situation zukünftig verhindern? Was kann ich aus dieser Situation für die Zukunft lernen?

Ein großer Vorteil, das Verhalten nach diesem Modell zu reflektieren, ist die einfache Handhabung:

- Drei einfache Fragen, die strukturiert durch die Reflexion leiten.
- Es sind kein Hintergrundwissen und kein psychologisches Verständnis nötig.
- Die Wiederholungsmöglichkeiten sind annähernd unbegrenzt.

Dieses Modell lässt sich einfach und ohne Veränderungen auf den Straßenverkehr übertragen.

Beispiel 7

1. **What?**
   Das Fahrerassistenzsystem macht mich darauf aufmerksam, dass ich deutlich schneller fahre als erlaubt.
2. **So what?**
   Die Straße ist breit, gut ausgebaut und es sind kaum andere Verkehrsteilnehmer unterwegs.

5 Vgl. University of Edinburgh, Reflection toolkit unter www.reflection.ed.ac.uk (abgerufen am 9.10.2025).

3. **Now what?**
   Die Angabe der zulässigen Höchstgeschwindigkeit gilt unabhängig davon, ob die Straße gut ausgebaut oder wenig Verkehr ist. Zu schnelles Fahren gefährdet mich selbst und andere Verkehrsteilnehmer auch. Ich muss versuchen, die Regeln akribisch einzuhalten, ohne eine eigene Interpretation zuzulassen.

Handformel

Seiwert hat ein recht einfaches Modell geprägt, das sich im Grundsatz auf die Reflexion einer Arbeitswoche bezieht. Mithilfe von Fragen sollen Ziele im Blick gehalten, aus Verhalten gelernt und neue Entscheidungen getroffen werden. Da man für diese Reflexion lediglich eine Hand benötigt, ist sie überall und jederzeit und eben besonders leicht anwendbar.

1. **Daumen**
   Denkergebnisse: Was habe ich dazugelernt? Was konnte ich in dieser Woche aus Fehlern lernen?
2. **Zeigefinger**
   Zielerreichung: Wo bin ich meinem Ziel nähergekommen?
3. **Mittelfinger**
   Mentalität: Wie habe ich mich gefühlt? Was hat mich geärgert? Wann war ich enttäuscht oder sorgenvoll? Wann hatte ich Spaß? Was hat mir zu einer guten Stimmung verholfen? Hier ist es wichtig, so neutral und objektiv wie möglich zu sein.
4. **Ringfinger**
   Ratgeber: Wie habe ich anderen geholfen? Für wen bin ich eingesprungen? Für wen hatte ich ein offenes Ohr?
5. **Kleiner Finger**
   Körper: Was habe ich für meinen Körper getan? Wie sorgsam bin ich mit mir selbst umgegangen? Habe ich ausreichend Schlaf gehabt? Habe ich mich gesund genug ernährt?

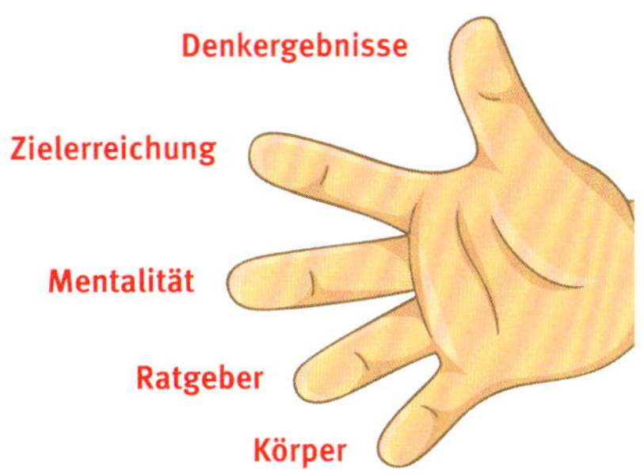

Bild 2.6
Die Handformel

Quelle: eigene Darstellung nach Seiwert

Die Handformel lässt sich auch auf die Selbstreflexion in Bezug auf das Autofahren übertragen.

Beispiel 8

1. **Daumen**
   Was ist mir in dieser Woche beim Autofahren aufgefallen? Welche Situationen waren für mich schwierig? Was habe ich aus den schwierigen Situationen für mich gelernt?

2. **Zeigefinger**
   Inwiefern bin ich meinem Ziel, mich weiterhin sicher im Straßenverkehr zu bewegen, nähergekommen?

3. **Mittelfinger**
   Wann habe ich mich beim Autofahren wohl gefühlt, wann weniger wohl? Hat mir das Autofahren (noch) Spaß gemacht oder war es stressig für mich?

4. **Ringfinger**
   Mussten andere Verkehrsteilnehmer Rücksicht auf mich nehmen? Mussten andere Verkehrsteilnehmer gefährliche Situationen für mich klären?

5. **Kleiner Finger**
   Was habe ich für mich getan, damit ich weiterhin fit mein Fahrzeug führen kann?

Graham Gibbs' Reflective Cycle oder auch „experiential-based learning“ (erfahrungsbasiertes Lernen)

Gibbs betont, dass Erfahrungen allein nicht ausreichen und dass ohne eine Reflexion gemachte Erfahrungen zu schnell in Vergessenheit geraten, somit keine Rückschlüsse daraus gezogen werden. Das folgende Zitat macht dies deutlich: „Lernende müssen ihre Erfahrungen selektiv und kritisch reflektieren, anstatt die Erfahrung als selbstverständlich zu betrachten und davon auszugehen, dass die Erfahrung an sich ausreichend ist.“[6] Eine emotionale Betrachtung der Erfahrung sieht Gibbs als wesentlichen Bestandteil der Selbstreflexion.

Er unterscheidet sechs Reflexionsschritte:

1. **Description**
   Detaillierte Beschreibung der Situation (inklusive Wo, Wer, Warum und Was).

---

6 Gibbs (1988).

2. **Feelings**
   Beschreibung der Gefühle, die mit der Situation einhergegangen sind.
3. **Evaluation**
   Beurteilung der Situation – was war gut, was war schlecht?
4. **Analysis**
   Beobachtung der einzelnen Komponenten der Situation und Analyse auf Basis derselben Voraussetzungen wie bei der Evaluation.
5. **Conclusion**
   Zusammenschau: Welche Einflussfaktoren hätten geändert werden können, um das Ergebnis positiv zu beeinflussen?
6. **Action Plan**
   Konkrete Beschreibung, welche Handlungen in zukünftigen ähnlichen Situationen eingesetzt werden.

Auch dieses Modell lässt sich unverändert auf die Teilnahme am Straßenverkehr übertragen.

Beispiel 9

1. **Description**
   Beim Abbiegen übersehe ich einen Fahrradfahrer – dieser bremst stark ab und „rettet die Situation".
2. **Feelings**
   Erschrocken, unsicher, ängstlich und erleichtert, dass nichts passiert ist.
3. **Evaluation**
   Ich habe frühzeitig die Straße zum Einbiegen erkannt und auch rechtzeitig gebremst. Ich habe den Radweg zu spät wahrgenommen.
4. **Analysis**
   Meine Aufmerksamkeit war stark auf die Straße gerichtet, in die ich einbiegen wollte.
5. **Conclusion**
   Meine Aufmerksamkeit muss breiter gestreut sein, da jede Situation mehrere Komponenten hat.
6. **Action Plan**
   Beim nächsten Mal muss ich rechtzeitiger mit der Beobachtung von Rad- und Fußwegen beginnen und andere Verkehrsteilnehmer im wahrsten Sinne des Wortes „suchen", um Gefährdungen zu vermeiden.

Kolbs Lernzyklus

Kolbs Lernzyklus bezieht sich auf den Lernprozess und das Verständnis der gemachten Erfahrungen. Neue Erkenntnisse aus gemachten Erfahrungen werden dabei zukünftig auf neue Situationen übertragen und lassen damit einen neuen Reflexionsprozess beginnen.

Der beschriebene zyklische Prozess besteht aus vier Phasen:

1. **Konkrete Erfahrung**
   Eine Erfahrung machen.
2. **Reflektierende Beobachtung**
   Das Erlebte zunächst ohne Wertung reflektieren.
3. **Abstrakte Konzeptualisierung**
   Der Erfahrung einen Sinn geben: Was hat funktioniert und was nicht?
4. **Aktives Experimentieren**
   Ziele setzen und Erfolgskriterien festlegen.

Alle vier Modelle benötigen selbstverständlich eine gute Erklärung und Anleitung durch den Mobilitätsberater.

Aus der angeleiteten Selbstreflexion kann ein Problembewusstsein entstehen, das als Veranlassung dienen kann, Dinge und auch Verhalten zu verändern und/oder ganz neue Wege zu gehen. Voraussetzung dafür ist, dass der Klient sensibel für bereits bestehende oder sich anbahnende Probleme ist. Leider gibt es Umstände, die den Blick auf ein Problem verzerren oder gar unmöglich machen:

- Ein Defizit oder eben ein Problem besteht schon so lange, dass es zur Normalität geworden ist und damit zum mobilen Alltag gehört.
- Die Wahrnehmung des Problems wird verdrängt, um (innere) Konflikte zu umgehen. Beispielsweise wird verdrängt, dass die Kräfte nachlassen oder Einschränkungen bestehen.
- Die Dimension des Problems wird unterschätzt und bagatellisiert.
- Fehlende Kenntnis über die rechtlichen Vorgaben führt dazu, dass ein Problem gar nicht als solches erkannt wird.

Für den Mobilitätsberater ist es nun wichtig, dass er ein positives Problembewusstsein fördert und den Klienten damit die Scheu nimmt, sich eines Problems bewusst zu werden und im nächsten Schritt auch anzugehen. Der Begriff „Problem" ist für die meisten Menschen negativ konnotiert, weil Lösungen zunächst oft mit Schwierigkeiten einhergehen. Ein positives Problembewusstsein beinhaltet aber, ein Problem

- als eine Chance zu akzeptieren,
- als überwindbares Hindernis anzunehmen und
- sich diesem auch voller Zuversicht zu stellen.

Ein Problembewusstsein muss unter Umständen angeleitet werden. Nun kommt es allerdings darauf an, ob ein Problem schon als solches erkannt wurde, der Klient also schon mit einem klar erkannten und definierten Problem in die Fahrschule kommt oder ob er z. B. von einem Familienmitglied zur Fahrschule geschickt wurde.

Ein schrittweises Vorgehen, abgestimmt auf die jeweilige Situation, kann hilfreich sein.

Beispiel 10

1. **Schritt – Problem erkennen**
   Der Klient wird in die Fahrschule geschickt, für ihn besteht aber kein akutes Problem (kein Problembewusstsein). Nun darf und sollte nicht erst nach einem Problem gesucht und dadurch am Ende künstlich hervorgerufen werden. Hingegen kann eine vom Mobilitätsberater angeregte Rückmeldefahrt darüber Aufschluss geben, ob es ein oder mehrere Probleme gibt. Ein ausführliches Feedbackgespräch, das zunächst nur die subjektiven Eindrücke und Wahrnehmungen widerspiegelt, kann ein Anstoß für eine Sensibilisierung sein.

2. **Schritt – Pro-und-Kontra-Gespräch über mögliche Lösungen**
   Ein Problem ist erkannt und auch akzeptiert worden, der Klient kann das Problem relativ genau beschreiben und hat sich auch schon Gedanken über mögliche Lösungen gemacht, die er gerne mit dem Mobilitätsberater besprechen möchte. Hierbei kann ein Pro-und-Kontra-Gespräch sinnvoll sein; beide Seiten werden aus unterschiedlichen Perspektiven betrachtet.

3. **Schritt – Entscheidung**
   Eine Entscheidung, wie die weitere Mobilität aus Sicht des Klienten aussehen soll, ist getroffen worden. Die Aufgabe des Mobilitätsberaters ist es nun, diese Entscheidung zu unterstützen und bei der weiteren Vorgehensweise behilflich zu sein. Es kann vorkommen, dass der Mobilitätsberater eine Entscheidung NICHT unterstützen kann: Hier muss respektvoll und wertschätzend argumentiert werden.

4. **Schritt**
   Umsetzung und Begleitung der geplanten Vorgehensweise.

5. **Schritt**
   Regelmäßige Feedbackgespräche darüber, was gut klappt und wo es noch der Unterstützung bedarf.

6. **Schritt**
   Abschluss der Maßnahme; Rückblick und Ausblick.

2.3.4 Sicherheit stärken und Ängste nehmen – Kurse mit mehreren Teilnehmern

Verkehrsmittel, Verkehrssituationen, Verkehrsregelungen, Verkehrszeichen unterliegen einem stetigen Wandel. Auch das Verhalten anderer Verkehrsteilnehmer im Straßenverkehr ändert sich. Viele ältere Fahrer unterliegen dem Glauben, dass die Wahrscheinlichkeit, einen Unfall zu verursachen oder in einen Unfall verwickelt zu sein, für sie besonders groß sei. Damit einher geht die Befürchtung, dass ihnen generell das selbständige Fahren nicht mehr zugetraut wird. Wenn sie erkennen, dass es nicht darum geht, sie vom Fahren abzuhalten oder ihnen gar die Fahrerlaubnis zu entziehen, kann sich eine gewisse Gelassenheit einstellen. Entspanntes Zuhören und Offenheit sind notwendig, um erfolgreich zu lernen. Das gelingt, wenn den älteren Personen der Druck genommen wird.

Ein Erfahrungsaustausch mit interaktiven Aktivitäten und Diskussionen kann dabei helfen, Wissen, Fähigkeiten und Fertigkeiten zu erproben und zu optimieren. Die Teilnahme an einem Kurs und an Programmen zusammen mit anderen älteren Fahrern in der gleichen Situation soll Mut machen. In einem Umfeld Gleichgesinnter fällt es leichter, sich ohne Scheu auszutauschen und von eigenen Erlebnissen zu berichten, wodurch ein gruppendynamischer Prozess der Offenheit und Zustimmung entsteht. Die älteren Fahrer erleben: Ähnliche Dinge sind auch anderen passiert. Und: Es gibt Lösungen.

Kapitel 3 Mobilitätsberatung rund um den Pkw

Oliver Urban

Ein wichtiges Tätigkeitsfeld jenseits des klassischen Fahrschul-Portfolios kann die Unterstützung lebensälterer Klienten generell bei Fragen der Mobilität rund um den Pkw sein. Bereits im Vorfeld eines Autokaufs, bei Konfiguration und Probefahrt, später dann bei der Abholung und gegebenenfalls sogar in der ersten Zeit mit dem neuen Fahrzeug können Fahrlehrer und Fahrlehrerinnen als Mobilitätscoaches mit ihrer Erfahrung und Expertise die Klienten begleiten und gezielt auf ihre Bedürfnisse eingehen.

Interessieren sich junge Menschen oder Menschen im mittleren Alter für ein Produkt, so gelangen sie in der Regel schnell über das Internet auf die entsprechenden Websites. Dies gilt auch in Sachen der Mobilität: Mit Smartphone, Tablet oder Computer wird digital nach Informationen und Angeboten gesucht, Tickets für Bus und Bahn werden online gebucht, auch für Flüge braucht es nur einige „Wischbewegungen“. Verbindungen und Anschlüsse sind innerhalb weniger Minuten gefunden, und wenn das Interesse an einem neuen Auto besteht, so ist das entsprechende Wunschfahrzeug oft nach nur ein paar „Klicks“ konfiguriert und steht – virtuell – zur Verfügung, alle Informationen stets abrufbereit.

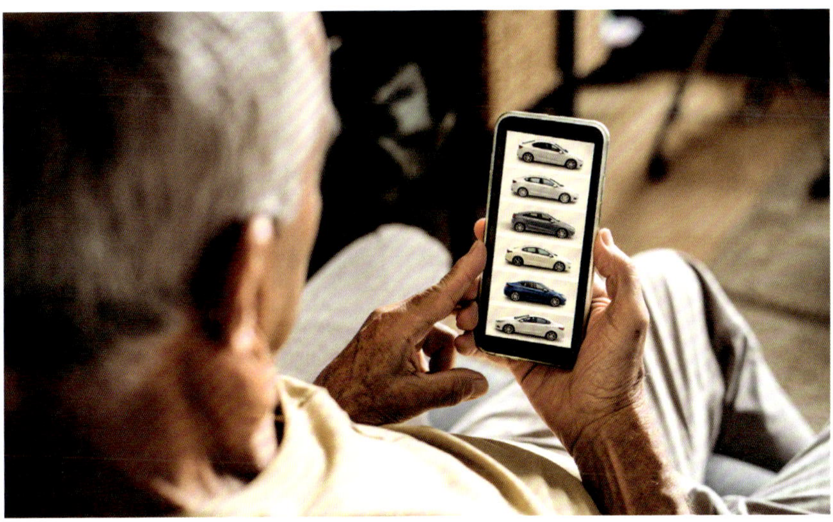

Bild 3.1 Mit internetfähigen Handys wird zunehmend ein Großteil der zu erledigenden Aufgaben wie z. B. Bestellungen, Bankgeschäfte, Navigation und eben auch Fahrzeugsuche und -konfiguration über entsprechende Apps abgewickelt

Für viele lebensältere Menschen hingegen gehören bei einem Autokauf mehrere Besuche in einem Autohaus, wie es „früher" eben üblich war, schlichtweg zum Kaufprozess dazu.

Im Vorfeld wurden den Interessenten umfangreiche Prospekte mitgegeben, teilweise sogar Stoffproben. Die Kunden beschäftigten sich zuhause analog mit dem Thema der Ausstattung und holten vielleicht auch die Meinung der Familie ein. Vor Ort wurde das potenzielle neue Auto vorgeführt und gezeigt. Nicht selten brauchte es mehrere Besuche im Autohaus, bis ein Kaufvertrag unterschrieben wurde. Auch das Verhandeln beim Preis um etwaige Prozente gehörte für viele zum Autokauf dazu, manchmal sogar die Barzahlung bei Abholung.

Auf diese Art und Weise ergaben sich häufig intensive Beziehungen bis hin zu einem echten Vertrauensverhältnis zwischen Verkäufer und Käufer, das darin gipfeln konnte, dass man nur zu „seinem Verkäufer" ging.

Unterhält man sich mit älteren oder hochbetagten Verkehrsteilnehmerinnen und Verkehrsteilnehmern, so hört man nicht selten heraus, dass sie diese Art und Weise des Autokaufes bis heute bevorzugen. Doch wie ist die aktuelle Kaufsituation?

Heute wird vor allem im Bereich der Automobilindustrie der Informationsfluss mehrheitlich über die Homepage des Herstellerkonzerns sichergestellt. Interessierte Personen lassen sich durch den Konfigurator führen und wählen bei einem Kraftfahrzeug die Optionen, die gewünscht und verfügbar sind. Nehmen die Interessenten telefonisch oder per E-Mail Kontakt zu einem Verkäufer auf, so werden sie meist auf den Konfigurator hingewiesen und gebeten, sich dort ein Fahrzeug nach den eigenen Wünschen zu konfigurieren. Der am Ende der Konfiguration erstellte Code wird einem Verkäufer übermittelt, der damit direkt von seinem Computer aus Zugriff auf die Wunschkonfiguration des Fahrzeugs hat.

Die mehrfachen Besuche in einem Autohaus, um sich das Fahrzeug realiter zeigen zu lassen oder Informationsbroschüren abzuholen, die anschließenden Grübeleien über Ausstattung und Stoffproben zuhause und abschließend nicht selten mehrere Termine mit dem Verkaufspersonal, bis einvernehmlich ein Verkaufspreis gefunden wurde, gehören weitestgehend der Vergangenheit an.

Genau hier könnte bereits die Unterstützung oder eben das Coaching von älteren oder hochbetagten Menschen ansetzen, die zum einen vielleicht nicht die geeignete technische Ausrüstung und/oder zum anderen Berührungsängste hinsichtlich der technischen Möglichkeiten und Geräte haben, deren Anwendung für jüngere Menschen hingegen oft selbstverständlich ist, da sie damit aufgewachsen sind.

3.1 Der Mobilitätscoach als Ansprechpartner bei der Fahrzeugkonfiguration

Die Unterstützung älterer Fahrerinnen und Fahrer, die ein neues Kraftfahrzeug erwerben möchten, kann bereits in einer frühen Phase des möglichen Autokaufs ein Aufgabenfeld für Fahrlehrerinnen und Fahrlehrer in der Rolle des (unabhängigen) Mobilitätscoaches sein. Um die tatsächlichen Bedürfnisse (Fahrzeugtyp, Fahrzeuggröße, Ausstattung) der Klienten im Gespräch herauszufinden, braucht es Zeit und – pädagogisches – Einfühlungsvermögen.

Stehen die Parameter grundsätzlich fest, kann der Mobilitätscoach mit den Interessenten zusammen Autohäuser besuchen oder mit ihnen gemeinsam am Computer die Konfiguration durchlaufen. Nach Abfrage der bevorzugten Marken oder Modelle und der gewünschten Grundausstattung kann den Klienten detailliert bei der weiteren Zusammenstellung des Fahrzeuges geholfen werden. Bedingt durch den Umgang mit modernen Ausbildungsfahrzeugen können an dieser Stelle die Erfahrungen der Fahrlehrer einfließen, vor allem im Bereich der optionalen technischen Konfigurationsmöglichkeiten.

An diesem Punkt geraten ältere Menschen häufiger in Konfliktsituationen, da aufgrund eventueller Berührungsängste mit der modernen Technik bestimmte Ausstattungen oder Assistenzsysteme ganz bewusst gar nicht erst bestellt werden. So liegen die Präferenzen der Klienten beispielsweise bei einer bestimmten Automarke und sie würden gerne ein bestimmtes Modell dieser Marke bestellen, jedoch ohne das serienmäßig verbaute Navigations- oder Mediensystem, weil der Umgang damit ungewohnt ist. Oder sie bevorzugen ein Schaltgetriebe, weil sie über Jahr-

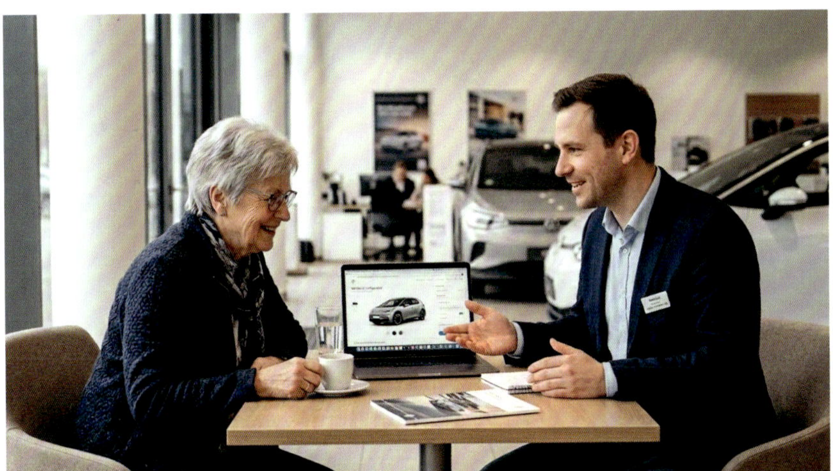

Bild 3.2 Zeit für Gespräche – unabdingbar, um individuell beraten zu können

zehnte durch das Fahren mit Schaltgetriebe entsprechende Sicherheit gesammelt haben, das Navigations- oder Mediensystem ist jedoch fester Bestandteil der Serie und das gewünschte Schaltgetriebe durch den technischen Wandel bzw. durch die Vorgabe des Herstellers für dieses Modell vielleicht nicht mehr bestellbar.

Hier können Bedenken oder Ängste zusammen mit dem Fahrlehrer als Mobilitätscoach abgebaut werden, indem die Klienten ausführlich über die technischen Möglichkeiten und ihre Anwendung aufgeklärt werden. Eine Erklärung der einzelnen Funktionen und die gemeinsame Überlegung, welche Assistenzsysteme auch individuell besonders sinnvoll wären, können ebenfalls zur Entscheidungsfindung beitragen. Wenn möglich, können ergänzend am fahrschuleigenen Fahrzeug bestimmte Ausstattungen demonstriert und im besten Falle persönlich ausprobiert werden, auch im Rahmen einer begleiteten Fahrt, sodass Entscheidungen getroffen werden können, nachdem Erfahrungen und Einblicke gesammelt werden konnten. Durch den Konfigurator kann dann abgeklärt werden, inwieweit Wünsche und Vorstellungen umsetzbar sind.

3.2 Weitergehende technische Beratung

Durch die zum Teil rasant voranschreitende Modernisierung und Entwicklung in der Automobilindustrie gibt es eine Vielzahl von Neuerungen im Bereich der Fahrerassistenzsysteme, der Ausstattungspakete und der Antriebstechnologien.

Hinzu kommen Bedienelemente und Bedienfunktionen der Systeme oder des Multimediasystems im Auto, mit denen die Klienten bisher wenig oder gar nicht in Berührung gekommen sind und denen gegenüber sie eine gewisse Zurückhaltung zeigen, da sie „es nicht gewohnt sind". Durch ihre Ausbildungspraxis können Fahrlehrerinnen und Fahrlehrer eine Übersicht über die entsprechenden Systeme geben oder sie sogar am Schulungsfahrzeug (sofern vorhanden) mit vergleichbarer Ausstattung erklären.

Bei vielen lebensälteren Menschen zeigt sich nicht selten ein deutlicher Respekt vor dem Umgang mit modernen, als vermeintlich kompliziert wahrgenommenen technischen Geräten wie Smartphone oder Tablet. So mag es ungewohnt sein, dass zum Musikhören das Handy mit dem Auto verbunden oder das Navigationssystem auf dem Handy über das Display des Fahrzeuges dargestellt wird. Auch, dass große Displays verbaut werden, die sich je nach Modell und Hersteller nicht selten über einen Großteil des Armaturenbrettes erstrecken, kann vielleicht zunächst verstörend wirken, hält man sich vor Augen, dass die Fahrzeuge, mit denen die älteren Fahrer das Autofahren gelernt haben, oft nicht mal einen Drehzahlmesser, geschweige denn einen digitalen Drehzahlmesser oder digitale Geschwindigkeitsanzeigen hatten. Mittlerweile ist es hingegen nahezu

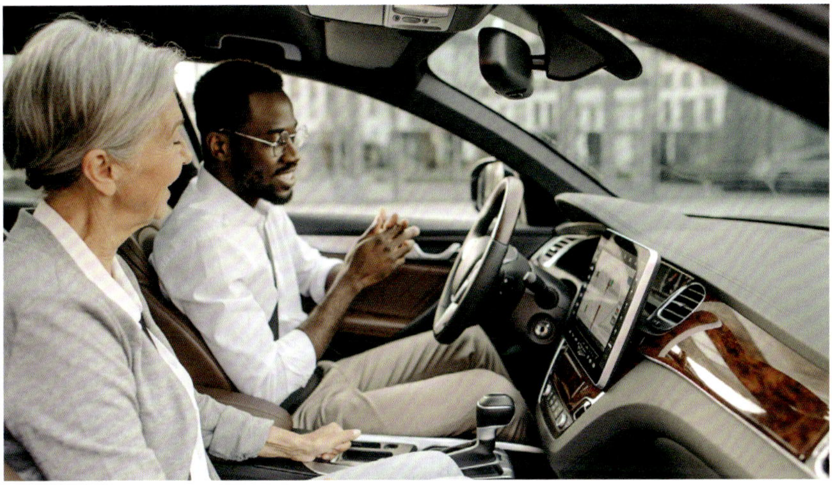

Bild 3.3 Die Erläuterung der technischen Ausstattung durch den Mobilitätscoach

selbstverständlich, dass vor Beginn der Fahrt erst einmal das Smartphone mit dem Auto gekoppelt wird. Dies ist nur ein Beispiel von vielen, bei dem Mobilitätscoaches den Umgang erklären und die Bedienung zeigen können, sodass Zweifel oder Ängste, etwas falsch zu machen, abgebaut und so vielleicht auch die Vorteile eines gekoppelten Gerätes als Erleichterung erkannt werden können.

Ebenso kann es hilfreich sein, die Klienten in Fragen der modernen Antriebstechnologien zu beraten. Wenngleich die E-Mobilität immer stärker auf den Automobilmarkt drängt, kann es vorkommen, dass ältere Verkehrsteilnehmer bisher wenig oder gar nicht mit dieser Technologie in Berührung gekommen sind. In diesem Zusammenhang kann auch die Bedarfsfrage gestellt und miteinander überlegt werden, ob diese Antriebsart überhaupt geeignet und die Anschaffung eines E-Fahrzeugs sinnvoll wäre. Dazu gehören die Fragen:

- Reicht die angegebene Reichweite des E-Fahrzeuges für die Bedürfnisse der Klienten?
- Gibt es bereits Erfahrungen mit dem Bedienungsprinzip von E-Fahrzeugen?
- Ist den Klienten die Funktionsweise und Bedienung der Aufladung bekannt und sind sie in der Lage, über entsprechende Anbieter die Ladung des Fahrzeuges in Gang zu setzen?

Auch in diesen Bereichen können die Fahrlehrerin oder der Fahrlehrer durch Erklärungen und Demonstrationen dazu beitragen, dass Bedenken oder Zweifel ausgeräumt werden und die Klienten beurteilen können, ob dieses Fahrzeug eine Option für sie darstellt. So können die spezifischen Funktionsweisen des Getriebes und die Besonderheiten der Fahrzeugbedienung (ähnlich wie bei einem Kraftfahrzeug mit Automatikgetriebe, jedoch mit deutlich stärkerem „Antritt" bei Betätigung des Fahrpedals) oder die verschiedenen Auflademöglichkeiten erläutert werden.

3.3 Fahrzeugbestellung, Probefahrten, Abholung

Wurde ein Fahrzeug ins Auge gefasst, vielleicht sogar schon nach Wünschen und Vorstellungen konfiguriert, so können im nächsten Schritt die Klienten ins Autohaus begleitet werden, um vor Ort noch offene Fragen mit einem Sachbearbeiter des Autohauses zu besprechen und zu klären. Bei einer Vorstellung des Fahrzeuges und einer ersten Einweisung durch den Sachbearbeiter (zur Sitzplatzeinstellung oder zum Bedienerplatz) kann der Mobilitätscoach Hilfestellung geben und auch darauf achten, dass die Wünsche und Bedürfnisse seiner Klienten beachtet werden. Gegebenenfalls kann eine begleitete Probefahrt gemacht werden, um mit der Unterstützung durch die Fahrlehrerin oder den Fahrlehrer den Umgang mit dem Kraftfahrzeug sowie der Bedienung zu erproben.

Zu beachten ist, dass hier grundsätzlich kein Ausbildungsverhältnis besteht, wie dies z. B. im Rahmen einer Fahrstunde der Fall ist, und die Fahrlehrerin oder der Fahrlehrer keinerlei Befugnisse zu einem etwaigen Eingriff in die Fahrzeugbedienung hat, da ja eine Fahrerlaubnis vorliegt. Es kann jedoch ein entsprechender Vertrag geschlossen werden, der die Auffrischungsstunden rechtlich absichert. Dies sollte die Fahrschule aber versicherungsrechtlich einschätzen und abklären lassen, damit alle Eventualitäten abgesichert sind.

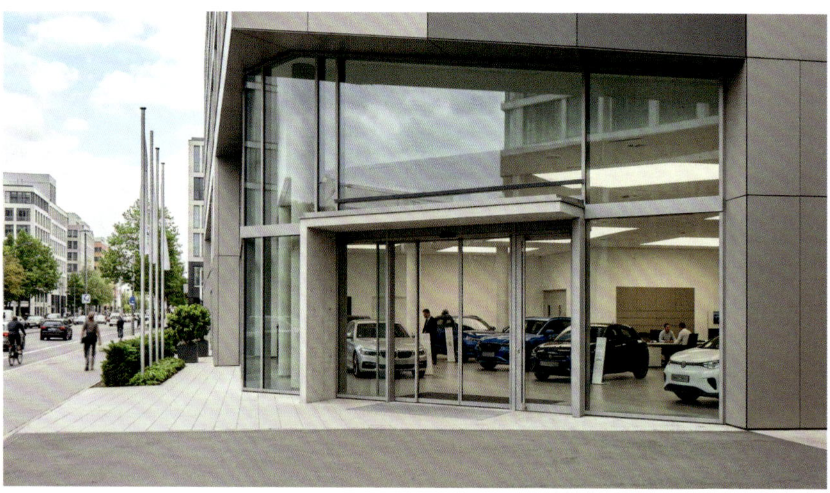

Bild 3.4 Autohaus als Anlaufstelle für Beratung, Fahrzeugkonfiguration und Probefahrt

Auch nach der Kaufentscheidung kann die Begleitung durch die Fahrlehrerin und den Fahrlehrer weiter sinnvoll und hilfreich sein. Gerade bei der Fahrzeugübergabe im Autohaus oder bei der Werksabholung steht oftmals nicht genug Zeit zur Verfügung, um alle Fragen und Besonderheiten rund um das Fahrzeug detailliert zu behandeln und zu klären. Die Ersteinweisung durch das Personal des Autohauses bzw. Werks kann, darauf aufbauend, ergänzt und vertieft werden, um auf Unklarheiten einzugehen. Zusätzlich könnten die Klienten nach der Übergabe auf ihren ersten Kilometern im neuen Auto begleitet werden, um bei etwaigen Fragen und Unsicherheiten sofort Unterstützung vom begleitenden Mobilitätscoach zu bekommen.

Die Unterstützung kann im Rahmen von „Einweisungsfahrten" in der ersten Zeit nach Kauf und Übergabe fortgesetzt werden. So könnten regelmäßig gemeinsame Fahrten mit den Klienten durchgeführt werden. Denkbar wäre der zeitliche Rahmen einer Fahrstunde (45 Minuten), um den Klienten bei der Erlangung von Handlungssicherheit im und am Fahrzeug zu unterstützen.

Fahranfänger, die am Projekt „Begleitetes Fahren ab 17" (BF17) teilnehmen, kennen dieses Prinzip: Die Fahrerin oder der Fahrer hat während der Fahrt als eigenverantwortlicher Fahrzeugführer noch die Möglichkeit, auf die Erfahrung des Begleiters zurückzugreifen. Auf diese Art und Weise können sich die Klienten langsam mit dem neuen Fahrzeug vertraut machen und nicht nur das Fahrverhalten kennenlernen, sondern auch den regelmäßigen Umgang mit zusätzlichen technischen Einrichtungen und Fahrerassistenzsystemen. Ergänzend zu diesem „On-Board-Training" kann zusätzlich im Rahmen der Einweisungsfahrten auch das korrekte Verhalten und der Umgang mit dem Fahrzeug auf bevorzugten oder oft genutzten Fahrtstrecken geübt und gefestigt werden.

3.4 Fahrertraining und Fahrsicherheitstraining

Wenn der Umgang mit dem Fahrzeug geübt und Sicherheit gewonnen ist, bieten sich weiterführende Fahrertrainings oder Fahrsicherheitstrainings an, um das Fahrzeug auch in schwierigen Fahrmanövern oder sogar Extremsituationen kennenzulernen und Sicherheit in der Bedienung des Fahrzeuges zu erlangen. In modernen Fahrzeugen hat sich das Fahrverhalten aufgrund der technischen Weiterentwicklung zum Teil deutlich verändert, unter anderem durch:

- leistungsfähigere Bremsanlagen
- präzisere und direktere Lenkungen
- Bremsassistenten
- Adaptive Abstands- und Geschwindigkeitsregelung (ACC)
- Antiblockiersystem (ABS)/Automatischer Blockierverhinderer (ABV).

In entsprechenden Fahrertrainings oder Fahrsicherheitstrainings kann der Umgang mit dem Fahrzeug in Notfallsituationen in einem sicheren Umfeld unter fachkundiger Anleitung erlernt werden und je nach Ausbildungsprogramm das Fahrzeug in den physikalischen Grenzbereich oder sogar darüber hinaus gebracht werden.

Fahrerinnen und Fahrer, die z. B. wenig Erfahrungen mit einem modernen ABV-System gemacht haben, entwickeln unter Umständen Bedenken oder Hemmungen, das Bremspedal so schlagartig und kraftvoll wie möglich zu treten und bis zum Stillstand des Fahrzeuges den Druck aufrechtzuhalten. Die eigene Fahrausbildung liegt mitunter so lange zurück, dass die Kraftfahrzeuge in dieser Zeit noch nicht über einen ABV verfügten. Das Führen eines Kraftfahrzeuges wurde noch mit der sogenannten „Stotterbremsung" erlernt: Ein schnelles Betätigen des Fußbremspedals im Wechsel mit einer Entlastung, um das Fahrzeug lenkfähig im Bremsmanöver zu halten.

Die Fahrer kennen also vielleicht das Gefühl des pulsierenden Bremspedals nicht und werden unsicher, ob das so richtig ist; bei der weiteren Bremsbetätigung wird dann gezögert, das Pedal maximal zu betätigen. Die Folgen sind im schlimmsten Fall Unfälle, weil die Lenkbarkeit beim Bremsen nicht ausgenutzt werden kann oder weil der Fuß vom Pedal genommen wird und sich dadurch der Bremsweg verlängert und ein Aufprall unvermeidlich eintritt. Bei einem Fahrsicherheitstraining können die Klienten gefahrlos an die richtige Bedienung und die Funktionsweisen herangeführt werden und auf abgesperrten Geländen das richtige Verhalten für die verschiedensten Situationen üben.

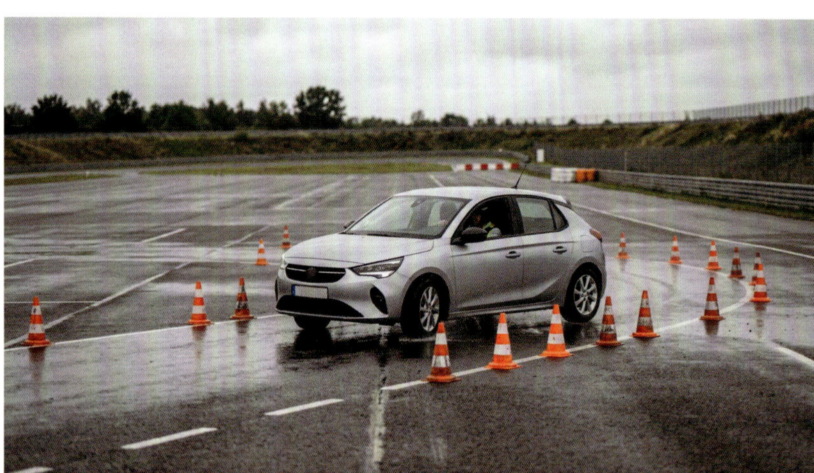

Bild 3.5 Fahrsicherheitstraining auf einer Trainingsanlage zur Übung von Brems- und Ausweichmanövern

3.5 Rückmeldefahrt „GELB" – Wie können Fahrlehrer helfen?

Die Systematik der Rückmeldefahrt wurde besonders in Teil II Kapitel 5 detailliert erläutert. Bei der Rückmeldefahrt handelt es sich um eine freiwillig beauftragte Dienstleistung zur Überprüfung der Fahrkompetenz. Das Ergebnis dieser Fahrt wird nicht an das zuständige Straßenverkehrsamt übermittelt.

Im Folgenden soll konkret darauf eingegangen werden, welche Möglichkeiten die Fahrlehrerin oder der Fahrlehrer hat, die betroffene Person bei Bedarf zu unterstützen.

Wurde im Rahmen der Rückmeldefahrt durch den mitfahrenden Beobachter/Gutachter „grün" festgestellt (vgl. zum „Ampelsystem" bei der Ergebniseinschätzung die Einleitung und Teil II Abschnitt 3.3.3), so sind keine weiteren Maßnahmen erforderlich – die Fahrkompetenz ist gegeben. Allenfalls können einige Fahrstunden die Kenntnis aktualisierter Verkehrsregeln und das Verständnis für moderne Fahrzeugsysteme und damit das Sicherheitsgefühl im Straßenverkehr verbessern.

Bei der Feststellung „gelb" sind die Fahrlehrerinnen und Fahrlehrer die geeigneten Ansprechpartner. Werden Defizite bei der Rückmeldefahrt beobachtet, so bekommt die betreffende Person diese so detailliert wie möglich aufgezeigt. An den beobachteten Mängeln kann mithilfe von verkehrspädagogischen Maßnahmen gearbeitet werden, um die Fahrkompetenz der betroffenen Person zu verbessern bzw. wiederherzustellen. In Fahrstunden kann gezielt auf die erkannten Defizite eingegangen werden. Wurde z. B. in der Rückmeldefahrt festgestellt, dass es Beobachtungsdefizite gibt, so kann mit der betroffenen Person im Fahrzeug gezielt am Schwerpunkt „Beobachtung" gearbeitet werden, sowohl motorisch als auch kognitiv. Es können also sowohl die Bewegung, beispielsweise die Drehung des Kopfes und der gezielte Blick, trainiert als auch das Bewusstsein dafür (neu) geweckt werden, in welchen Situationen dies erfolgen muss. So können auch Bewegungs-Schemata wieder in den Fokus gerückt und aktiv nach Anleitung durch die Fahrlehrerin oder den Fahrlehrer geübt werden. Sollte es zu Einschränkungen des Bewegungsapparates gekommen sein, bietet sich in manchen Fällen eine Kooperation z. B. mit Physiotherapeuten an, die mit gezielten Übungen die Beweglichkeit der betroffenen Personen trainieren.

Für ein gezieltes Training mit Bezug zur alltäglichen Mobilität kann gemeinsam herausgearbeitet werden, welche Strecken primär gefahren werden. Nicht selten werden bestimmte Strecken regelmäßig für den Einkauf der Dinge des täglichen Bedarfs, Arztbesuche, Besuche bei Freunden und Familie etc. befahren. Nach einer ausführlichen Anamnese, bei der die Hauptstrecken klar herausgefiltert wurden, kann auf diesen Straßen direkt das verkehrsgerechte Verhalten unter Bezugnahme auf die verkehrstechnischen Besonderheiten dieser Strecken trainiert werden. Die betroffenen Personen haben die Möglichkeit, auf den Strecken, die sie im alltäglichen Leben häufig nutzen, in ihren Handlungen und Abläufen neue Sicherheit zu erlangen. Um die Beobachtung und die Wahrnehmung zu trainieren, arbeiten Fahrlehrerinnen und Fahrlehrer zu diesem Zweck gerne mit dem sogenannten **„4-A"**-Training. Die vier **A** stehen hierbei für

- **A**lter des Verkehrsteilnehmers,
- **A**rt der Verkehrsteilnahme,
- **A**ufmerksamkeit des Verkehrsteilnehmers und
- **A**bsicht des Verkehrsteilnehmers.

Mit dieser Methode kann gezielt die Wahrnehmung auch in Bezug auf die zu erwartenden Handlungen anderer Verkehrsteilnehmer trainiert werden. Dazu gehört ebenfalls, eine „Betriebsblindheit", die sich möglicherweise über Jahrzehnte hinweg eingeschlichen hat, zu reduzieren und bewusste Achtsamkeit zu trainieren.

Neben der Möglichkeit, häufig benutzte Strecken und das verkehrsgerechte Verhalten im Bezug auf die möglichen Defizite der Klienten zu trainieren, können auch weitere Faktoren angesprochen und der fahrerische Alltag gegebenenfalls modifiziert und angepasst werden. So kann darauf geachtet werden, erhöhtes Verkehrsaufkommen in der „rush hour" durch die Wahl einer anderen Tageszeit oder auch die Wahl einer anderen Route zu vermeiden. Oftmals ist dies schon ein sehr hilfreicher Schritt, da sich weniger Verkehrsteilnehmer auf den Strecken befinden und Stresssituationen, in denen besonders viele schnelle Entscheidungen getroffen werden müssen, reduziert werden. Die Klienten haben mehr Zeit zur Wahrnehmung und Verarbeitung von Informationen und schließlich auch für die Handlung selbst.

Ergänzend zu einer bedarfsgerechten Unterstützung der Klientin oder des Klienten könnte mit den betroffenen Personen eine längere Begleitung angestrebt werden, etwa im Bereich von regelmäßigen „Fahrstunden". Durch eine entsprechend konstante und enge Taktung der Fahrten bleiben die begleiteten Fahrer in Übung, können auf das letztmalig Geübte zurückgreifen und darauf aufbauen. Diese Art von Begleitung könnte bereits nach der Rückmeldefahrt einsetzen, um an den festgestellten Defiziten zu arbeiten. Sie kann aber auch weitergehend fortgeführt werden, wenn Defizite bereits abgebaut wurden. An dieser Stelle können Fahrlehrer als dauerhafte Mobilitätscoaches fungieren, etwa durch Fahrten in regelmäßigen Abständen. Somit wird erreicht, dass die Klienten regelmäßig ein Feedback zur Fahrkompetenz bekommen und somit engmaschig bedarfsgerecht unterstützt werden. Schwierigkeitsgrade, Strecken,

Geschwindigkeiten, Mobilitätsübungen im Fahrzeug usw. können dann Bestandteil dieser Fahrten sein.

Ein wesentlicher Schwerpunkt bei lebensälteren Fahrerinnen und Fahrern kann die physische Mobilität im Fahrzeug sein. Wie präzise können die Extremitäten koordiniert und bewegt werden? Wie steht es um die Beweglichkeit des Kopfes, die essenziell wichtig für die Spiegelbeobachtung und die Absicherung des toten Winkels ist?

Wenn es um die Beweglichkeit des Körpers geht, so bietet es sich vielleicht an, als Fahrschule Kontakte zu einer Physiotherapiepraxis oder zu niedergelassenen Sportlehrerinnen und Sportlehrern zu suchen. Viele derartige Praxen bieten mit „Seniorensport" Bewegungsmöglichkeiten für lebensältere Menschen an, um die Beweglichkeit zu erhalten und zu fördern.

Kommt es nach der Rückmeldefahrt zur Entscheidung „rot", so muss eine ausführliche Diagnostik erfolgen und gegebenenfalls auch in Zusammenarbeit mit einer Fahreignungsbegutachtungsstelle genau hinterfragt werden, warum die Fahreignung momentan zweifelhaft ist. Es wird in diesem Fall auch ein Mobilitäts-Check empfohlen, um anhand der dabei festgestellten Ergebnisse die betroffenen Personen weitergehend beraten zu können.

Kapitel 4 Mobil ohne Pkw – Beratung zu den Alternativen

Claudia Maria Ewers-Lauer

4.1 Wechsel zu anderen Verkehrsmitteln

Nicht nur, wenn nach einer Rückmeldefahrt die Einschätzung „rot“ kommuniziert wird, auch in anderen Situationen kann der Wunsch aufkommen, alternative Verkehrsmittel zu nutzen. Dass Fahrschulen auch hier kompetente Ansprechpartner sein können, erscheint auf den ersten Blick vielleicht ungewohnt: Ist dies doch nicht der genuine Aufgabenbereich einer Fahrschule, deren Schwerpunkt die Ausbildung zur Erlangung der eigenen Fahrerlaubnis ist. Mit Blick auf ein lebenslanges Mobilitätscoaching und die Rolle von Fahrlehrerinnen und Fahrlehrern als begleitende Mobilitätscoaches entwickelt sich hier jedoch ein Aufgabenfeld, das in einer Gesellschaft mit steigender Lebenserwartung stetig an Bedeutung gewinnt. Die Beratung zum Mobilitätserhalt sogar jenseits des selbständigen Führens eines Kraftfahrzeugs, somit der Wechsel zu anderen Beförderungsmöglichkeiten und Verkehrsmitteln, ist also bei Fahrschulen aufgrund der generellen Sachkompetenz in Mobilitätsfragen und aufgrund der pädagogischen Expertise als Tätigkeitsfeld in einem breiten und kundenorientierten Angebot gut aufgehoben. In den folgenden Abschnitten werden mögliche Alternativen zum eigenen Kraftfahrzeug und (neue) Betätigungsfelder für die Fahrlehrerinnen und Fahrlehrer als Mobilitätscoaches vorgestellt.

4.1.1 ÖPNV und Chauffeurdienste

Älteren Menschen den Hinweis zu geben, sie mögen doch ihr Auto zukünftig stehen lassen und dafür eher den ÖPNV nutzen, klingt erst einmal einfach und schlüssig. Dem Hinweis wird jedoch einerseits häufig spontaner, emotional bedingter Widerstand (Verlust der persönlichen Freiheit) entgegengebracht, und andererseits ist bei näherer Betrachtung die Umsetzung auch alles andere als einfach.

Die Nutzung des ÖPNV stellt ältere Menschen oftmals vor Schwierigkeiten und Herausforderungen:

- Leider sind noch nicht alle Haltestellen und Fahrzeuge barrierefrei. Trotz Einstiegshilfen z. B. bei Bussen (kneeling: Absenkung des Einstiegs) und vermeintlich ebenen Einstiegen bei Straßenbahnen und Zügen ist das Ein- und Aussteigen insbesondere für mobilitätseingeschränkte Personen beschwerlich. Vorgelagerte Treppen und unebene Gehwege stellen zusätzliche Hindernisse dar. Besonders wenn auch noch Einkäufe oder andere Lasten getragen werden müssen, wirkt der ÖPNV eher abschreckend als einladend.

- In stark frequentierten Verkehrsmitteln ist es oftmals schwierig, einen Sitzplatz zu finden; Ältere sind so auf die Höflichkeit und Unterstützung der Mitfahrenden angewiesen, die häufig fehlt.
- Insbesondere bei schlechtem Wetter sind Wartezeiten an Haltestellen unangenehm: Abgesehen davon, dass der Wartebereich oft nur ungenügend oder gar nicht wettergeschützt ist, fällt vielen älteren Menschen langes Stehen schwer (nicht alle Haltestellen verfügen über Sitzmöglichkeiten).
- Um die zumeist digital angebotenen Fahrplanauskunfts- und Ticketsysteme zu verstehen, benötigt man eine gewisse technische Affinität, welche bei älteren Personen oftmals nicht vorhanden ist. Auch sind Fahrpläne, Routen und Umsteigepunkte selbst für routinierte Personen oft schwer verständlich.
- In stark belebten oder überfüllten Verkehrsmitteln kommt in Bezug auf Diebstahl und/oder Belästigung schnell ein unsicheres Gefühl auf – alleine im eigenen Auto unterwegs zu sein, erscheint deutlich sicherer.
- Der Weg vom Haus/von der Wohnung zur Haltestelle und zurück ist oftmals lang und/oder beschwerlich.

Es bedarf einer gewissen Überzeugungskraft, um ältere Menschen zur Nutzung des ÖPNV zu motivieren und ihnen die Angst oder Scheu zu nehmen. Hinweise und Tipps, außerdem das Ansprechen von Vorteilen können dabei helfen:

Hinweise und Tipps

- Den Weg/die Route im Voraus planen, am besten von zuhause und ohne Zeitdruck. Viele Verkehrsbetriebe halten auch immer noch gedruckte Fahrpläne bereit.
- Bei den Verkehrsbetrieben kann nach speziellen Angeboten für Senioren gefragt werden, ebenso nach Informationen zu barrierefreien Haltestellen und Fahrzeugen.
- Eine mit dem ÖPNV vertraute Person sollte bei den ersten Fahrten begleiten und unterstützen.
- Um Hektik beim Einsteigen zu vermeiden, sollte eine großzügige Zeitplanung angestrebt werden.
- Bequeme Kleidung und wenig Gepäck vereinfachen die Nutzung von Bussen und Bahnen, also sollte nur das Nötigste mitgenommen werden. Für größere Reisen mit mehr Gepäck darf daran erinnert werden, dass es freundliche Menschen gibt, die gerne helfen – und dass man diese Hilfe auch annehmen darf. Zudem kann z. B. im Zug ein Sitzplatz vorab reserviert werden und auch am Bahnhof kann im Vorfeld Unterstützung angefragt werden.
- Um sich an die Abläufe zu gewöhnen und auch, um Selbstvertrauen aufzubauen, ist es hilfreich, den ÖPNV regelmäßig zu nutzen.

Vorteile

- Bei der Nutzung des ÖPNV umgeht man Parkplatzprobleme, oft auch Staus. Dies verkürzt einerseits die Fahrzeit und ist andererseits auch stressfreier.
- Die Fahrt im Bus, in der Straßenbahn oder im Zug ist deutlich entspannter; bei längeren Fahrten kann man die Zeit anderweitig nutzen (z. B. lesen) oder auch mit anderen Menschen in Kontakt treten (soziale Interaktion).
- Die Nutzung des ÖPNV ist in der Regel günstiger als die laufenden Kosten (Treibstoff, Versicherungen, Wartung/Verschleiß, Parkkosten etc.) eines eigenen Pkw.
- Der Weg zu Fuß zur Haltestelle und zurück ist der Gesundheit dienlich.

Eine besondere Bedeutung kommt der Nutzung von Taxis und Mietwagen (Chauffeurdienste) zu, die auch wieder Vorteile im Vergleich zu Fahrten im eigenen Pkw oder auch der Nutzung des ÖPNV hat:

- Kostenkontrolle: Wenn man nur gelegentliche Fahrten unternimmt, ist ein Taxi günstiger im Vergleich zu den laufenden Kosten eines eigenen Pkw.
- Das Suchen nach (nahegelegenen) Parkmöglichkeiten ist nicht nötig, da man in der Regel direkt an seinem Ziel abgesetzt wird.
- Man kommt deutlich entspannter am Ziel an, da man sich weder um den Straßenverkehr an sich noch um das Fahren selbst kümmern muss.
- Taxen sind zumeist an 365 Tagen im Jahr und zu jeder Tageszeit verfügbar.
- Die Barrierefreiheit ist bei Taxen eher gegeben; auch bei Mobilitätseinschränkungen ist die Transportmöglichkeit relativ bequem.

Fahrbare Krankenfahrstühle/Seniorenmobile

Fahrbare Krankenfahrstühle oder auch Seniorenmobile ermöglichen Menschen mit eingeschränkter Beweglichkeit, im Haus und im Freien mobil zu sein. Die Auswahl ist mittlerweile mannigfaltig und den vielfältigen Bedürfnissen anpassbar.

Wichtig ist, dass bereits im Vorfeld eine sehr individuelle Beratung in der Regel in einem Sanitätshaus stattfindet. Neben den persönlichen Bedürfnissen, abhängig von den Mobilitätseinschränkungen, müssen aber straßenverkehrs-, versicherungs- und fahrerlaubnisrelevante Inhalte geklärt werden, wobei der Mobilitätscoach behilflich sein könnte. Zu diesen Aspekten gehört:

- Motorisierte Krankenfahrstühle sind in der Regel zulassungsfrei (§ 3 Abs. 2 FZV).
- Eine Haftpflichtversicherung ist notwendig (§ 1 PflVG); beträgt die bbH maximal 6 km/h, so ist das Fahrzeug von der Versicherungspflicht befreit (§ 2 Abs. 1 Nr. 6a PflVG).
- Rechtlich gesehen gelten der Krankenfahrstuhl und damit auch das Seniorenmobil bzw. der Führer dieses Fahrzeugs als Fußgänger: Gehwege und Fußgängerzonen dürfen somit befahren werden – allerdings ausschließlich mit Schrittgeschwindigkeit.
- In der Regel wird weder eine Fahrerlaubnis noch eine Prüfbescheinigung benötigt.

Eine umfassende Einweisung durch die verkaufende Stelle (Sanitätshaus) ist natürlich obligatorisch; dass Verwandte bei der Einweisung dabei sind und sich eventuell auch mit der Bedienung auseinandersetzen, ist empfehlenswert und hilfreich.

Doch manchmal braucht es noch tiefergehende Einweisung und Beratung:

- Die verschiedenen Komponenten, über die das Gefährt verfügt, sollten detailliert gezeigt und die Funktionen demonstriert werden.
- Das „Ein- und Aussteigen" sollte demonstriert werden und auch, wie eine Begleitperson dabei behilflich sein kann.
- Insbesondere die Bedienung der Bremsen sollte erläutert und demonstriert werden – auch in Bezug auf das „Ein- und Aussteigen". Ebenso bedarf das Bremsen im Gefälle der konkreten Erläuterung.
- Anfahren, Beschleunigung, Bremsen und Richtungswechsel sollten gezeigt sowie Hinweise zur adäquaten Geschwindigkeit in engen Räumen oder bei Kurven gegeben werden. Auch der Umgang mit Hindernissen wie (Tür-)Schwellen, unebenen Böden und auch Rampen und Steigungen sollte verdeutlicht werden.
- Die Langlebigkeit wird durch Wartungs- und Pflegehinweise gewährleistet: hier sollten auch Hinweise gegeben werden, welche Komponenten regelmäßig überprüft werden müssen.
- Informationen zu Notfällen wie z. B. einem Sturz dürfen nicht fehlen; der Benutzer muss beispielsweise wissen, wo er z. B. im Idealfall sein Smartphone diebstahlsicher, aber auch erreichbar anbringen kann.
- Schlussendlich muss der zukünftige Führer das Fahrzeug kennenlernen, sämtliche Komponenten ausprobieren und im wahrsten Sinne „er-fahren". Außerdem sollte er dazu ermuntert werden, Fragen zu stellen und Änderungen in den Einstellungen (bspw. bei Rücken- oder Armlehnen) vornehmen zu lassen, sodass er sich wohlfühlt.

Rollatoren

Auch der Umgang mit Rollatoren muss gelernt werden. Sie sind in ihrem Aufbau, ihrer Nutzung und Bedienung häufig sehr unterschiedlich und bedürfen einer individuellen Anpassung.

Aufgrund ihrer Erfahrung in der Erläuterung technischer Funktionsweisen sind Fahrlehrer (nach einer Einarbeitung in die Materie) besonders geeignet, den Gebrauch und Umgang mit diesem Hilfsmittel zu erklären und die Kunden bei der ersten Nutzung zu unterstützen, bis diese eine größere Sicherheit gewonnen haben.

Rollatoren (vierrädrig und höhenverstellbar; ausgestattet mit Handbremse, Sitzfläche zum Ausruhen, Gepäckkorb) unterstützen Menschen mit temporären oder auch dauerhaften Gehproblemen und/oder Gleichgewichtsschwierigkeiten, um einen sicheren und selbständigen Gang innerhalb und außerhalb des Hauses zu gewährleisten. Nach dem Gebrauch von Krücke oder Gehstock ist dies die nächste Stufe, um Mobilitätseinschränkungen zu kompensieren. Auch wenn der Rollator oftmals stabil wirkt, ist der Rahmen in der Regel relativ leicht gebaut und birgt nicht nur deshalb gewisse Unfallrisiken:

- Bei unebenen Böden (Türschwellen, Bordsteinkanten, Kopfsteinpflaster, Kabeln, Teppichkanten) und plötzlichen Bewegungen neigt der Rollator zum Kippen.
- Unsachgemäße Nutzung oder falsche Einstellung der Bremsen führen zu unkontrolliertem Rollen und unter Umständen auch zum Sturz.
- Die Sitzfläche darf nicht genutzt werden, wenn der Rollator sich bewegt, da er dann außer Kontrolle geraten kann.
- Die Stabilität verringert sich durch zu viel Last im Gepäckkorb oder auf der Ablage.
- Schwankende und schnelle Bewegungen erhöhen die Kipp- und damit die Sturzgefahr.
- Aufgrund mangelnder Beleuchtungseinrichtung werden in dunklen Bereichen Hindernisse zu spät erkannt.

Eine ausführliche Einweisung in die richtige und damit gefahrlose Nutzung des Rollators hilft, Risiken zu minimieren. Insbesondere muss das Gerät auf die Körpergröße des Nutzers eingestellt werden. Ein achtsamer Umgang ist notwendig und sollte vermittelt wie ausprobiert werden können. Auch Wartung und Pflege sollten erläutert und deren Wichtigkeit herausgestellt werden.

Sicherheit im Gebrauch des Hilfsmittels ist eine Grundvoraussetzung für die Verkehrssicherheit. Es ist immer wieder zu beobachten, dass z. B. bei der Überquerung einer Fahrbahn die Aufmerksamkeit weniger auf den fließenden Verkehr als auf den Umgang mit dem Rollator (oder auch mit dem Rollstuhl) und/oder das eigene, möglichst zügige Vorankommen gerichtet ist. Hinweise auf solche Gefahrenquellen und zum angemessenen Verkehrsverhalten auch mit dem Hilfsmittel können zu mehr Sicherheit beitragen.

Ob bzw. inwiefern die Fahrlehrerschaft in diesem Bereich beratend tätig werden kann, ist auch davon abhängig, inwiefern sie eine grundsätzliche Kooperation mit Institutionen und Einrichtungen wie Sanitätshäusern, Altenheimen oder auch Bildungseinrichtungen eingehen möchte, um die zu unterstützende Zielgruppe mit Angeboten zu Schulungen, Beratungen und Trainings direkt zu erreichen. Sich vorab mit den unterschiedlichen Alternativen der Mobilitätshilfen zu beschäftigen, ist Grundvoraussetzung, um zielführend zu beraten.

4.2 Weitere Alternativen

Konkrete Hilfsangebote können die Unabhängigkeit im eigenen Haushalt weiterhin gewährleisten, wenn Ältere alleine nicht mehr selbst mobil sein können. Diese Dienstleistungen selbst gehören natürlich nicht in das Portfolio einer Fahrschule, doch bereits der Hinweis auf solche Möglichkeiten kann hilfreich sein. Zu den Ansätzen, die mancherorts (vorwiegend im Ausland) bereits umgesetzt werden, gehört z. B. die Möglichkeit, mit einem Anruf an zentraler Stelle – bewusst nicht über eine App – Hilfestellungen bei alltäglichen Erledigungen zu bekommen. Denkbar wären:

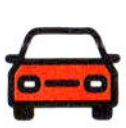

Private Fahrten, z. B. um soziale Kontakte zu pflegen und zu erhalten
Diese Fahrten müssen finanziell leistbar, mehr oder minder rund um die Uhr und zudem kurzfristig und einfach buchbar sein.

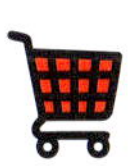

Einkäufe erledigen für den Haushalt (Nahrungsmittel, Haushaltsartikel etc.)
Die Einkäufe werden direkt nach Hause geliefert und die Senioren sparen sich langes Anstehen und das Tragen schwerer Taschen.

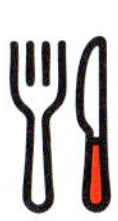

Essensbestellungen
Bestellungen und Lieferung aus teilnehmenden Restaurants, die auch Diätpläne, Allergien und Unverträglichkeiten berücksichtigen können.

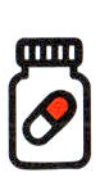

Medikamentenbestellung
Einlösung von Rezepten in den entsprechenden Apotheken; die Medikamente werden nach Hause geliefert.

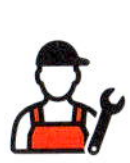

Hilfe in Haus und Garten
Hier sollte es ein vielfältiges Angebot von kleinen Reparaturen über das Ausführen von Hunden bis hin zur Gartenarbeit geben.

4.3 Ein Blick ins Ausland – die USA

Auch andere Länder beschäftigen sich intensiv mit der Mobilität älterer Menschen. Es kann hilfreich sein, sich mit dort bereits erprobten Ideen und Umsetzungen genauer zu beschäftigen. So gibt es z. B. in den Vereinigten Staaten von Amerika wichtige Ansätze, die Mobilität insbesondere älterer Kraftfahrer zu erhalten und damit auch ihre Unabhängigkeit und Selbstbestimmtheit zu gewährleisten. Dazu gehören Kampagnen zur Sensibilisierung von Angehörigen und Öffentlichkeit, um die Herausforderungen älterer Fahrer und deren Bedürfnisse zu verdeutlichen, womit ein unterstützendes Umfeld geschaffen werden soll. Initiativen, die Fahrdienste oder auch Mitfahrgelegenheiten anbieten, werden gefördert und auch Fahrerschulungen für ältere Kraftfahrer werden angeboten.

Ein Initiative ist beispielsweise auf der offiziellen Website **AAA.com** der American Automobile Association (AAA) zu finden, einem Zusammenschluss von Automobilclubs in Nordamerika. Als gemeinnützige Organisation, die eine breite Palette von Dienstleistungen anbietet, die sich in erster Linie auf das Autofahren, das Reisen und die Unterstützung im Straßenverkehr konzentrieren, beschäftigt sie sich auch mit dem Mobilitätserhalt von Senioren (Senior Drivers' Safety & Mobility). Unter anderem gibt es in der genannten Rubrik diese Angebote:

- **RoadWise Driver**
  Ein Online-Kurs, der helfen soll, altersbedingte körperliche Veränderungen zu erkennen, sich darauf einzustellen und damit das Fahrverhalten positiv zu beeinflussen. Folgende Inhalte werden hier thematisiert: Ablenkung, Schläfrigkeit, aggressives Fahren und Wut im Straßenverkehr; Einfluss von Medikamenten auf das Fahrverhalten; Komfort- und Sicherheitstipps.
- **Evolving Vehicle Technology**
  Hier steht die Aufklärung über Fahrerassistenzsysteme (Chancen und Grenzen) im Vordergrund. Broschüren von Autoherstellern sollen Senioren helfen, sich in der automatisierten Fahrzeugtechnologie zurechtzufinden. Das Aufklären über die Systeme wird hier als ebenso wichtig beschrieben wie der Verkauf eines Kfz an sich.
- **Mobility Beyond Driving**
  Dieser Mobilitätsplaner soll in drei Schritten auf die Zeit nach dem aktiven Fahren vorbereiten und somit die Unabhängigkeit aufrechterhalten:

  1. Prävention: Geistige und körperliche Fitness
  2. Nutzung von Alternativen zum Autofahren
  3. Nützliche Ressourcen nutzen

- **Evaluate Your Driving Ability**
  Dieses Angebot besteht aus vier Bereichen:

  1. Selbstbewertungs-Tool als eine Broschüre (Drivers 65 Plus), die mit 15 Leitfragen die realistische Selbsteinschätzung des Fahrverhaltens fördern soll. Das Ergebnis zeigt dann die Stärken und Schwächen auf und gibt Vorschläge zur Verbesserung.
  2. Professionelle Fahrbewertung, die aus zwei Kategorien besteht: Fahrkompetenzbeurteilung im Fahrzeug und klinische Fahreignungsdiagnose (Ermittlung medizinisch-psychologischer Ursachen von Fahrleistungsdefiziten und Möglichkeiten der Kompensation).
  3. Klinische Fahreignungsbeobachtung, die eingesetzt werden soll, wenn bereits ein breites Spektrum an physischen und/oder kognitiven Beeinträchtigungen besteht.
  4. Bewertung der Fahrfähigkeiten bei Sorgen, dass die Fahrfähigkeiten nachgelassen haben könnten. Dies kann durch einen Arzt oder eine andere Fachkraft, zumeist bei einer Beobachtungsfahrt, durchgeführt werden.

Eine weitere Initiative ist **Gogograndparent.com**. Hier handelt es sich um einen Vermittlungsdienst zwischen älteren Menschen und unterschiedlichen Fahrdiensten wie Uber oder Lyft. Der Dienst soll helfen, die Unabhängigkeit zu bewahren, indem der Zugang zu den Fahrdiensten einfach, also nahezu barrierefrei gestaltet ist. Angeboten werden Fahrten zu Arztterminen oder zu gesellschaftlichen Veranstaltungen, die Organisation von Einkäufen (selber einkaufen oder Abholung von zuvor bestellten Waren in Lebensmittelgeschäften) etc.

Der maßgeschneiderte Service beinhaltet dabei unter anderem, dass auch ohne Smartphone Fahrten geplant und durchgeführt werden können. Auch Familienmitglieder werden, je nach Wunsch, in Echtzeit über die Fahrten informiert und wissen somit immer, wo die Person sich gerade aufhält. Ausschließlich besonders geschulte Fahrer werden eingesetzt, die mit der Betreuung von Senioren mit physischen und kognitiven Einschränkungen vertraut sind. Die Preisgestaltung ist transparent, erschwinglich und damit planbar.

Gogograndparent.com versteht sich als Brücke zwischen den herkömmlichen Transportdiensten und den Bedürfnissen lebensälterer Menschen und möchte damit sicherstellen, dass zum einen die Unabhängigkeit weiterhin bestehen bleibt und zum anderen auch soziale Kontakte weiter gepflegt werden können.

Die demografische Entwicklung, die zu einem steigenden Anteil älterer Menschen am Straßenverkehr führt, der Wunsch nach Erhalt der Mobilität und Selbständigkeit machen es notwendig, geeignete Maßnahmen zu entwickeln und einzuführen, um eine fortdauernde und sichere

Verkehrsteilnahme auch im höheren Alter zu ermöglichen. Dafür ist ein Blick in andere Länder, die intensive Auseinandersetzung mit dortigen Ansätzen und die Anpassung und/oder Weiterentwicklung erfolgreicher Konzepte lohnend und empfehlenswert.

Literaturverzeichnis

Adler, G. & Rottunda, S. (2006). Older adults' perspectives on driving cessation. Journal of Aging Studies 20 (3), S. 227–235. https://doi.org/10.1016/j.jaging.2005.09.003 (abgerufen am 17.10.2025).

Al-Serori, L. (2024). Keine Kinder, kein Wohlstand. In: Süddeutsche Zeitung (SZ) Nr. 68 v. 21.3.2024, S. 6.

Alm, H. & Nilsson, L. (1995). The effects of a mobile telephone task on driver behaviour in a car following situation. Accident Analysis & Prevention 27 (5), S. 707–715. https://doi.org/10.1016/0001-4575(95)00026-V (abgerufen am 17.10.2025).

Anstey, K. J. & Wood, J. (2011). Chronological age and age-related cognitive deficits are associated with an increase in multiple types of driving errors in late life. Neuropsychology 25 (5), S. 613–621. https://doi.org/10.1037/a0023835 (abgerufen am 17.10.2025).

Anstey, K. J., Wood, J., Lord, S. & Walker, J. G. (2005). Cognitive, sensory and physical factors enabling driving safety in older adults. Clinical Psychology Review 25 (1), S. 45–65. https://doi.org/10.1016/j.cpr.2004.07.008 (abgerufen am 17.10.2025).

Arend, S. (2023a). Autonomie, Selbständigkeit und Teilhabe. Kfz-Nutzung und Fragen der Mobilität von hochbetagten Personen in Senioreneinrichtungen. In: Zeitschrift für Verkehrssicherheit 69 (1), S. 7–16.

Arend, S. (2023b). Kfz-Nutzung und Mobilität im hohen Alter. Aspekte der aktuellen Diskussion zwischen Autonomie, Teilhabe und Fahreignungsprüfung. In: ProAlter 2/2023, S. 45–48.

Arend, S. (2023c). Mobilität und Kfz-Nutzung: wichtige Zeichen von Autonomie im Alter. In: CareKonkret 10/2023, S. 16.

Arend, S. (2023d). Absurde Altersgrenzen nun auch fürs Autofahren!? In: CareKonkret 13–14/2023, S. 6.

Arend, S. (2024a). Geisterfahrt im Blindflug. In: CareKonkret 09/2024, S. 3.

Arend, S. (2025). Hochbetagte Personen als Nutzer des ÖPNV. Ein (vorläufiger) Werkstattbericht zu einer (komplizierten) Recherchearbeit. In: Zeitschrift für Verkehrssicherheit 71 (2), S. 72–74.

Arend, S. & Finze, I. (2019). Hochbetagte Autofahrerinnen und Autofahrer in Senioreneinrichtungen. In: Zeitschrift für Verkehrssicherheit 65 (3), S. 194.

Autofahren im Alter (2023). SeniorDrive. 4. Nationale Fachtagung GERONTOLOGIE CH.

Backes, G. M. & Clemens W. (2013). Lebensphase Alter: Eine Einführung in die sozialwissenschaftliche Alternsforschung. 4. Auflage. Weinheim/München: Beltz.

Bäckman, L., Jones, S., Berger, A.-K., Laukka, E. J. & Small, B. J. (2005). Cognitive impairment in preclinical Alzheimer's disease: A meta-analysis. Neuropsychology 19 (4), S. 520–531. https://doi.org/10.1037/0894-4105.19.4.520 (abgerufen am 17.10.2025).

Ball, K. & Owsley, C. (1993). The Useful Field of View test: A new technique for evaluating age-related declines in visual function. Journal of the American Optometric Association 64 (1), S. 71–79. PMID: 8454831.

Ball, K., Beard, B., Roenker, D., Miller, R. & Griggs, D. (1988). Age and visual search: Expanding the useful field of view. Journal of the Optical Society of America A 5 (12), S. 2210–2219.

Ball, K., Owsley, C., Sloane, M. E., Roenker, D. L. & Bruni, J. R. (1993). Visual attention problems as a predictor of vehicle crashes in older drivers. Investigative Ophthalmology & Visual Science 34 (11), S. 3110–3123. PMID: 8407219.

Baltes, P. B. (1993). The aging mind: potential and limits. The Gerontologist 33 (5), S. 580–594. https://doi.org/10.1093/geront/33.5.580 (abgerufen am 17.10.2025).

Baltes, P. B. & Lindenberger, U. (1997). Emergence of a powerful connection between sensory and cognitive functions across the adult life span: A new window to the study of cognitive aging? Psychology and Aging 12 (1), S. 12–21.

Bandura, A. (1997). Selfefficacy: The exercise of control. W. H. Freeman.

Bartmann Wild, L., de Lima, D. B., Balardin, J. B. et al. (2013). Characterization of cognitive and motor performance during dual-tasking in healthy older adults and patients with Parkinson's disease. J. Neurol. 260 (2), S. 580–589. https://doi.org/10.1007/s00415-012-6683-3 (abgerufen am 17.10.2025).

Bäumer, P. & Schreiber, H. (2017). Fahreignung im Alter: Medizinische und psychologische Aspekte. Springer-Verlag.

Bayerisches Staatsministerium für Wohnen, Bau und Verkehr (2022). ÖPNV-Strategie Bayern 2030. München.

Bédard, M., Weaver, B., Darzins, P. & Porter, M. M. (2004). Predicting driving performance in older adults: do the MMSE and UFOV complement each other? Journal of the American Geriatrics Society 52 (6), S. 1121–1125.

Berghaus, G., Brenner-Hartmann, J., Madea, B. & Mußhoff, F. (Hrsg.) (2012). Verkehrsmedizin. Fahreignung, Fahrsicherheit, Unfallrekonstruktion, S. 132–134. Deutscher Ärzteverlag.

Birck, S. (2011). Potenziale und Risiken älterer Kraftfahrer mit Unfällen und ihre Darstellung in der Lokalpresse (Inaugural-Dissertation, Philosophische Fakultät der Rheinischen Friedrich-Wilhelms-Universität Bonn). Bonn: [s. d.]. https://core.ac.uk/download/pdf/304641184.pdf (abgerufen am 17.10.2025).

Brouwer, W. H. (2002). Attention and driving: a cognitive neuropsychological approach. In: M. Leclercq, P. Zimmermann (Eds.), Applied Neuropsychology of Attention: Theory, Diagnosis and Rehabilitation, S. 223–248. Hove, UK: Psychology Press, Taylor & Francis Group.

Brouwer, W. H. & Ponds, R. W. (1994). Driving competence in older persons. Disability and Rehabilitation 16 (3), S. 149–161.

Bujard, M. (2022). Demografischer Wandel. In: Informationen zur politischen Bildung Nr. 350., Bundeszentrale für politische Bildung (Hrsg.). Bonn.

Bukasa, B., Chaloupka, C. & Christ, R. (2001). Zur Validität computergestützter Leistungsdiagnostik in der Verkehrspsychologie. In: Zeitschrift für Verkehrssicherheit 47 (2), S. 53–58.

Bundesanstalt für Straßenwesen (2000). Begutachtungsleitlinien zur Kraftfahrereignung. Berichte der BASt: Mensch und Sicherheit, Heft M 115. Bergisch-Gladbach.

Bundesanstalt für Straßenwesen (2012). Verkehrssicherheitsrelevante Leistungspotenziale, Defizite und Kompensationsmöglichkeiten älterer Kraftfahrer, Bericht M 231. Bergisch Gladbach. https://www.bast.de/DE/Publikationen/Foko/2015-2014/2014-03.html (abgerufen am 17.10.2025).

Bundesanstalt für Straßenwesen (2020). Verkehrsunfallstatistik 2020: Unfälle und Unfallfolgen im Straßenverkehr.

Bundesanstalt für Straßenwesen (2022). Begutachtungsleitlinien zur Kraftfahrereignung – Fassung vom 17.2.2021 (Verkehrsblatt, S. 198), in Kraft getreten am 1.6.2022 mit der Fünfzehnten Verordnung zur Änderung der Fahrerlaubnis-Verordnung und anderer straßenverkehrsrechtlicher Vorschriften (Bundesgesetzblatt Teil I Nr. 11 vom 25. März 2022). Bearbeitet von N. Grächmann & M. Albrecht, abrufbar unter https://www.bast.de/DE/Themen/Sicherheit/U1-BLL/BLL-Download.html?nn=421138 (abgerufen am 17.10.2025).

Bundesarbeitsgemeinschaft der Seniorenorganisationen (2024a). Stellungnahme Fahrtauglichkeit. Fahrtauglichkeit erhalten, Kompetenzen erweitern. Stellungnahme zur 4. Führerscheinrichtlinie der Europäischen Union. Bonn.

Bundesarbeitsgemeinschaft der Seniorenorganisationen (2024b). Aktuellmeldung. Fahrtauglichkeit im Alter erhalten. Meldung vom 12. Januar 2024. Bonn.

Bundesministerium der Justiz (2024). Straßenverkehrs-Zulassungs-Ordnung (StVZO). https://www.gesetze-im-internet.de/stvzo_2012 (abgerufen am 17.10.2025).

Bundesministerium für Arbeit und Soziales (2024). Deutschland wird barrierefrei. Das Magazin zur Bundesinitiative Barrierefreiheit. Berlin.

Bundesministerium für Familien, Senioren, Frauen und Jugend (2002). Vierter Altenbericht. Risiken, Lebensqualität und Versorgung Hochaltriger. Vierter Bericht zur Lage der älteren Generation in der Bundesrepublik Deutschland. Bonn/Berlin. https://www.bmbfsfj.bund.de/bmbfsfj/service/publikationen/4-altenbericht--95594 (abgerufen am 17.10.2025).

Bundesministerium für Familien, Senioren, Frauen und Jugend und Bundesministerium für Gesundheit (2023). Gemeinsam für Menschen mit Demenz. Zur Halbzeit der Nationalen Demenzstrategie. Berlin.

Burgard, E. (2005). Fahrkompetenz im Alter: Die Aussagekraft diagnostischer Instrumente bei Senioren und neurologischen Patienten (Dissertation) Ludwig-Maximilians-Universität München. Bad Heilbrunn: Klinkhardt. https://edoc.ub.uni-muenchen.de/4478/1/Burgard_Esther.pdf (abgerufen am 17.10.2025).

Burmann, M., Heß, R., Hühnermann, K. & Jahnke, J. (2024). Straßenverkehrsrecht. 28. neu bearbeitete Auflage. München: C. H. Beck.

Carr, D. B. & Ott, B. R. (2010). The older adult driver with cognitive impairment: It's a very frustrating life. Journal of the American Medical Association 303 (16), S. 1632–1641.

Casutt, G., Martin, M. & Jäncke, L. (2013). Older drivers' "high per-mile crash involvement": The low-mileage bias revisited. Accident Analysis & Prevention 50, S. 260–267.

Charlton, J., Oxley, J., Fildes, B. & Les, R. (2006). Strategic selfregulated driving by older drivers: A literature review. Australian Transport Safety Bureau Research Report, ATSBRR200603, S. 1–61.

Charlton, S. G. & Starkey, N. J. (2011). Driving without awareness: The effects of practice and automaticity on attention and driving. Transportation Research Part F: Traffic Psychology and Behaviour 14 (6), S. 456–471. https://doi.org/10.1016/j.trf.2011.04.010 (abgerufen am 17.10.2025).

Cicero, M. T. (1998). Cato maior de senectute. Übersetzt und herausgegeben von Harald Merklin. Stuttgart: Reclam.

Classen, S., Levy, C., Meyer, D. L., Bewernitz, M., Lanford, D. N., & Mann, W. (2013a). Simulated driving performance of combat veterans with traumatic brain injury: a pilot study. The American Journal of Occupational Therapy 65 (4), S. 419–427.

Classen, S., Wang, Y., Crizzle, A. M., Winter, S. M., & Lanford, D. N. (2013b). Predicting older driver on-road performance by means of the Useful Field of View and Trail Making Test Part B. American Journal of Occupational Therapy 67 (5), S. 574–582.

Cohen, A. S. (2001). Visuelle Wahrnehmung und Verkehrssicherheit. In: W. D. Oswald, W. M. Herrmann, S. Kanowski, U. M. Lehr, Thomae, H. (Hrsg.), Gerontologie, S. 68–77. Stuttgart: Kohlhammer.

Collie, A. & Maruff, P. (2000). The neuropsychology of preclinical Alzheimer's disease and mild cognitive impairment. Neuroscience & Biobehavioral Reviews 24 (3), S. 365–374. https://doi.org/10.1016/S0149-7634(00)00012-9 (abgerufen am 17.10.2025).

Costa, P. T. & McCrae, R. R. (1992). Revised NEO Personality Inventory (NEO-PI-R) and NEO Five-Factor Inventory (NEO-FFI) Professional Manual. Psychological Assessment Resources.

Crizzle, A. M., Classen, S., Bédard, M., Lanford, D. N. & Winter, S. M. (2012). MMSE as a predictor of on-road driving performance in community-dwelling older drivers. Accident Analysis & Prevention 49, S. 287–292. https://doi.org/10.1016/j.aap.2012.02.003 (abgerufen am 17.10.2025).

Cushman, L. A., Stein, K. & Duffy, C. J. (2008). Detecting navigational deficits in cognitive aging and Alzheimer disease using virtual reality. Neurology 71 (12), S. 888–895. https://doi.org/10.1212/01.wnl.0000326262.67613.fe (abgerufen am 17.10.2025).

De Raedt, R. & Ponjaert-Kristoffersen, I. (2000). The relationship between cognitive/neuropsychological factors and car driving performance in older adults. Journal of the American Geriatrics Society 48 (12), S. 1664–1670. https://doi.org/10.1111/j.1532-5415.2000.tb03880.x (abgerufen am 17.10.2025).

Dekra (2021). Verkehrssicherheitsreport: Mobilität im Alter. Stuttgart: DEKRA SE. https://www.dekra.de/de/dekra-verkehrssicherheitsreport (abgerufen am 17.10.2025).

Demensch (2024). Demensch Postkartenkalender 2024. Peter Gaymann und Thomas Klie (Hrsg.). Heidelberg: Medhochzwei Verlag.

Destatis – siehe Statistisches Bundesamt (Destatis)

Deutsche Alzheimer Gesellschaft e. V. Selbsthilfe Demenz (2023). Häufigkeit von Demenzerkrankungen. Infoblatt Nr. 1. https://www.deutsche-alzheimer.de/fileadmin/Alz/pdf/factsheets/infoblatt1_haeufigkeit_demenzerkrankungen_dalzg.pdf (abgerufen am 17.10.2025).

Deutsche Gesellschaft für Geriatrie (2021). Fahreignung im Alter – Ein Positionspapier der Deutschen Gesellschaft für Geriatrie. In: Zeitschrift für Gerontologie und Geriatrie 54 (2), S. 125–138.

Deutsche Gesellschaft für Verkehrspsychologie und Deutsche Gesellschaft für Verkehrsmedizin (2022). Urteilsbildung in der Fahreignungsbegutachtung – Beurteilungskriterien, 4. Auflage. Bonn: Kirschbaum Verlag.

Deutscher Verkehrsgerichtstag (2017). 55. Deutscher Verkehrsgerichtstag: Veröffentlichung der auf dem 55. Deutschen Verkehrsgerichtstag vom 25. bis 27. Januar 2017 in Goslar gehaltenen Vorträge, Referate und erarbeiteten Empfehlungen. Deutscher Verkehrsgerichtstag – Deutsche Akademie für Verkehrswissenschaft e. V.

Dickerson, A. E., Meuel, D. B., Ridenour, C. D. & Cooper, K. (2007). Assessment tools predicting fitness to drive in older adults: a systematic review. American Journal of Occupational Therapy 61 (2), S. 179–186.

Dobbs, B. M., & Shergill, S. S. (2013). How effective is the Trail Making Test (Parts A and B) in identifying cognitively impaired drivers? Age and Ageing 42 (5), S. 577–581. https://doi.org/10.1093/ageing/aft073 (abgerufen am 17.10.2025).

Duquette, J., McKinley, P. & Mazer, B. (2010). Impact of partial administration of the Cognitive Behavioral Driver's Inventory on concurrent validity for people with brain injury. American Journal of Occupational Therapy 64 (2), S. 279–287. https://doi.org/10.5014/ajot.64.2.279 (abgerufen am 17.10.2025).

Eby, D. W., Molnar, L. J., Shope, J. T., Vivoda, J. M. & Fordyce, T. A. (2003). Improving older driver knowledge and selfawareness through selfassessment: The Driving Decisions Workbook. Journal of Safety Research 34 (4), S. 371–381. https://doi.org/10.1016/j.jsr.2003.09.006 (abgerufen am 17.10.2025).

Eby, D. W., Molnar, L. J. & Zhang, L. (2010). Driving behavior and the older adult: A Naturalistic Study of Behavioral Adaptation. Accident Analysis & Prevention 42 (4), S. 1216–1223.

Edwards, J. D., Wadley, V. G., Vance, D. E., Roenker, D. L. & Ball, K. (2006). The UFOV test as a predictor of vehicle crashes in older adults: A 3-year prospective study. Journal of the American Geriatrics Society 54 (1), S. 77–84.

Edwards, J. D., Ross, L. A., Ackerman, M. L. & Ball, K. K. (2008). Longitudinal predictors of driving cessation among older adults from the ACTIVE clinical trial. The Journals of Gerontology Series B: Psychological Sciences and Social Sciences 63 (1), S. 6–12.

Engeln, A. & Schlag, B. (2001). ANBINDUNG. Abschlussbericht zum Forschungsprojekt „Anforderungen Älterer an eine benutzergerechte Vernetzung individueller und gemeinschaftlich genutzter Verkehrsmittel". Band 196, Schriftenreihe des Bundesministeriums für Familie, Senioren, Frauen und Jugend. Stuttgart.

Engeln, A. & Schlag, B. (2008). Ältere Fahrer im Straßenverkehr – Möglichkeiten zur Unterstützung der sicheren Verkehrsteilnahme. In: M. Bönninger, M. Antepohl & B. Schlag (Hrsg.). Verkehrspsychologie: Mobilität – Sicherheit – Fahrerassistenz, S. 197–217. Lengerich: Pabst Science Publishers.

Enste, D. H. (2024). Förderung privater und betrieblicher Altersvorsorge. Roman Herzog Institut München.

Ernst, R. (1999). Mobilitätsverhalten und Verkehrsteilnahme älterer Menschen: Auswirkungen auf Kompetenz und Lebensgestaltung. Europäische Hochschulschriften/European University Studies, Band 340. Frankfurt am Main: Peter Lang.

Falkenstein, M. & Sommer, S. M. (2008a). Altersbegleitende Veränderungen kognitiver und neuronaler Prozesse mit Bedeutung für das Autofahren. In: B. Schlag (Hrsg.). Leistungsfähigkeit und Mobilität im Alter, S. 113–141. Köln: TÜV Media GmbH.

Falkenstein, M., Poschadel, S. et al. (2008b). Kompensationsstrategien von älteren Verkehrsteilnehmern nach kognitiven Beeinträchtigungen. Bericht M 254b. Köln: Bundesanstalt für Straßenwesen.

Falkenstein, M., Poschadel, S. & Redecker, C. (2012). Computerbasierte Testung in der Fahreignungsbegutachtung – methodische Herausforderungen und praxistaugliche Einsatzbereiche. In: Zeitschrift für Verkehrssicherheit 58 (4), S. 227–234.

Falkenstein, M. & Karthaus, M. (2017). Fahreignung im höheren Lebensalter. Sensibilisierung – Erfassen – Fördern. Stuttgart: Kohlhammer.

Fastenmeier, W. (2015). Die Rolle der psychologischen Fahrverhaltensbeobachtung im Begutachtungsprozess der Fahreignung älterer Fahrer. In: Zeitschrift für Verkehrssicherheit 61 (2), S. 57–64.

Fastenmeier, W. (2024). Rückmeldefahrten für Senioren – ein neuer Standard. Deutsche Gesellschaft für Verkehrspsychologie (DGVP).

Fastenmeier, W. & Gstalter, H. (2014). Fahreignung älterer Kraftfahrer im internationalen Vergleich (Forschungsbericht Nr. 25). Unfallforschung der Versicherer. Berlin: Gesamtverband der Deutschen Versicherungswirtschaft e. V.

Fastenmeier, W., Gstalter, H. & Gehlert, T. (Hrg.) (2014). Older drivers: Possibilities and limits of screening. European Interdisciplinary Conference „Ageing and Safe Mobility", v. 27. und 28.11.2014. Bergisch Gladbach.

Fastenmeier, W., Gstalter, H., Gstalter, K., Gehlert, T. & Plewka, M. (2023). Weiterentwicklung und Evaluation einer Rückmeldefahrt für Senior:innen. Forschungsbericht Nr. 84. Berlin: Gesamtverband der Deutschen Versicherungswirtschaft e. V.

Fastenmeier, W., Gstalter, H. & Rompe, K. O. (2015). Mobilität älterer Fahrer: Herausforderungen und Maßnahmen. In: Zeitschrift für Verkehrssicherheit 61 (1), S. 33–40.

Fastenmeier, W. & Strohbeck-Kühner, P. (2019). Fahrverhaltensbeobachtung als „Gold Standard" der Leistungsüberprüfung? In: Blutalkohol 56, S. 185–190.

Fastenmeier, W., Plewka, M., Gstalter, H., Gaster, K. & Gehlert, T. (2023). Weiterentwicklung und Evaluation einer Rückmeldefahrt für Senior:innen (Forschungsbericht Nr. 84). Unfallforschung der Versicherer. Berlin: Gesamtverband der Deutschen Versicherungswirtschaft e. V.

Fastenmeier, W., Gstalter, H. & Gehlert, T. (Hrsg.) (2014). Older drivers: Possibilities and limits of testing and screening. In: Proceedings of Interdisciplinary Conference on "Ageing and Safe Mobility". Bergisch Gladbach.

Fastenmeier, W., Plewka, M., Gstalter, H., Gaster, K. & Gehlert, T. (2023). Weiterentwicklung und Evaluation einer Rückmeldefahrt für Senior:innen (Forschungsbericht Nr. 84). Unfallforschung der Versicherer. Berlin: Gesamtverband der Deutschen Versicherungswirtschaft e. V.

Felsher, B., Ramos, M., Exley, T. & Aggrawal, S. (2017). Developmental Factors in Driving Risk. In: D. L. Fisher, J. Caird, W. Horrey, L. Trick (Eds.), Handbook of Teen and Novice Drivers – Research, Practice, Policy, and Directions, S. 107–116. CRC Press.

Fimm, B., Blankenheim, K. & Poschadel, S. (2015). Diagnostik der Fahreignung: Eine interdisziplinäre Aufgabe. In: Zeitschrift für Neuropsychologie 26 (2), S. 101–113.

Fink, R. (2023): La mobilité des seniors en Suisse: quels comportements et attitudes? 4e Colloque national spécialisé GERONTOLOGIE CH.

Folstein, M. F., Folstein, S. E. & McHugh, P. R. (1975). „Mini-mental state". A practical method for grading the cognitive state of patients for the clinician. Journal of psychiatric research 12 (3), S. 189–198. https://doi.org/10.1016/0022-3956(75)90026-6 (abgerufen am 17.10.2025).

forsa Gesellschaft für Sozialforschung und statistische Analysen mbH (2024). Fahrkompetenz älterer Menschen – Ergebnisse einer repräsentativen Befragung von Personen ab 65 Jahren. Berlin. https://www.dvr.de/fileadmin/downloads/presse/240426_forsa-Umfrage_Fahrkompetenz_aelterer_Menschen.pdf (abgerufen am 17.10.2025).

Freund, B., Colgrove, L. A., Burke, T. & McLeod, M. (2005). Self-rated driving performance among elderly drivers referred for on-road driving evaluation. Accident Analysis & Prevention 37 (4), S. 673–678. https://doi.org/10.1016/j.aap.2005.03.002 (abgerufen am 17.10.2025).

Freund, B., Colgrove, L. A., Petrakos, D. & McLeod, R. (2008). In my car the brake is on the right: Pedal errors among older drivers. Accident Analysis & Prevention 40 (1), S. 403–409. https://doi.org/10.1016/j.aap.2007.07.012 (abgerufen am 17.10.2025).

Freund, B., Gravenstein, S., Ferris, R. & Shaheen, E. (2002). Evaluating driving performance of cognitively impaired and healthy older adults: A pilot study comparing onroad testing and driving simulation. Journal of the American Geriatrics Society 50 (7), S. 1309–1310. https://doi.org/10.1046/j.1532-5415.2002.50325.x (abgerufen am 17.10.2025).

Gaertner, B., Scheidt-Nave, C., Koschollek, C. & Fuchs, J. (2023): Gesundheitliche Lage älterer und hochaltriger Menschen in Deutschland: Ergebnisse der Studie Gesundheit 65+. In: Journal of Health Monitoring 2023 8 (3). Berlin: Robert Koch-Institut.

Galski, T., Ehle, H. T., McDonald, M. A. & Mackevich, J. (2000). Evaluating fitness to drive after cerebral injury: basic issues and recommendations for medical and legal communities. Journal of Head Trauma and Rehabilitation 15 (3), S. 895–908.

Gandolfi, A. C. (2020). Supporting older driver mobility and effective self-regulation. RAC Foundation.

Generali Altersstudie (2013). Wie ältere Menschen leben, denken und sich engagieren. Frankfurt am Main: Generali Deutschland AG.

Generali Altersstudie (2017). Wie ältere Menschen in Deutschland leben und denken. Frankfurt am Main: Generali Deutschland AG.

Gerrig, R. J. & Zimbardo, G. (2008). Psychologie. 18. aktualisierte Auflage. Pearson Deutschland.

Gibbs, G. (1988). Learning by doing. Oxford.

Golz, D., Huchler, S., Jörg, A. & Küst, J. (2004). Beurteilung der Fahreignung. In: Zeitschrift für Neuropsychologie 15 (3), S. 157–167.

Gstalter, H. & Fastenmeier, W. (2015). Ältere Fahrer und Verkehrssicherheit – Bestandsaufnahme und mögliche Maßnahmen. In: Zeitschrift für Verkehrssicherheit 61 (1), S. 5–12.

Hahn, T. (2023). Teure Gratistickets. In: Süddeutsche Zeitung (SZ) vom 5.2.2023. www.sueddeutsche.de/politik/suedkorea-teure-gratistickets-1.5745438 (abgerufen am 13.5.2024).

Hakamies-Blomqvist, L. (1994). Compensation in older drivers as reflected in their fatal accidents. Accident Analysis & Prevention 26 (1), S. 107–112.

Hakamies-Blomqvist, L. (2001). Safety of older persons in traffic. Transportation in an Aging Society: A Decade of Experience (Conference Proceedings 27, S. 22–35). Washington, D.C.: Transportation Research Board.

Hakamies-Blomqvist, L. (2003). Ageing Europe: The challenges and opportunities for transport safety (5th European Transport Safety Lecture, Brüssel, 22. Januar 2003). Brüssel: European Transport Safety Council (ETSC).

Hakamies-Blomqvist, L. et al. (2002). Driver ageing does not cause higher accident rates per km. Transportation Research Part F 5, S. 271–274.

Hakamies-Blomqvist, L., Johansson, K. & Lundberg, C. (1996). Medical screening of older drivers as a traffic safety measure – a comparative Finnish-Swedish evaluation study. Journal of the American Geriatrics Society 44 (6), S. 650–653.

Hassan, H., King, M. & Watt, K. (2015). The perspectives of older drivers on the impact of feedback on their driving behaviours: A qualitative study. Transport Research Part F: Traffic Psychology and Behaviour 28, S. 25–39.

Haus, K.-L., Krumm, C. & Quarch, M. (2021). Gesamtes Verkehrsrecht, 3. Auflage. Baden-Baden: Nomos.

Haustein, S. & Siren, A. (2014). Mobilität älterer Menschen: Verkehrspsychologische und verkehrspolitische Aspekte. Wiley-VCH.

Haverkamp, N. & Rudinger, G. (2016). Mobilität 2013. Zukunftsszenarien für eine alternde Gesellschaft. Bielefeld.

Hedden, T. & Gabrieli, J. D. (2004). Insights into the ageing mind: a view from cognitive neuroscience. Nature reviews. Neuroscience 5 (2), S. 87–96. https://doi.org/10.1038/nrn1323 (abgerufen am 17.10.2025).

Heenes, F. (2018). Krank und zufrieden. Erfolgreiches Altern bei Hundertjährigen. Interview mit Prof. Dr. Daniela Jopp. In: ProAlter 04/2018, S. 28–30.

Hefter, T. & Götz, K. (2013). ISOE-Diskussionspapiere Nr. 36: Mobilität älterer Menschen. State of the Art und Schlussfolgerungen für das Projekt COMPAGNO. Institut für sozial-ökologische Forschung (ISOE) (Hrsg.). Frankfurt am Main.

Herrman, S. (2024). Wann ist man erwachsen? Süddeutsche Zeitung (SZ) Nr. 70 v. 23. und 24.3.2024, S. 35.

Hertach, P., Huwiler, K., Aigner-Breuss, E., Gehlert, T., Gaster, K., Holte, H., Straßgütl, L. & Niemann, S. (2022). Age-based medical screening of drivers in Switzerland: An ecological study comparing accident rates with Austria and Germany. Swiss medical weekly, 152, 40005.

Hieber, A., Mollenkopf, H., Kloé, U. & Wahl, H.-W. (2006). Kontinuität und Veränderung in der alltäglichen Mobilität älterer Menschen: Qualitative und quantitative Befunde einer 10-Jahres-Studie. Band 2, Mobilität und Alter. Köln: TÜV Media Köln.

Holland, C. A., McKenna, F. P. & Horswill, M. S. (2005). Comparing the driving performance of average and older drivers. Transportation Research Part F: Traffic Psychology and Behaviour 8 (4), S. 259–273.

Holte, H. (2018). Seniorinnen und Senioren im Straßenverkehr – Bedarfsanalysen im Kontext von Lebenslagen, Lebensstilen und verkehrssicherheitsrelevanten Erwartungen. Berichte der Bundesanstalt für Straßenwesen, Mensch und Sicherheit, Heft M 285. https://www.bast.de/DE/Publikationen/Foko/Downloads/2019-2018/2018-17.pdf?__blob=publicationFile&v=1 (abgerufen am 17.10.2025).

Höpker, R. & Hetschko, P. (2016). Altersbedingte Veränderungen und ihre Auswirkungen auf die Verkehrssicherheit. In: Verkehr und Mobilität im Alter, K. Weber (Hrsg.), S. 45–68. Springer-Verlag.

Hunt, L. A., Morris, J. C., Edwards, D. & Wilson, B. S. (1997). Driving performance in persons with mild senile dementia of the Alzheimer type. Journal Am Geriatric Soc. 41 (7), S. 747–752. https://doi.org/10.1111/j.1532-5415.1993.tb07465.x (abgerufen am 17.10.2025).

Huss, A. & Willich, S. N. (2019). Ältere Menschen und Verkehrssicherheit: Eine Übersicht über epidemiologische Studien. In: Zeitschrift für Verkehrsmedizin 66 (4), S. 203–212.

Institut für Mobilitätsforschung (2010). Zukunft der Mobilität. Szenarien für das Jahr 2030. München: BMW Group.

Jacobs, U. (2016). Fahreignung nach neurologischen Erkrankungen: Eine Analyse des Fahrverhaltens und eine Evaluation von praktischem Fahrtraining (Dissertation, Rheinische Friedrich-Wilhelms-Universität Bonn). https://hdl.handle.net/20.500.11811/6814 (abgerufen am 17.10.2025).

Jäger, A. (2023): Selbstüberschätzung am Steuer. In: Süddeutsche Zeitung (SZ) Nr. 87 v. 15. und 16.4.2023, S. R 5.

Jakobs, E.-M., Lehnen, K. & Ziefle, M. (2008). Alter und Technik: Studie zu Technikkonzepten, Techniknutzung und Technikbewertung älterer Menschen, 1. Auflage. Aachen: Apprimus Verlag.

Jette, A. M. & Branch, L. G. (1992). A ten-year follow-up of driving patterns among community-dwelling elderly. Human Factors 34 (1), S. 25–31. https://doi.org/10.1177/001872089203400104 (abgerufen am 17.10.2025).

Jopp, D. S., Rott, C., Boerner, K., Boch, K. & Kruse, A. (2013): Zweite Heidelberger Hundertjährigen-Studie: Herausforderungen und Stärken des Lebens mit 100 Jahren. Heidelberg. https://www.bosch-stiftung.de/sites/default/files/publications/pdf_import/Studie_Hundertjaehrige_Online_Einzelseiten.pdf (abgerufen am 17.10.2025).

Junack, J. (2024). Land der Alten. In: Süddeutsche Zeitung (SZ) Nr. 103 v. 4. und 5.5.2024, S. 41.

Kaiser, C. & Helbig, A. K. (o. A.). Gerontologie. Apollon Hochschule der Gesundheitswirtschaft. Bremen.

Kalus, V. (2016). Fahrerlaubnisrecht in der Praxis, 2. Auflage. München: C. H. Beck.

Karner, T. & Biehl, B. (2001). Über die Zusammenhänge verschiedener Versionen von Leistungstests im Rahmen der verkehrspsychologischen Diagnostik. In: Zeitschrift für Verkehrssicherheit 47 (2), S. 53–63.

Karthaus, M., Willemssen, R., Joiko, S. & Falkenstein, M. (2015). Kompensationsstrategien von älteren Verkehrsteilnehmern nach einer VZR-Auffälligkeit. Berichte der Bundesanstalt für Straßenwesen, Mensch und Sicherheit, Heft M 254. Wirtschaftsverlag NW.

Keinberger, J. (2023). Kein Pflicht-Test ab 70. In: Süddeutsche Zeitung (SZ) Nr. 280 v. 5.12.2023, S. 7.

Kenntner-Mabiala, R. et al. (2016). Driving performance of elderly drivers in comparison to middle-aged drivers during a representative, standardized driving test in real traffic. In: Zeitschrift für Verkehrssicherheit 62 (3), S. 73–76.

Koehl, F. (2017). Senioren im Straßenverkehr – Die Kraftfahreignung älterer Verkehrsteilnehmer. In: Neue Zeitschrift für Verkehrsrecht (NZV) 1, S. 10–13.

Kraus, D. (2018). Das Geheimnis gesunden Alterns. In: Ärzte Zeitung online 23.8.2018. https://www.aerztezeitung.de/panorama/article/969685/senioren-untersucht-geheimnis-gesunden-alterns.html (abgerufen am 10.12.2022).

Kruse, A. (2017). Lebensphase hohes Alter. Verletzlichkeit und Reise. Berlin: Springer-Verlag.

Kruse, A. (2023). Interview „Wann bin ich alt, Herr Kruse?“ In: DIE ZEIT Nr. 15/2023 v. 5.4.2023, S. 35.

Kubitzki, J. & Janitzek, T. (2009). Sicherheit und Mobilität älterer Verkehrsteilnehmer. Ismaning: AZT Automotive GmbH – Allianz Zentrum für Technik, European Transport Safety Council.

Kühnert, S. & Ignatzi, H. (2019). Soziale Gerontologie. Grundlagen und Anwendungsfelder. Stuttgart: Kohlhammer.

Lajunen, T. & Özkan, T. (2004). Personality and Driving: Broad Traits and Narrow Traits. Traffic Psychology and Behaviour 7 (4), S. 377–395.

Langford, J. et al. (2013): Findings from the Candrive/Ozcandrive study: Low mileage older drivers, crash risk and reduced fitness to drive. In: Accident Analysis and Prevention 61 (2013), S. 304–310.

Langford, J., Bohensky, M., Koppel, S. & Newstead, S. (2008). Do age-based mandatory assessments reduce older drivers' risk to other road users? Accident Analysis & Prevention 40 (6), S. 1913–1918. https://doi.org/10.1016/j.aap.2008.08.010 (abgerufen am 17.10.2025).

Langford, J., Methorst, R. & Hakamies-Blomqvist, L. (2006). Older drivers do not have a high crash risk – a replication of low-mileage bias. Accident Analysis & Prevention 38 (3), S. 574–578. https://doi.org/10.1016/j.aap.2005.12.002 (abgerufen am 17.10.2025).

Laukka, S. J., Forsell, C. & Lövdén, M. (1995). Frontal midline theta related to learning in a simulated driving task. Biological Psychology 40 (3), S. 313–320.

Leuzinger, E. (2023). Mit Bus, Tram und Zug unterwegs: Viel mehr als nur einsteigen und ankommen. Folien des Vortrags bei Nationale Fachtagung CH.

Lindenberger, U. (2001). Altern und kognitive Plastizität: Implikationen für die Fahrkompetenz. In: Kognitive Alternsforschung, H. Schwarz (Hrsg.), S. 132–149. Hogrefe-Verlag.

Lindenberger, U. & Baltes, P. B. (1997). Die adaptive Natur der alternden kognitiven Fähigkeiten. In: Journal of Aging and Health 9 (2), S. 206–230.

Lundberg, C. & Hakamies-Blomqvist, L. (2003a). Driving tests with older patients: Effect of unfamiliar versus familiar vehicle. Transportation Research Part F: Traffic Psychology and Behaviour 6 (3), S. 163–173. https://doi.org/10.1016/S1369-8478(03)00023-8 (abgerufen am 17.10.2025).

Lundberg, C., Hakamies-Blomqvist, L., Almkvist, O. & Johansson, K. (2003b). Impairments of some cognitive functions are common in crash-involved older drivers. Accident Analysis & Prevention 35 (6), S. 793–800.

Lundqvist, A. (2001). Cognitive functions in drivers with brain injury – Anticipation and adaptation (Doctoral dissertation). Linköping: University Electronic Press. https://urn.kb.se/resolve?urn=urn:nbn:se:liu:diva-5159 (abgerufen am 17.10.2025).

Madea, B., Mußhoff, F. & Berghaus, G. (2006). Fahreignung nach neurologischen Erkrankungen: Eine Analyse relevanter Teilaspekte zum sicheren Führen eines Kraftfahrzeuges. Bergisch Gladbach: Bundesanstalt für Straßenwesen.

Marottoli, R. A. & Richardson, E. D. (2006). Self-assessment of driving skills among older adults: The better-than-average effect and its consequences for driving safety. Journal of Gerontology: Psychological Sciences 61B (5), S. 293–300.

Marottoli, R. A., de Leon, C. F. M., Glass, T. A., Williams, C. S., Cooney, L. M. & Berkman, L. F. (2000). Consequences of driving cessation: Decreased out-of-home activity levels. Journal of Gerontology: Social Sciences 55 (6), S. 334–340. https://doi.org/10.1093/geronb/55.6.S334 (abgerufen am 17.10.2025).

Marottoli, R. A., van Ness, P. H., Araujo, K. L. B., Iannone, L. P., Acampora, D., Charpentier, P. & Peduzzi, P. (2007). A Randomized Trial of an Education Program to Enhance Older Driver Performance. Journal of Gerontology: Medical Science 62 (10), S. 1113–1119. https://doi.org/10.1093/gerona/62.10.1113 (abgerufen am 17.10.2025).

Mathias, J. L. & Lucas, L. K. (2009). Cognitive predictors of unsafe driving in older drivers: A meta-analysis. International Psychogeriatrics 21 (4), S. 637–653. https://doi.org/10.1017/S1041610209009119 (abgerufen am 17.10.2025).

Meng, A. & Siren, A. (2012). Cognitive problems, self-rated changes in driving skills, driving-related discomfort and self-regulation of driving in old drivers. Accident Analysis & Prevention 49, S. 322–329.

Mezuk, B. & Rebok, G. W. (2008). Social integration and social support among older adults following driving cessation. Journal of Gerontology: Psychological Sciences and Social Sciences 63 (5), S. 298–303.

Michon, J. A. (1985). A critical view of driver behavior models. In: L. Evans, R. C. Schwing (Eds.), Human behavior and traffic safety, S. 485–524. New York, NY: Plenum Press.

Mix, S., Lämmler, G. & Steinhagen-Thiessen, E. (2004). Fahreignung bei Demenz: Eine Herausforderung für neuropsychologische Diagnostik und Beratung. In: Zeitschrift für Gerontopsychologie & -psychiatrie 17 (2), S. 97–108.

Mobilität in Deutschland (2017a). Mobilität in Deutschland. www.mobilitaet-in-deutschland.de (abgerufen am 13.5.2024).

Mobilität in Deutschland (2017b). Ergebnisbericht. www.mobilitaet-in-deutschland.de/archive/pdf/MiD2017_Ergebnisbericht.pdf (abgerufen am 13.5.2024).

Mobilität in Deutschland (2017c). Kurzreport. www.mobilitaet-in-deutschland.de/archive/pdf/infas_Mobilitaet_in_Deutschland_2017_Kurzreport.pdf (abgerufen am 13.5.2024).

Mobilität in Deutschland (2017d). Analysen zum Radverkehr und Fußverkehr. www.mobilitaet-in-deutschland.de/archive/pdf/MiD2017_Analyse_zum_Rad_und_Fussverkehr.pdf (abgerufen am 13.5.2024).

Mobilität in Deutschland (2017e). Zeitreihenbericht 2002 – 2008 – 2017. www.mobilitaet-in-deutschland.de/archive/pdf/MiD2017_Zeitreihenbericht_2002_2008_2017.pdf (abgerufen am 13.5.2024).

Mollenkopf, H. & Kaspar, R. (2005). Mobilität und Lebensqualität im Alter: Eine Untersuchung älterer Verkehrsteilnehmer. In: Gerontologie und Geriatrie 38 (4), S. 234–245.

Nädtke, J. & Berg, M. (2025). Testsystem Corporal Plus. Manuale (Version 07/2025). Olching: Vistec GmbH.

Nagayama, Y. (1978). Role of visual perception in driving. IATSS Research 2, S. 64–73.

Neumann-Zielke, L. (2004). Die Position Klinischer Neuropsychologen in der Rehabilitation von Kraftfahrern. In: Zeitschrift für Neuropsychologie 15 (3), S. 189–207.

Niemann, H. & Hartje, W. (2013). Fahreignungsdiagnostik bei älteren Menschen: Möglichkeiten und Grenzen neuropsychologischer Testverfahren. In: Zeitschrift für Neuropsychologie 24 (4), S. 233–242.

Organisation for Economic Co-operation and Development (2001). Ageing and transport: Mobility needs and safety issues. Paris: OECD Publishing.

Owsley, C. & McGwin, G. Jr. (2010). Vision and driving. Vision Research 50 (23), S. 2348–2361. https://doi.org/10.1016/j.visres.2010.05.021 (abgerufen am 17.10.2025).

Owsley, C., Ball, K., McGwin G. Jr., Sloane, M. E., Roenker, D. L., White, M. F. & Overley, E. T. (1998). Visual processing impairment and risk of motor vehicle crash among older adults. Journal of the American Medical Association (JAMA) 279 (14), S. 1083–1088. https://doi.org/10.1001/jama.279.14.1083 (abgerufen am 17.10.2025).

Oxley, J. & Whelan, M. (2008). It's not just driving: Transport and mobility needs of older people. Ageing & Society 28 (8), S. 1037–1050.

Pachana, N. A., Jetten, J., Gustafsson, L. & Liddle, J. (2017). To be or not to be (an older driver): Social identity theory and driving cessation in later life. Ageing & Society 37, S. 1597–1608. https://doi.org/10.1017/S0144686X16000507 (abgerufen am 17.10.2025).

Park, D. C., Lautenschlager, G., Hedden, T., Davidson, N. S., Smith, A. D. & Smith, P. K. (2002). Models of visuospatial and verbal memory across the adult life span. Psychology and Aging 17 (2), S. 299–320. https://doi.org/10.1037/0882-7974.17.2.299 (abgerufen am 17.10.2025).

Parker, D., McDonald, L., Rabbitt, P. & Sutcliffe, P. (2000). Elderly drivers and their accidents: The Aging Driver Questionnaire. Accident Analysis & Prevention 32, S. 751–759.

Pfafferott, I. (1994). Mobilitätsbedürfnisse und Unfallverwicklung älterer Autofahrer/innen. In: U. Tränkle (Hrsg.). Autofahren im Alter, S. 19–36. Mensch – Fahrzeug – Umwelt, Bd. 30. Köln/Bonn: Verlag TÜV Rheinland/Deutscher Psychologen-Verlag.

Pinquart, M. & Wahl, H.-W. (2021). Subjective age from childhood to advanced old age: A meta-analysis. Psychology and Aging 36, S. 394–406. https://doi.org/10.1037/pag0000600.

Pohlmann, S. (2011). Sozialgerontologie. München: Ernst Reinhardt.

Pollock, L. (2021). Interview „Über das hohe Alter". In: Süddeutsche Zeitung (SZ) Nr. 156 v. 10. und 11.7.2021, S. 64.

Poschadel, S., Rönsch-Hasselhorn, B. & Sommer, S. M. (2006). Leistungswandel und Eignungsprüfungen aus der Perspektive alternder Kraftfahrer. In: Schlag, B. (Hrsg.). Leistungsfähigkeit und Mobilität im Alter. Köln: TÜV Media GmbH.

Poschadel, S., Bönke, D., Blöbaum, A. & Rabczinski, S. (2012a). Ältere Autofahrer: Erhalt, Verbesserung und Verlängerung der Fahrkompetenz durch Training. Eine Evaluation im Realverkehr. Köln: TÜV Media.

Poschadel, S., Falkenstein, M. & Joiko, M. (2012b). Fahrkompetenztraining im Realverkehr für ältere Verkehrsteilnehmer: Eine Evaluation [Tagungsbericht/Studienbericht]. In: Arbeitsgruppe Fahrkompetenzrealverkehr. Dortmund: Verkehrsministerium NRW.

Poschadel, S., Falkenstein, M., Rinkenauer, G., Mendzheritskiy, G., Fimm, B., Worringer, B., Engin, T., Kleinemas, U. & Rudinger, G. (2012). Verkehrssicherheitsrelevante Leistungspotenziale, Defizite und Kompensationsmöglichkeiten älterer Autofahrer. Bergisch Gladbach: Bundesanstalt für Straßenwesen.

Preuß, R. (2023). Die Wucht der Babyboomer. In: Süddeutsche Zeitung (SZ) Nr. 81 v. 6. und 7.4.2023, S. 2.

Rapoport, M. J. & Baniña, M. C. (2018). The Impact of Dementia on Driving Safety: A Review. Journal of the American Geriatrics Society 66 (4), S. 724–730.

Rebler, A. (2023). Alkohol- und Drogenkonsum: Maßnahmen der Fahrerlaubnisbehörde. In: Straßenverkehrsrecht 23 (8), S. 287 ff.

Recarte, M. A. & Nunes, L. M. (2003). Mental workload while driving: Effects on visual search, discrimination, and decision making. Journal of Experimental Psychology: Applied 9 (2), S. 119–137. https://doi.org/10.1037/1076-898X.9.2.119 (abgerufen am 17.10.2025).

Reitan, R. M. (1958). Validity of the Trail Making Test as an indicator of organic brain damage. Perceptual and Motor Skills 8 (3), S. 271–276.

Richter, J., Schlag, B. & Weller, G. (2011). Selbstbild und Fremdbild älterer Autofahrer. In: Zeitschrift für Verkehrssicherheit 57 (1), S. 13.

Riemer, A., Appel, A., Dorner, W., Huber, T., Kolb, J. C. & Wagner, H. (2020). Autonome Shuttlebusse im ÖPNV. Analysen und Bewertungen zum Fallbeispiel Bad Birnbach aus technischer, gesellschaftlicher und planerischer Sicht. Berlin: Springer-Verlag.

Rietz, C., Wagner, M., Woopen, C., Zank, S. & Kaspar, R. (2018). Kölner Hochaltrigen Studie: Lebensqualität und Wohlbefinden hochaltriger Menschen in NRW. Köln: Ceres. https://ceres.uni-koeln.de/forschung/nrw80 (abgerufen am 17.10.2025).

Risser, R., Chaloupka, C. & Grundler, W. (2000). Sicher und mobil im Alter: Interdisziplinäre Strategien zur Erhaltung der Mobilität älterer Menschen im Straßenverkehr. Bundesministerium für Wissenschaft und Verkehr (Österreich).

Rössler, J. & Roder, S. (2022). Mobilität für alle? Barrieren im ÖPNV. In: Mobilität und Teilhabe – Begleitdienste im öffentlichen Personennahverkehr, S. 29–37.

Ruckriegel, A. (2022). Selbsteinschätzung älterer Kraftfahrer und die Bedeutung für die Freiwilligkeit von Fahreignungsprüfungen. In: Blutalkohol 59, S. 20–26.

Rudinger, G. & Kocherscheid, K. (Hrsg). (2011). Ältere Verkehrsteilnehmer – gefährdet oder gefährlich? Defizite, Kompensationsmechanismen und Präventionsmöglichkeiten. Göttingen: V&R unipress GmbH.

Salmon, D. P. (2012). Neuropsychology of Alzheimer's disease and other dementias. In: I. Grant & K. Adams (Eds.), Neuropsychological Assessment of Neuropsychiatric and Neuromedical Disorders (3rd ed., S. 303–336). Oxford University Press.

Salthouse, T. A. (1996). The processing-speed theory of adult age differences in cognition. Psychological Review 103 (3), S. 403–428.

Schade, F. D. (2000). Verkehrsauffälligkeit von Pkw-Fahrern und ihre Entwicklung mit dem Lebensalter – ein Modell. In: Zeitschrift für Verkehrssicherheit 46, S. 9–18.

Schanke, A. K. & Sundet, K. (2000). Comprehensive driving assessment: Neuropsychological testing and on-road evaluation of brain-injured patients. Scandinavian Journal of Occupational Therapy 7 (2), S. 113–121.

Schlag, B., Zwicker, L. & Gehlert, T. (2019). Entwicklung und Evaluation einer Rückmeldefahrt für ältere Pkw-Fahrer. Forschungsbericht Nr. 61. Berlin: Gesamtverband der Deutschen Versicherungswirtschaft e. V.

Schleinitz, K., Rößger, L. & Berthold, J. (2020). Fahrkompetenz-Rückmeldefahrt für ältere Pkw-Fahrer. Entwicklung und Erprobung. Dresden: TÜV I DEKRA arge tp 21.

Schleinitz, K., Pils, L. & Bräutigam, P. (2023). Weiterentwicklung und Erprobung einer Fahrkompetenz-Rückmeldefahrt für ältere Pkw-Fahrerinnen und Pkw-Fahrer. Dresden: TÜV I DEKRA arge tp 21.

Schleinitz, K., Pils, L. & Bräutigam, P. (2024). Schulungskonzept für die Fortbildung amtlich anerkannter Sachverständiger oder Prüferinnen und Prüfer (aaSoP) zur Durchführung von Fahrkompetenz-Rückmeldefahrten für ältere Fahrerinnen und Fahrer. Dresden: TÜV I DEKRA arge tp 21.

Schlüter, D. A., Austerschmidt, K. L., Schulz, P., Beblo, T., Driessen, M., Kreisel, S. & Töpper, M. (2023). Overestimation of on-road driving performance is associated with reduced driving safety in older drivers. Accident Analysis & Prevention 187, 107086. https://doi.org/10.1016/j.aap.2023.107086 (abgerufen am 17.10.2025).

Schlüter, D, Austerschmidt, K. L., Spannhorst, S., Bertke, V., Schulz, P., Beblo, T., Driessen, M. & Töpper, M. (2023). Selbstüberschätzung und defizitäres Fahrverhalten. In: Zeitschrift für Verkehrssicherheit 68 (2), S. 145–147.

Schneider, W. & Pütz, M. (2013). Fahreignung bei älteren Menschen: Diagnose, Beratung und Intervention. Hogrefe-Verlag.

Schriever, J. (2022). Bis es kracht. In: Süddeutsche Zeitung (SZ) v. 9.12.2022. https://www.sueddeutsche.de/thema/Fahrschule? (abgerufen am 23.4.2026).

Schubert, W. & Wagner, T. (2003). Die psychologische Fahrverhaltensbeobachtung – Grundlagen, Methodik und Anwendungsmöglichkeiten. In: Zeitschrift für Verkehrssicherheit 49 (3), S. 119–127.

Schubert, F. & Lalouschek, W. (2011a). Aufmerksamkeitsleistungen und Fahreignung nach neurologischen Ereignissen [Diplomarbeit]. Rheinische Friedrich-Wilhelms-Universität Bonn.

Schubert, F. & Lalouschek, W. (2011b). Schlaganfall. In: J. Lehrner, E. Bauhofer, M. Dal-Bianco, M. Benke (Hrsg.). Klinische Neuropsychologie, S. 503–516. Berlin: Springer-Verlag. https://doi.org/10.1007/978-3-7091-0064-6_25 (abgerufen am 17.10.2025).

Schuhfried, G. (2013). Wiener Testsystem: Psychologische Diagnostik. Mödling, Österreich: SCHUHFRIED GmbH.

Sears, J. M., Fraade-Blanar, L. A., Hansen, R. N., Chan, K. C. G., Thompson, H. J., Crane, P. K. & Ebel, B. E. (2018). Cognitive decline and older driver crash risk. Journal of the American Geriatrics Society 66 (9), S. 1753–1760.

Seidler, A. & Nienhaus, A. (2010). Berufliche Exposition und Gesundheitsgefahren im Alter: Ein Überblick. In: Zeitschrift für Arbeitswissenschaft 64 (3), S. 181–190.

Senese, V. P., Ruotolo, F. & Ruggiero, G. (2009). The role of cognitive factors in the spatial disorientation of the elderly. Experimental Aging Research 35 (3), S. 328–346.

Senioren am Steuer (2023). Leserbriefe zum Artikel „Bis es kracht". In: Süddeutsche Zeitung (SZ) Nr. 19 v. 24.1.2023.

Shinar, D. (2017). Traffic safety and human behavior (2nd ed.). Bingley: Emerald Publishing.

Shinar, D., Tractinsky, N. & Compton, R. (2005). Effects of practice, age, and task demands on interference from a phone task while driving. Accident Analysis & Prevention 37 (2), S. 315–326. https://doi.org/10.1016/j.aap.2004.09.007 (abgerufen am 17.10.2025).

Siren, A. & Haustein, S. (2015). Driving licences and medical screening in old age: Review of literature and European licensing policies. Journal of Transport & Health 2 (1), S. 68–78. https://doi.org/10.1016/j.jth.2014.09.003 (abgerufen am 17.10.2025).

Siren, A. & Meng, A. (2012). Cognitive screening of older drivers does not produce safety benefits. Accident Analysis and Prevention 45, 634–638. https://doi.org/10.1016/j.aap.2011.09.032 (abgerufen am 17.10.2025).

Skala, K. (2020). Das jugendliche Gehirn – relevante Entwicklungsschritte und der Einfluss psychotroper Substanzen. In: Zeitschrift für Verkehrssicherheit 66 (2), S. 88–90.

Stangl, W. (2021). Online Lexikon für Psychologie & Pädagogik. Wien, Linz, Freiburg. https://lexikon.stangl.eu (abgerufen am 9.10.2025).

Statistisches Bundesamt (Destatis) (2020). Mobilitätspanel 2019/2020 – Mobilität in Deutschland: Jahresbericht, S. 51. Wiesbaden/Berlin.

Statistisches Bundesamt (Destatis) (2022). Bevölkerung und Erwerbstätigkeit. Bevölkerungsfortschreibung auf Grundlage des Zensus 2011. Wiesbaden.

Statistisches Bundesamt (Destatis) (2023). Pressemitteilung Nr. N013 v. 2.3.2023. Wiesbaden.

Statistisches Bundesamt (Destatis) (2023). Verkehrsunfälle – Unfälle von Seniorinnen und Senioren im Straßenverkehr 2021 (Fachserie 8, Reihe 7). Wiesbaden. www.destatis.de/DE/Themen/Gesellschaft-Umwelt/Verkehrsunfaelle/Publikationen/Downloads-Verkehrsunfaelle/unfaelle-senioren-5462409217004.pdf?__blob=publicationFile (abgerufen am 13.5.2024).

Steinmeier, F.-W. (2001). Immer älter, immer weniger – Das Bevölkerungsproblem. In: DIE WELT v. 23.5.2001. https://www.welt.de/103489976 (abgerufen am 13.5.2024).

Sturzbecher, D., Mörl, S. & Kaltenbaek, J. (2014). Optimierung der Praktischen Fahrerlaubnisprüfung: Optimisation of the practical driving test. Berichte der Bundesanstalt für Straßenwesen Heft M 243. Bergisch Gladbach: Bundesanstalt für Straßenwesen.

Sturzbecher, D., Luniak, P. & Mörl, S. (2016). Revision zur optimierten Praktischen Fahrerlaubnisprüfung: Revision of the optimised practical driving test. Berichte der Bundesanstalt für Straßenwesen Heft M 268. Bergisch Gladbach: Bundesanstalt für Straßenwesen.

Strafgesetzbuch (StGB). In der Fassung der Bekanntmachung vom 13. November 1998 (BGBl. I S. 3322), zuletzt geändert durch Artikel 2 des Gesetzes vom 22. Dezember 2023 (BGBl. 2023 I Nr. 411). https://www.gesetze-im-internet.de/stgb/ (abgerufen am 17.10.2025).

Straßenverkehrsgesetz (StVG). In der Fassung der Bekanntmachung vom 5. März 2003 (BGBl. I S. 310), zuletzt geändert durch Artikel 1 des Gesetzes vom 12. Juli 2021 (BGBl. I S. 3108).

Surges, F. (2018). Kognitive Störungen und Verkehrssicherheit. Berichte der Bundesanstalt für Straßenwesen Heft M 303. Bergisch Gladbach: Bundesanstalt für Straßenwesen.

Tetzlaff, F. et al. (2024). Age-specific and cause-specific mortality contributions to the socioeconomic gap in life expectancy in Germany, 2003–21: an ecological study. In: The Lancet 9/2024, S. 295–305.

Töpper, M. (2017). Dissociating normal aging from Alzheimer's disease: A view from cognitive neuroscience. Journal of Alzheimer's Disease 57 (2), S. 331–352.

Töpper, M., Spannhorst, S., Beblo, T., Driessen, M. & Schulz, P. (2021). SAFE-R – Ein neues Verfahren zur Einschätzung der Fahrsicherheit von älteren Menschen mit und ohne leichte kognitive Beeinträchtigung. In: Zeitschrift für Neuropsychologie 32 (3), S. 111–117.

Töpper, M., Spannhorst, S., Beblo, T., Driessen, M. & Schulz, P. (2021b). SAFER– Seniorenberatung aufgrund fahreignungsrelevanter Einschränkungen (revidierte Fassung). In: Zeitschrift für Neuropsychologie 32 (3), S. 113–128.

Töpper, M., Spannhorst, S., Beblo, T. & Driessen, M. & Schulz, P. (2022). Der SAFER – ein neues ökonomisches Verfahren zur Einschätzung der Fahrsicherheit von älteren Menschen mit und ohne leichte kognitive Beeinträchtigung. In: Zeitschrift für Verkehrssicherheit 68 (2), S. 127–128.

Töpper, M., Steuwe, C., Beblo, T., Bauer, E. & Wollny, G. (2014). Deficient symbol processing in Alzheimer disease. Alzheimer Disease and Associated Disorders 28 (4), S. 329–336.

TÜV Verband (2024). Verkehrssicherheit: Mehrheit befürwortet verpflichtende Rückmeldefahrten für Fahrer:innen ab 75 Jahren. https://www.tuev-verband.de/pressemitteilungen/verkehrssicherheit-mehrheit-befuerwortet-verpflichtende-rueckmeldefahrten-fuer-fahrerinnen-ab-75-jahren (abgerufen am 17.10.2025).

Traufetter, G. & Zimmermann, F. (2018). Das vierte Alter. Eine Studie räumt mit den Klischees über Deutschlands Hochbetagte auf. In: DER SPIEGEL Nr. 12, 2018, S. 70–71.

Wagner, M., Rietz, C., Kaspar, R., Janhsen, A. et al. (2017). Quality of life of the very old. In: Zeitschrift für Gerontologie und Geriatrie, published online 22 march 2017.

Wahl, H.-W. & Heyl, V. (2015). Gerontologie – Einführung und Geschichte, 2. Auflage. Stuttgart: Kohlhammer.

Walter, H., Vetter, C., Grothe, J., Wunderlich, A. P. & Spitzer, M. (2001). The neural correlates of driving. NeuroReport 12 (8), S. 1763–1767.

Wechsler, D. (1997). Wechsler Adult Intelligence Scale – Third Edition (WAIS-III). San Antonio, TX: Psychological Corporation.

Weinberger, M. & Hausberg, M. (2020). Medizinische Rehabilitation und Fahreignung im höheren Lebensalter. In: Rehabilitation und Prävention, D. Müller (Hrsg.), S. 98–112. Thieme-Verlag.

White, S. & O'Neill, D. (2000). Health and relicensing policies for older drivers in the European Union. Gerontology 46 (3), S. 146–152.

Wollesen, B. & Voelcker-Rehage, C. (2014). Bewegung und Mobilität im Alter: Grundlagen und Praxis. Meyer & Meyer Verlag.

Wood, J. M. & Owsley, C. (2014). The Useful Field of View test. Gerontology 60 (4), 315–318. https://doi.org/10.1159/000356753 (abgerufen am 17.10.2025).

Wood, J. M., Chaparro, A., Carberry, T. & Hickson, L. (2006). How multitasking interacts with visual impairment and age on measures of driving performance. Transportation Research Record, 1980, S. 73–80.

World Health Organization (2015). Global status report on road safety 2015.

World Health Organization (2016). Weltbericht Altern und Gesundheit.

World Health Organization (2019). International Classification of Diseases (11th edition).

World Health Organization (2021). Global status report on the public health response to dementia.

Zimmermann, P. & Fimm, B. (2017). Test of Attentional Performance – Mobility Version (TAP-M) (Version 1.3.1) [Computer software]. Herzogenrath: PSYTEST.

Zwicker, L., Schlag, B., Gaster, K. & Gehlert, T. (2021). Entwicklung und Evaluation einer Rückmeldefahrt für ältere Autofahrer. In: Zeitschrift für Verkehrssicherheit 67 (1), S. 7–10.